Oral Physiology

구강생리학

공저 권홍민 · 김가연 · 김다혜 · 김애련 · 김유리 · 김일신 · 김지혜
남상미 · 박보람 · 박영진 · 박은선 · 심연수 · 양승경 · 이재기
이진하 · 정미경 · 최다예 · 최영숙 · 황혜림

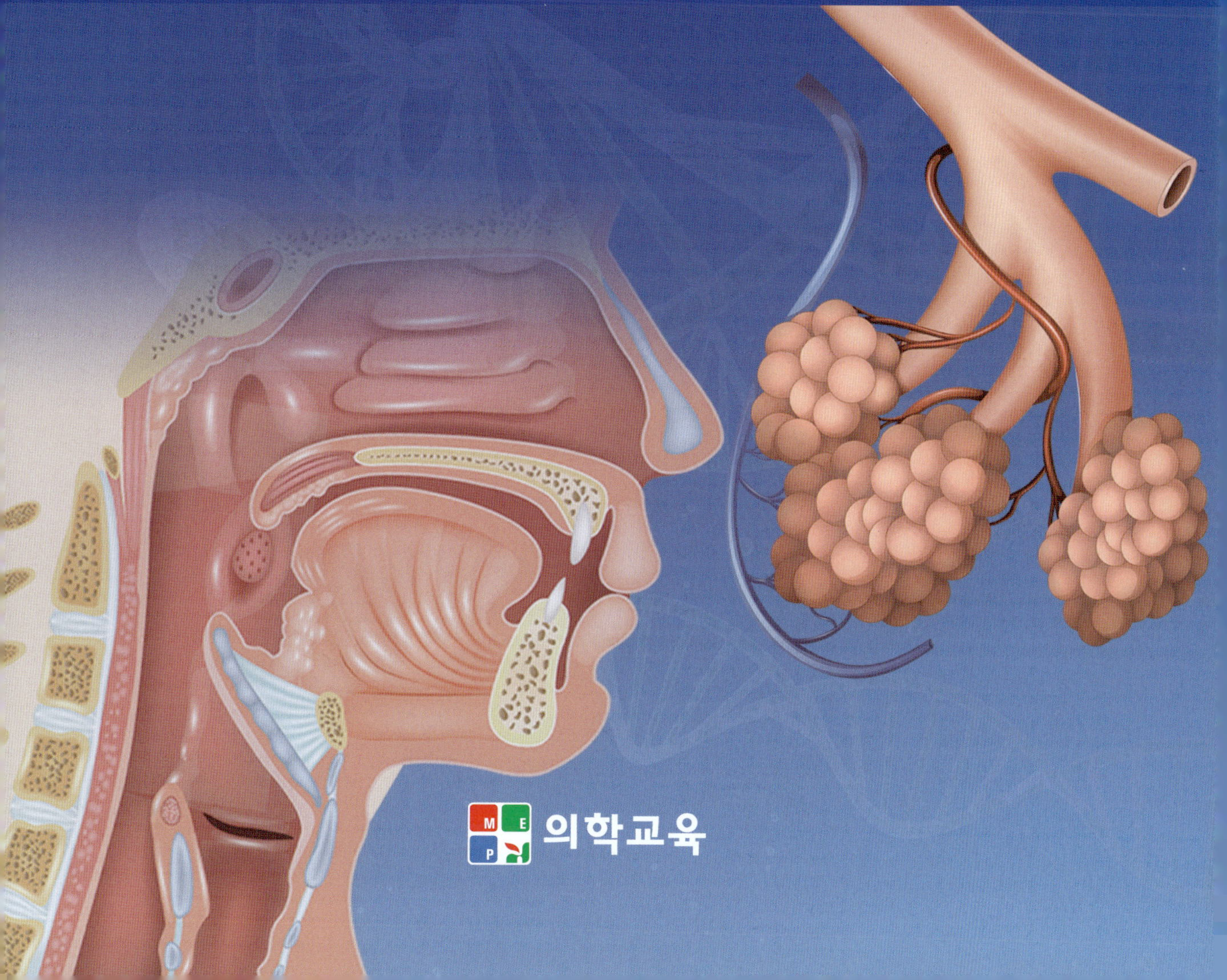

의학교육

머리말

인간의 수명이 늘어나고, 건강에 대한 관심이 높아져가고 있는 현실에서 의료보건에 대한 수요는 점차 늘어나고 있습니다. 또한, 의료보건에서 인체의 생리적인 기능에 대한 이해는 필수적이라고 할 수 있습니다. 그 기능의 이상으로 인한 질병을 알아내고, 치료와 예방을 하기 위해서 기본이 되기 때문입니다.

이 책은 제1부에서는 인체생리학을 다루었고, 제2부에서는 구강생리학을 다루고 있습니다. 인체생리학에서는 각 기관마다의 유기적인 관계와 조화를 통해 건강한 인체의 구조와 관계를 이해하도록 하였습니다. 구강생리학에서는 전신기능이 구강기능에 어떠한 영향을 미치는지 그리고 구강기능이 전신기능에 어떠한 영향을 미치는지 이해하도록 구성하여 치과위생사에게 있어 구강의 기능과 인체의 기능을 정확하게 이해하기 쉽도록 구성하고자 노력하였습니다.
치위생(학)과 학생이 반드시 알아야할 주요한 내용들을 정확하고 깊이있게 이해하기 쉽도록 많은 그림과 표를 넣어서 서술하였습니다. 또한 교수학습에 효과적으로 활용할 수 있도록 각 장에 학습목표와 핵심용어 및 핵심포인트를 두어 중요한 개념을 알고 공부하며 정리하도록 하였습니다. 또한 본 개정판에서는 각 강의 마지막에 Review Test를 삽입하여 학습내용에 대해 스스로 테스트해 볼 수 있도록 보강하였습니다.

구강 생리학을 공부하는 것은 구강과 인체의 질병을 예방하고 치료함에 있어 필수적인 학문입니다. 또한 치위생학의 전문적이고 근거중심의 과학적인 소양을 갖추기 위한 기본이 되는 학문입니다. 유능한 치과위생사의 시작이자 디딤돌이 되게 될 구강생리학을 공부하면서 학문의 즐거움을 느끼는 데 도움이 되었으면 좋겠습니다.

개정 작업에 많은 시간을 할애해 주신 교수님들과 이 책이 출판되기까지 많은 도움을 주신 의학교육출판사 대표님을 비롯하여 편집부 관계자들에게 깊은 감사를 드립니다.

저자 일동

C·O·N·T·E·N·T·S

PART I 일반생리학

Chapter 11 생식 225

PART II 구강생리학

Chapter 12 치아 및 치주조직의 생리 245

Chapter 13 구강영역의 감각 265

Chapter 14 교합과 저작 293

Chapter 16 흡인 · 연하 · 구토 · 구호흡 · 구취 351

Chapter 17 발성과 발음 371

p·h·y·s·i·o·l·o·g·y

PART I

일반생리학

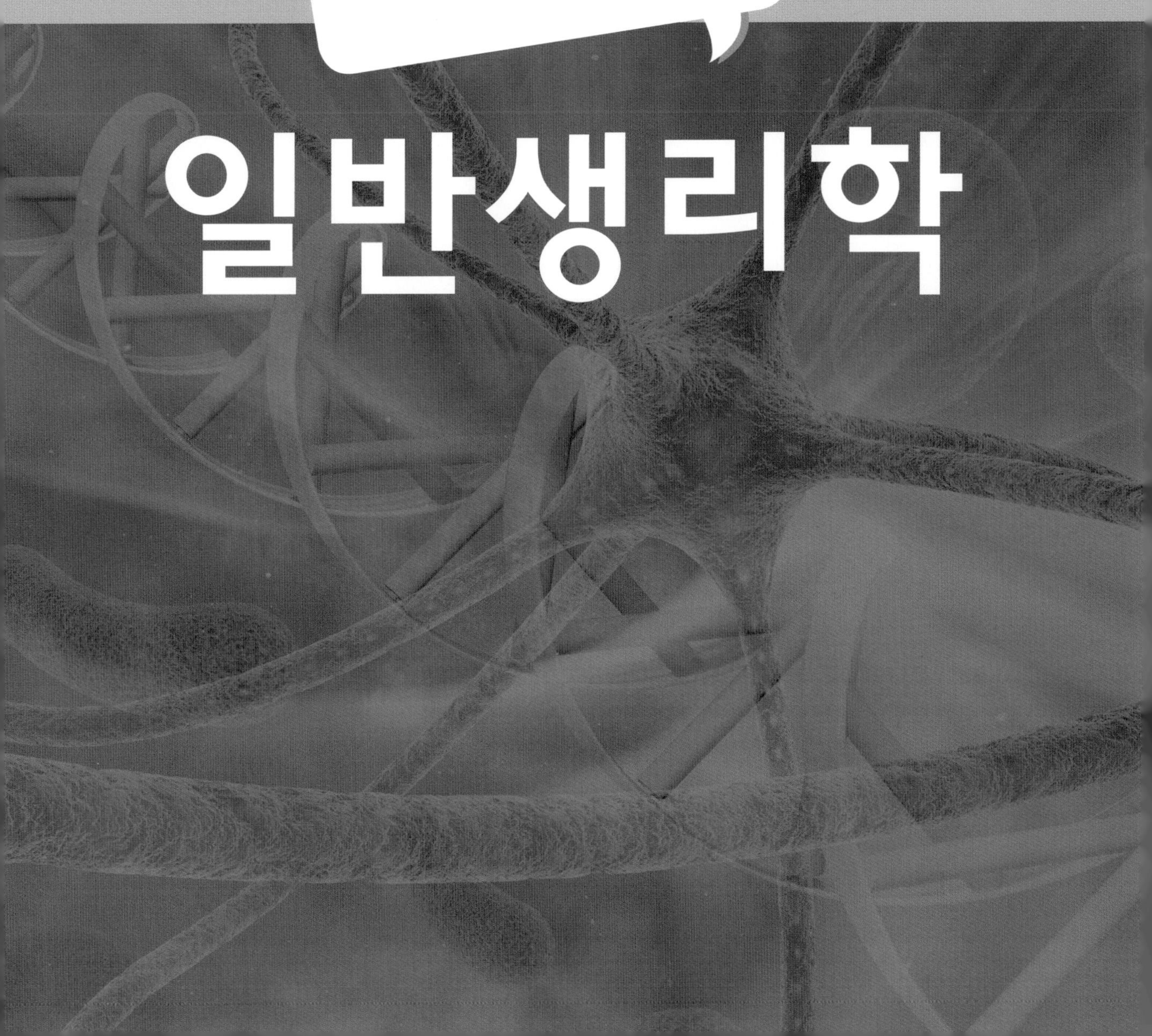

Chapter

1 생리학의 기초

학습목표

1. 생리학의 정의를 설명할 수 있다.
2. 생명체의 특성에 대하여 설명할 수 있다.
3. 생체의 항상성에 대하여 설명할 수 있다.

〈핵심용어〉

생리학 / 생명현상 / 반응 / 대사 / 성장 / 운동 / 생식 / 항상성 / 구강생리학

Chapter 1

생리학의 기초

1 생리학의 정의

생리학(physiology)은 생명의 이치를 추구하는 학문으로, 정상적인 생체의 기능을 추구하는 학문의 한 분야이다.

Physiology는 그리스어의 *physis*(자연)와 *logos*(이법, 도리에 따른 법칙)에서 유래한다. Physis는 자연 전체를 대상으로 하였으며, 차츰 physics(물리학, 원래는 자연과학 일반을 가리켰음)와 생명을 다루는 physiology(생리학)로 나뉘었다.

생리학은 병적이며 비정상적인 생체를 다루는 병리학, 물질을 중심으로 생체기능을 다루는 생화학, 수용체 등의 연구를 통해 '약'을 중심으로 생체기능을 다루는 약리학 등 많은 학문 분야로 확대되어 왔다. 생리학은 해부학과 마찬가지로 기초의학 분야에서 가장 기초적인 학문이라고 할 수 있다.

2 생리학의 역사

그리스 시대에는 히포크라테스(B.C.450~B.C.370)로 대표되는 위대한 임상가가 있었다. 그러나 의학이 근대적인 학문 체계로 형태를 갖춘 것은 르네상스(14세기 말~16세기 초반) 이후였다. 생리학은 우리의 몸이 어떻게 구성되어 있는가 하는 의문에서 시작된 해부학을 기점으로 발전하게 되었다. 베살리우스와 레오나르도 다빈치 등 다수의 뛰어난 해부학자들에 의해 혈관, 뇌 등의 해부도가 잇따라 발표되었다.

해부학은 인간의 신체 구조와 체내의 기관 등을 실제로 눈으로 보고 관찰하여 묘사하는 것에서 시작되었으며, 이로 인해 인체가 다양한 장기로 구성되어 있다는 것이 알려지게 되었다.

다음으로 '이들 장기나 기관은 어떠한 기능을 하고 있을까' 하는 의문을 해명하고자 하였는데 이것이 생리학 연구의 시작이며, 그 대표적인 인물이 윌리엄 하비(William Harvey, 1578~1657)였다.

하비는 1628년『동물의 심장과 혈액운동의 해부학』을 발표하여 심장의 운동과 판막의 움직임, 대순환과 소순환의 차이, 정맥판막의 기능 등을 증명하였으며 림프의 순환을 발견하였다.

생리학은 '눈에 보이는 기관이 어떤 기능을 하고 있는가' 하는 의문에서 시작된 학문이라고 할 수 있다. 해부학에서는 시간축이 없이 형태가 중심이 되지만, 생리학은 기능이 중심이 되기 때문에 시간축이 중요한 요소가 된다.

16세기는 해부학, 17세기는 생리학, 18세기는 실험의학, 19세기는 세균학이 번성한 시대였다.

3 생리학의 이해

1) 생명체의 구성

생명체를 구성하는 최소 단위는 **세포**(cell)이지만 그 수, 크기, 길이 등은 천차만별이다. 인체의 적혈구는 약 25조 개로 생체 세포의 약 1/3을 차지한다(세포수가 가장 많음). 5μm 정도인 림프구부터 500μm인 난세포(egg cell; 가장 큰 세포)도 있다. 또한 대뇌피질에서 척수전각까지의 중추신경이나 발바닥 피부에서 척수후각까지의 감각신경인 말초신경은 길이가 1m나 된다(세포의 길이가 가장 길다).

세포는 동일한 종류가 모여 **조직**(tissue)을 구성하며, 조직에는 상피조직, 지지조직 및 결합조직, 근조직, 신경조직 등이 있다. 그리고 이들 조직이 모여서 하나의 기능을 영위하는 **기관**(organ)이 형성되는데, 심장, 폐, 식도, 장 등이 있다. 그리고 다시 몇 개의 기관이 모여서 **계**(**계통**)를 형성하는데 여기에는 외피계, 신경계, 감각계, 근육계, 골격계, 순환계, 소화계, 배설계, 생식계, 내분비계, 호흡계 등이 있다. 이들 기관과 계(계통, system)가 목적 의지를 가지고 협조적으로 작용함으로써 하나의 **개체**로서 생명현상을 영위할 수 있다.

세포 → 조직 → 기관 → 계(계통) → 개체

2) 생명현상

생체에서 영위되는 생명현상은 크게 3가지 계(통)로 나뉜다. 시각, 청각, 미각, 후각, 통각, 촉각 등의 감각계와 목적, 의지를 가진 운동계 및 자신의 의지와는 관계가 없는 순환, 호흡, 소화와 흡수, 배설, 내분비 등의 계(통)로 이 계는 생명을 유지하는 데 중요한 기능을 한다. 전자인 감각계와 운동계를 **동물성 기능**으로 분류하고, 후자인 순환, 호흡, 소화와 흡수, 배설, 내분비 등의 계(통)는 **식물성 기능**으로 분류한다.

동물성 기능의 역할은 주로 인체의 활동을 통합하는 정보처리로 여기에는 감각계, 신경계, 운동계가 연동해서 작용한다. 식물성 기능의 역할은 인체와 세포의 생명유지로 동적 평형, 즉 **항상성(내부 환경의 항상성)의 유지**이다. 에너지 유지를 위해서 소화계, 흡수계, 호흡계가 존재하고, 물질운반을 위해서 순환계가 존재한다. 이들 조절에는 내분비계와 자율신경계가 관여한다.

생명현상을 이해하려면 신경계로서의 중추와 반사반응을 이해해야 한다. 중추는 크게 대뇌, 간뇌, 뇌간, 소뇌, 척수로 분류된다. 중추는 동물성 기능과 식물성 기능을 조절하고 있다는 점에서 생리학의 이해에 매우 중요하다. 인간을 비롯한 동물들은 대부분 외부와 내부의 자극에 반응함으로써 생명현상을 영위한다.

3) 생명체의 특성

생명체는 대사와 항상성의 생물학적 과정을 스스로 유지하며, 환경변화에 대해 적응하며 성장, 성숙, 노화 과정을 거치면서 변화한다.

① 반응(responsiveness)

주변환경이나 감각변화에 대한 생명체의 **대응능력**이다. 예를 들어 뜨거운 물체나 차가운 물체에 손이 닿게 되면 즉시 손을 빼거나 위험하다고 느끼는 환경에서 도망치는 행동 등이다. 또 반응에 의해 내부환경을 조절할 수 있는데, 체온이 올라가면 땀을 분비하여 체온을 정상 수준으로 되돌리는 것이 여기에 포함된다.

② 대사(metabolism)

성장이나 이동, 생식에 필요한 에너지를 공급받기 위해 생명체 내에서 일어나는 **화학반응**을 말한다. 사람은 음식으로부터 에너지를 얻고 식물은 햇빛을 이용해 에너지를 얻는다.

③ 성장(growth)

성장이란 생명체의 전체 또는 일부의 크기가 **증가**하는 것을 말한다. 세포의 수나 크기가 증가함으로써 성장하게 되는데 **단세포생물**은 **세포**가 커짐으로써 성장하고, **다세포생물**은 **세포 수**가 증가함으로써 성장한다.

④ 운동(movement)

생명체는 운동을 할 수 있으며, 운동은 몸속에서 일어나는 운동과 몸 밖에서 일어나는 운동이 있다. 전자의 경우는 몸속에서 일어나는 음식 이동이나 혈액 이동 등이 있고, 후자의 경우는 일상생활에서 일어나는 신체의 외적 움직임이 있다.

⑤ 생식(reproduction)

생식이란 생명체가 대를 잇기 위해 새로운 **세포**나 **생명체**를 만드는 것으로, 생식이 일어나지 않는다면 종은 소멸될 것이다.

⑥ 항상성(homeostasis)

항상성이란 세포 자신이 살아가기 위해 그 **생활환경**(체액의 삼투압, pH, 전해질 조성, 산소나 이산화탄소 등의 가스 조성, 영양소 조성, 온도 등)을 **일정하게 유지**하는 것을 말한다. Homeostasis는 '동일'하다는 의미의 '*homeo*'와 '상태'를 의미하는 '*stasis*'가 결합된 그리스어이다.

이것은 우리가 쾌적하게 살기 위해 방을 청소하거나 에어컨을 사용해 온도를 조절하는 것과 비슷하다. 인간에게 가장 가까운 환경은 방이다. 세포에 있어서 이 방에 해당하는 것은 자신을 둘러싸고 있는 세포외액이다. 이 세포외액을 내부환경이라고 하는데, 내부환경을 일정하게 유지하는 것이 생명유지에 가장 중요하다고 할 수 있다. 그러나 이 내부환경은 여러 가지 요인으로 어느 정도의 범위 내에서 변동하게 되는데 생체가 내부환경을 일정한 범위 내에서 유지하는 기전을 **생체의 항상성**이라고 하며, 이것은 **생명활동의 기본**이 된다.

이러한 항상성에 의해 생체 내의 조성이나 물리적 상태는 미세한 변동이 있어도 거의 일정하게 유지되는데 이를 위해 세포들은 다양한 조절기능을 갖추고 있다. 인체에 자극이 가해져 내부환경이 정상 범위를 벗어나면 그 상황을 바로잡기 위해 자동적으로 반응이 유발되어 정상 범위로 회복시키는 기전을 **음성되먹임기전**(negative feedback)이라고 하며, 이 기전으로 인해 항상성이 유지되는 것이다(그림1-1).

> **MEMO**
>
> **양성되먹임기전(positive feedback)**
>
> 인체에 자극이 가해져 정상 범위를 벗어나면 정상에서 더 멀리 벗어나도록 처음 자극을 강화하는 반응이 유발되는 기전이다. 예를 들어 출혈이 일어나면 혈액응고가 일어나는데 이것을 가속화하여 지혈이 되도록 하는 기전이다.

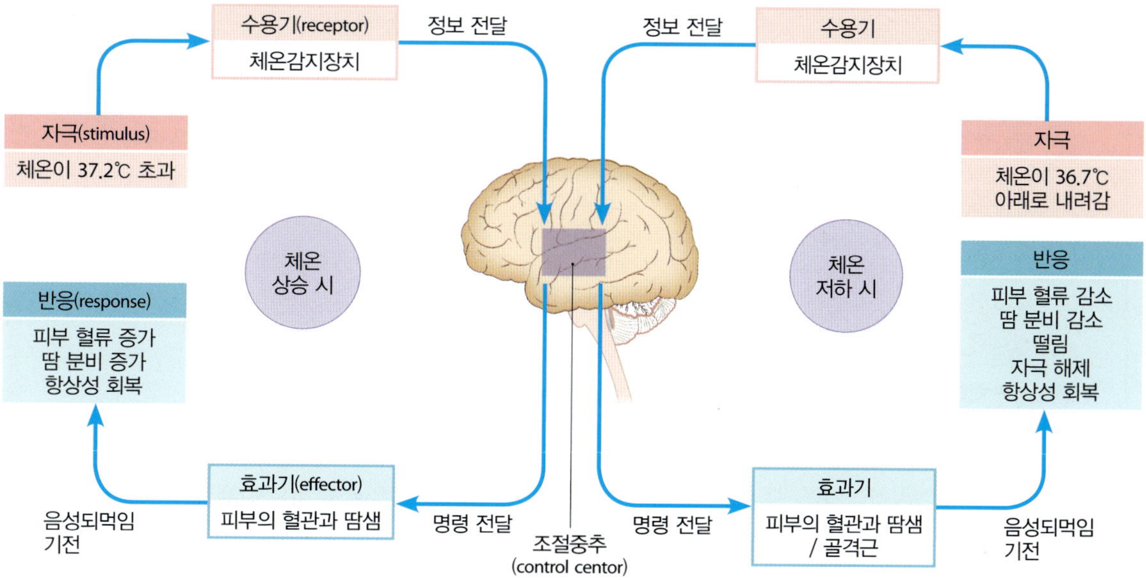

그림 1-1 **항상성의 유지(체온조절 예)**

4 구강생리학의 이해

생리학 교과서를 치과계와 의과계로 구분해서 비교해보면 치과계의 생리학 교과서에는 구강 영역에 관한 항목인 구강생리학이 반드시 포함되어 있다. 구강생리학에는 **턱**, **구강**, **안면**에 관련된 **구강감각**, **저작**, **연하**, **발성**, **턱운동** 등이 있는데 이것은 사람이 살아가는 데 있어서 매우 중요한 기능이다.

신경은 크게 중추신경과 말초신경으로 분류되며, 의과계, 치과계의 구별 없이 배운다. 말초신경은 뇌신경과 척수신경으로 분류되는데 뇌신경이 12쌍, 척수신경이 31쌍이다. 구강생리학에 관여하는 말초신경은 모두 뇌신경이다. 숫자만 보면 척수신경이 뇌신경의 3배에 가까워 뇌신경보다 복잡하게 보이지만 그 반대이다. 척수신경은 31쌍이지만 분절로 나뉘어 있어서 지배영역이 다를 뿐 기능은 모두 같아서 1쌍으로 간주할 수 있다. 그러나 뇌신경 12쌍은 전혀 다른 기능을 가지고 있다.

구강생리학에서 배우는 항목은 생명기능을 이해하는 데 있어서 매우 중요하다.

순환, 호흡 등은 생명유지에 직접적으로 관련되어 있으므로 치과 치료를 하는 데 있어서 반드시 이해하고 있어야 한다. 또 전신기능이 구강기능에, 반대로 구강기능이 전신기능에 영향을 미치고 있기 때문에 치과계열 학생들은 생리학 및 구강생리학을 모두 습득해야 한다.

• • • 핵심포인트 • • •

◈ 생리학은 **생명의 이치**를 추구하는 학문으로 기초의학 분야 중에서 가장 **기초적인 학문**이다.

◈ 구강생리학이란 **구강영역의 기능**이 어떻게 유지되는지를 추구하는 학문으로 턱, 구강, 안면에 관련된 **구강감각**, **저작**, **연하**, **턱운동**, **발성** 등이 포함된다.

◈ **생명체**를 **구성**하는 최소단위는 **세포**이며, 세포가 모여 **조직**을 구성하고 조직이 모여 **기관**을 구성하며 기관이 모여 **계(계통)**를 구성한다.

◈ **생명체**의 특징으로는 **반응**, **대사**, **성장**, **운동**, **생식**, **항상성** 등을 들 수 있다.

◈ 항상성이란 세포가 살아가기 위해 내부환경을 일정하게 유지하는 것을 말한다.

- 체온이 상승하는 경우 땀을 분비시키거나 혈류를 증가시켜 체온을 정상으로 유지시킨다.
- 체온이 저하되는 경우 혈류나 땀분비를 감소시켜 체온을 정상으로 유지시킨다.

Review Test

01. 인체의 생명을 유지하기 위한 기능을 연구하는 학문은?

① 조직학　② 발생학　③ 생리학
④ 분자생물학　⑤ 비교해부학

02. 다음 보기가 설명하는 생명체의 구성으로 옳은 것은 ?

> 가. 생명체를 구성하는 최소 단위
> 나. 다양한 크기와 형태

① 세포　② 조직　③ 기관
④ 계통　⑤ 개체

03. 다음 보기와 같은 생명현상과 관련이 깊은 것은?

> 가. 과다한 수분은 오줌을 통해 배설되어 체내 수분량을 유지한다.
> 나. 사람의 체온은 기온의 변화에 관계없이 36.5℃를 유지한다.
> 다. 식사 후 인슐린이 분비되어 혈당량을 유지한다.

① 성장　② 대사　③ 적응
④ 반응　⑤ 항상성

04. 항상성에 관한 설명 중 옳은 것은?

① 양성되먹임기전이 작용해야 한다.
② 통합중추는 감지기를 활성화시킨다.
③ 내적 환경이 일정한 상태를 유지한다.
④ 인체의 활동을 통합하는 정보처리 과정이다.
⑤ 효과기는 설정값과 실제 변이를 교정하기 위해 작동한다.

05. 생명체의 특성을 옳게 설명한 것은?

① 반응 – 화학반응을 통해 생존에 필요한 에너지를 공급받는 것을 말한다.
② 대사 – 삼투압, pH, 온도 등 생활환경을 일정하게 유지하는 것을 말한다.
③ 운동 – 주변 환경이나 감각 변화에 대해 생명체가 대응하는 능력을 말한다.
④ 생식 – 생명체가 대를 잇기 위해 새로운 세포나 생명체를 만드는 것을 말한다.
⑤ 성장 – 단세포생물은 세포 수가 증가함으로써 성장하고, 다세포생물은 세포가 커짐으로써 성장한다.

정답 01. ③ 02. ① 03. ⑤ 04. ③ 05 .④

Chapter

2 세포와 물질이동

학습목표

1. 세포내소기관의 종류와 기능을 설명할 수 있다.
2. 세포막의 구조와 기능을 설명할 수 있다.
3. 세포내 물질대사 작용에 대하여 설명할 수 있다.
4. 세포의 물질이동을 설명할 수 있다.

〈핵심용어〉

세포막 / 세포질 / 세포내소기관 / 소포체 / 리보솜 / 미토콘드리아 / 골지체 / 용해소체 / 중심소체 / 세포골격 / 핵 / DNA / 세포분열 / RNA / 수동수송 / 확산 / 단순확산 / 촉진확산 / 여과 / 삼투 / 능동수송 / 용적수송 / 세포내이입 / 세포외유출

Chapter 2

세포와 물질이동

1 세포의 구조 (그림 2-1)

사람의 세포(cell)는 기본적으로 **세포막**, **세포질**, **핵**으로 구성된다.

세포질 안에는 **세포내소기관**이라고 불리는 소포체, 리보솜, 골지체, 미토콘드리아, 용해소체, 중심소체가 있으며 각각 특정한 기능을 가지고 있다.

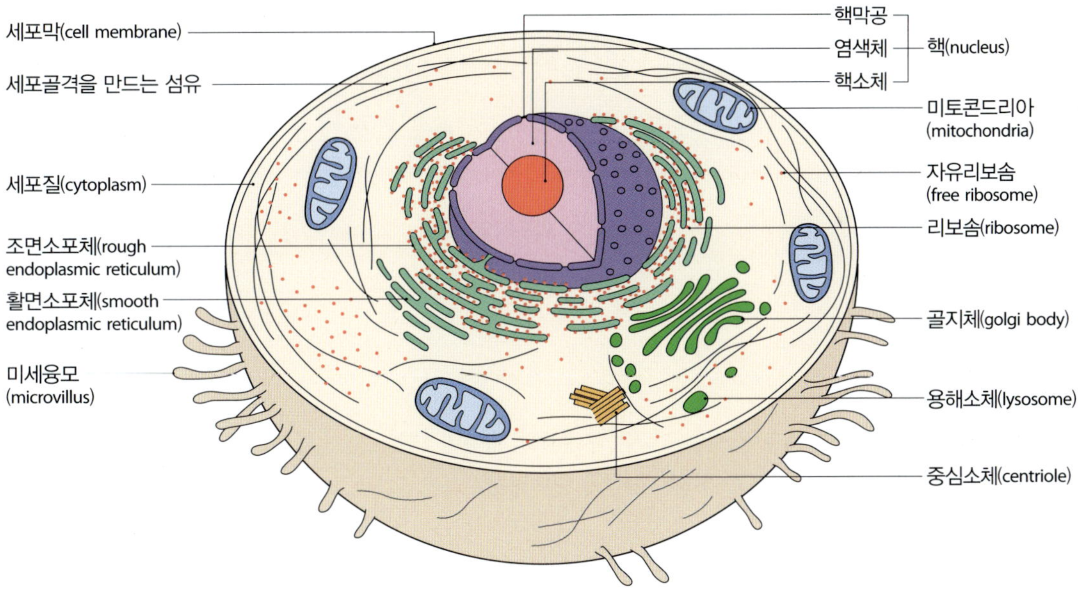

그림 2-1 세포의 미세구조

1) 세포막(cell membrane) (그림 2-2)

세포막은 세포질과 외부를 나누는 얇은 막(두께 약 10nm)이다. 주로 인지질과 인지질 사이에 묻혀 있는 **단백질분자**로 이루어진다. 인지질분자는 이중층을 만들어 각각의 친수성 부분을 바깥쪽으로, 소수성 부분을 안쪽으로 하여 이중으로 배열되어 있다. 그리고 인지질의 이중층막에는 다양한 형태의 단백질분자가 모자이크 모양으로 분포되어 있다. 이 단백질은 이온통로, 능동수송 펌프, 수용체 등의 작용을 하며, 효소 등이 포함되어 있다. 세포막은 **선택적 투과성(반투성)**을 가지고 있어서 물질에 따라 자유롭게 막을 통과하여 세포의 유지와 활동에 필요한 물질을 운반한다.

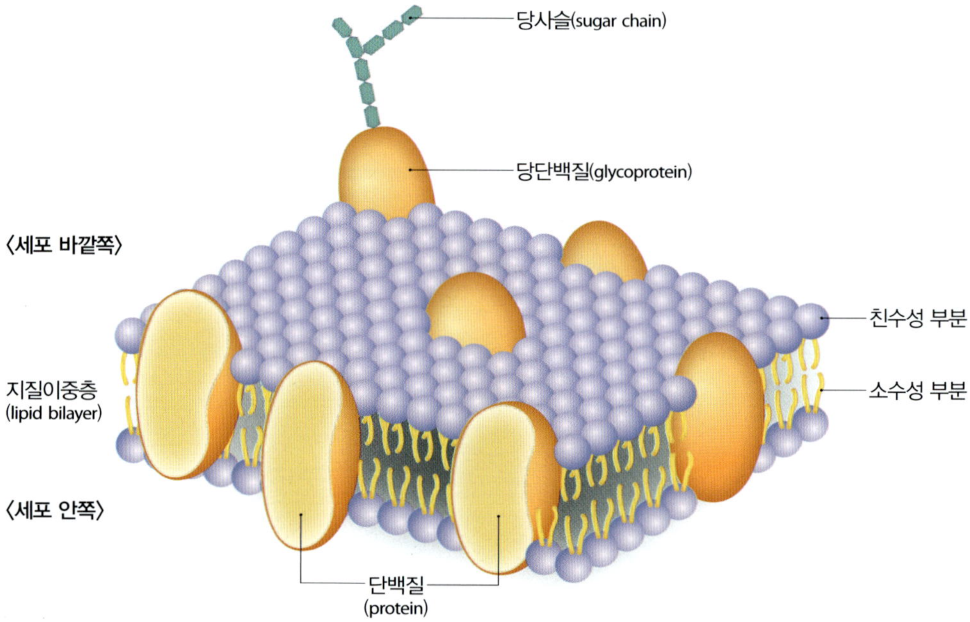

그림 2-2 세포막의 구조

생각해 보자

만약 세포막의 인지질이 소수성 부분으로만 구성되어 있다면 외부에서 수용성 성분이 가해졌을 때 어떠한 현상이 일어날까?

2) 세포질, 세포내소기관

(1) 세포질(cytoplasm)

세포질은 액상의 세포질기질로 채워져 있다. 세포질기질은 세포의 형태를 만들고 있는 단백질(세포골격)로 구성되며 **세포내소기관**, **전해질**, **효소** 등이 존재한다.

(2) 세포내소기관(intracellular organelle)

① 소포체(endoplasmic reticulum)

소포체는 세포질 내에 그물 모양으로 펼쳐져 있는 막으로 둘러싸인 주머니 모양의 소기관이다. 막 표면에는 **리보솜**이라는 소립자가 부착된 **조면소포체**와 부착되지 않은 **활면소포체**가 있다. 조면소포체의 역할은 리보솜에 의한 단백질 합성이며, 합성된 단백질은 직접 소포체의 내강으로 들어가 농축 · 저장된다. 활면소포체의 역할은 세포에 따라 다른데, 간세포에서는 지질의 합성, 해독, 해당 작용을 하고, 근세포에서는 근소포체로서 칼슘(Ca^{2+})의 저장을 담당하며, 부신피질세포나 고환의 간질세포 등에서는 스테로이드호르몬의 생산을 담당한다.

② 리보솜(ribosome)

리보솜은 리보솜 RNA와 단백질로 이루어진 단백질 합성을 담당하는 세포내소기관이다. 리보솜은 대단위체와 소단위체로 구성되어 있으며 모든 세포에 존재하지만 그 수는 세포의 종류와 활성에 따라 다르다. 리보솜은 크게 단백질을 합성하는 자유 리보솜(free-ribosome)과, 조면소포체(endoplasmic reticulum, ER) 표면에 붙어서 막단백질이나 분비단백질 등을 합성하는 ER-리보솜, 두 가지로 나뉜다.

③ 미토콘드리아(mitochondria)

내막, 외막으로 이루어진 이중의 단위막으로 덮인 막대 모양의 소기관으로 내막은 안쪽을 향해 주름(크리스테) 모양으로 접혀 있다. 크리스테(cristae)에는 작은 과립이 많이 부착되어 있는데, 이 과립에서는 구연산회로(TCA회로), 지방의 산화계, 전자전달계 등 세포 내에서의 산화적 인산화가 이루어지며 **고에너지물질**[ATP(아데노신삼인산)]이 합성된다. 근육이나 간 등에서 활발하게 활동하고 있는 세포에는 많은 양의 미토콘드리아가 있어 ATP가 활발하게 생산, 소비되고 있다.

④ 골지체(Golgi body)

편평한 주머니가 겹쳐진 형태의 소기관으로 핵 가까이에 있으며 분비성 세포에서 발달되어 있다. 조면소포체에서 만들어진 단백질을 농축, 저장하였다가 필요에 따라 세포막으로 보내 분비하는 기능을 한다.

⑤ 용해소체(lysosome)

막으로 둘러싸인 주머니 모양의 소과립으로 세포질 내에 흩어져 있다. **가수분해효소**(인산분해효소, 핵산분해효소, 단백질분해효소 등)를 포함하고 있으며 **식작용**으로 세포 안으로 흡수한 이물질을 소화, 분해한다.

⑥ 중심소체(centriole)

핵 가까이에 존재하는 2개(1쌍)의 짧은 원주 모양 소체로 서로 직각으로 배치되어 있다. 세포분열 시 염색체를 양 끝으로 당기는 역할을 하여 방추체의 2개 극이 된다.

⑦ 세포골격(cytoskeleton)

세포골격은 단백질이 만드는 세포질 내의 섬유로 세포의 형태를 유지하고 세포 운동을 일으키는 작용을 한다. 지름의 굵기에 따라 **미세섬유**(microfilament), **중간세섬유**(intermediate filament), **미세관**(microtubule)으로 분류되며 각각 골격근의 수축, 피부의 탄력성, 분비과립의 이동 등에 관여한다.

⑧ 과산화소체(peroxisome)

과산화소체는 과산화수소의 대사과정에 관여하는 과산화효소, 카탈라제(catalase) 등과 같은 산화효소가 풍부하게 들어 있어 세포에 손상을 일으키는 과산화수소(hydrogen peroxide, H_2O_2)의 독성작용을 방지한다. 간이나 신장의 세포에 풍부하다.

표 2-1 **세포내 소기관의 종류와 기능**

종류	기능
조면소포체(rough endoplastic reticulum)	막 표면에 리보솜 부착, 단백질 운반, 합성
활면소포체(smooth endoplastic reticulum)	막 표면에 리보솜 부착 안됨, 지질 합성, 해독, 칼슘 저장, 스테로이드호르몬 생산
리보솜(ribosome)	단백질 합성
미토콘드리아(mitochondria)	ATP 합성, 생산, 소비
골지체(golgi body)	단백질 농축, 저장, 분비
용해소체(lysosome)	가수분해효소 포함, 소화, 분해
중심소체(centriole)	세포분열 시 염색체 이동
세포골격(cytoskeleton)	세포형태 유지, 세포 운동, 골격근 수축, 분비과립 이동
핵(nucleus)	유전정보 운반, 세포 증식, 단백질 합성
과산화소체(peroxisome)	분해 · 대사과정에서 생성된 독성 화합물의 중화

3) 핵(nucleus)

대부분의 **세포**는 보통 **1개의 핵**을 가지고 있다. 그러나 예외로 **적혈구**는 **핵이 없으며, 골격근세포**는 **여러 개**의 **핵**을 가지고 있다. 핵에는 개체의 유전형질에 관한 모든 정보를 가진 DNA(디옥시리보핵산)가 들어 있으며 세포증식이나 단백질합성에 중요한 역할을 한다. DNA는 히스톤(histone) 단백질과 결합하여 염색질(chromatin)로서 핵 내에 존재하는데, 세포분열 시기가 되면 응집해서 쌍을 이루는 염색체(chromosome)를 형성한다. 사람은 **22쌍의 상염색체**와 **2개의 성염색체**, 합계 **46개의 염색체**를 가지고 있다(그림 2-3).

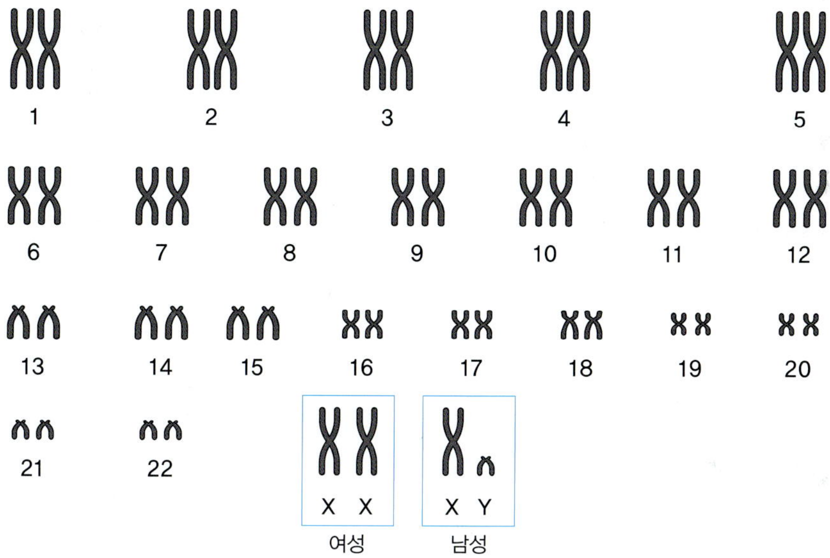

그림 2-3 각 염색체의 구조와 크기

(1) DNA의 구조

DNA는 인산, 당(디옥시리보스, deoxyribose), 염기로 구성되는 **뉴클레오티드**(nucleotide)가 사슬 모양으로 연결된 고분자 화합물이다. 뉴클레오티드 사슬이 2개 마주보고 상호의 염기가 수소결합으로 결합되어 이중나선 구조를 형성하고 있다(그림 2-4). DNA를 구성하는 염기에는 **아데닌**(A), **구아닌**(G), **티민**(T), **시토신**(C)의 4종류가 있다. 이 중 쌍이 되는 2개의 염기는 정해진 조합(C와 G, A와 T)에서만 결합할 수 있는데 이것을 상보성(complementarity)이라고 한다.

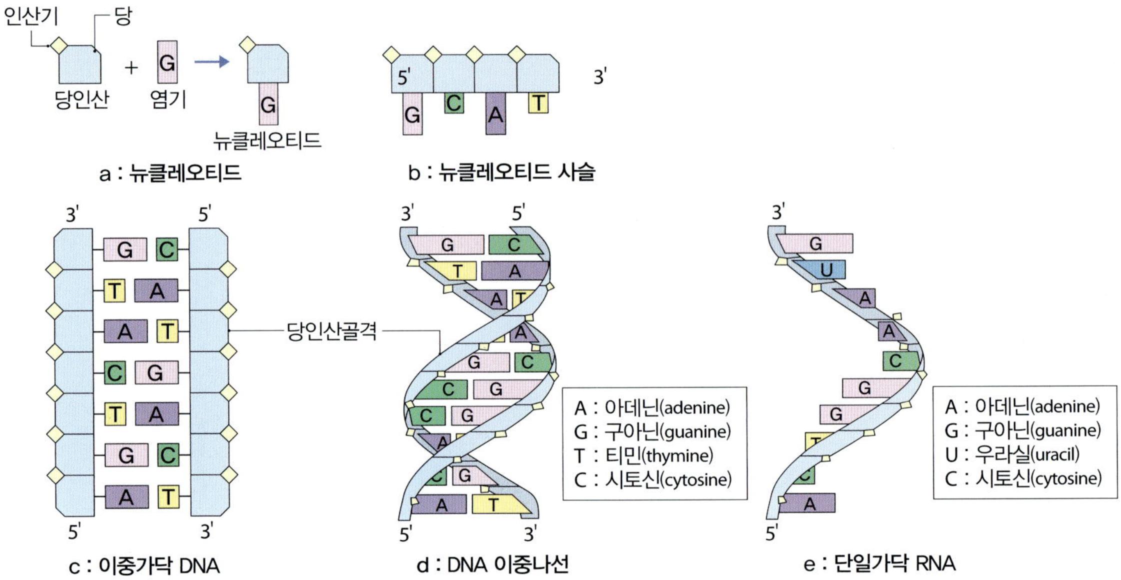

그림 2-4 DNA와 RNA의 구조

(2) RNA

핵 내에는 DNA 외에 다른 하나의 핵산인 RNA(리보핵산)가 있다. RNA는 DNA의 일부분을 **전사**(transcription)해서 만들어지는 **뉴클레오티드 사슬**로 DNA와 비교하면 다음과 같은 몇 가지 차이점이 있다.

① 현저하게 작은 분자이다.

② DNA는 이중가닥사슬이고 RNA는 단일가닥사슬이다.

③ RNA의 뉴클레오티드 염기는 티민이 없는 대신 우라실이 있다 : 아데닌(A), 구아닌(G), 우라실(U), 시토신(C)의 4종류

④ RNA에 포함되는 당은 디옥시리보스(deoxyribose)가 아니라 리보스(ribose)이다.

RNA에는 전령 RNA(mRNA), 전사 RNA(tRNA), 리보솜 RNA(rRNA)의 세 가지가 있다.

(3) 단백질 합성

단백질의 합성은 다음과 같이 이루어진다.

① 처음에 DNA의 이중나선 일부가 풀려서 단일가닥사슬이 되고, 그 부분의 염기배열을 복사한 mRNA가 합성된다(전사).

② mRNA는 핵에서 세포질로 나와 조면소포체에 있는 리보솜과 결합한다.

③ 리보솜 위에서 전사된 유전 정보를 바탕으로 아미노산 배열을 명령한다.

④ tRNA는 세포질 내에 있는 20종류의 아미노산 1개씩과 결합해서 아미노산을 리보솜 위로 운반하며, 아미노산은 서로 연결되어 명령대로 단백질이 합성된다(번역).

이러한 과정으로 합성된 단백질은 세포막으로 들어가 능동수송 펌프나 수용체, 통로로 작용한다. 또 세포 내의 구조물이나 효소가 되기도 하며, 세포에 따라서는 호르몬으로 분비되기도 한다.

2 세포의 물질이동

세포 안팎의 분자 이동에는 **수동수송**과 **능동수송**의 2가지 방법이 있다. 수동수송은 강물이 상류에서 하류로 흐르듯이 무리 없이 자연적인 힘으로 이루어지는 것이고, 능동수송은 우물물을 펌프로 끌어올리는 것처럼 에너지를 필요로 한다.

1) 수동수송(passive transport)

세포막 안팎에서 분자가 이동할 때 분자의 분포 차이에 의한 농도기울기에 따라 나타나는 분자의 이동으로 능동수송과 반대되는 개념이다. 수동수송에서는 에너지를 사용하지 않는다. 강물이 상류에서 하류로 흐르듯이 무리 없이 자연적인 힘으로 이루어지는 수송으로 여기에는 크게 **확산**(diffusion), **여과**(filtration), **삼투**(osmosis) 등이 있다.

(1) 확산(diffusion) (그림 2-5)

용액은 기체, 액체, 고체 상태의 용질이 액체 상태의 용매에 녹아 있는 혼합물을 말한다. 용액 속에 있는 이온이나 분자 같은 용질은 높은 농도의 영역에서 낮은 농도의 영역으로 이동하려는 성질이 있는데 이것을 확산이라고 한다. 예를 들어 커피 속에 설탕을 넣으면 설탕이 녹아서 커피 전체가 달콤해지는 현상이나 방에서 향을 피우면 방 전체에서 향기가 나는 현상 등을 들 수 있다.

① 단순확산(simple diffusion)

세포막을 통한 수동수송법의 일종이다. 체액 속의 분자 중에서 산소나 이산화탄소와 같이 물과 반응하기 힘든 작은 분자는 막의 비특이적인 구멍(적혈구막에서는 반경 0.3nm 정도로 추정)을 통해 통과하고, 크기가 작은 지용성 물질은 세포막의 지질에 용해되어 지질이중층을 통과하는데 이러한 이동을 **단순확산**이라고 한다.

② 촉진확산(facilitated diffusion)

글루코오스와 같은 큰 분자나 이온 같이 전하를 가진 수용성 물질은 일반적으로 **지질이중층**을 통과하지 못한다. 이러한 분자는 그 종류에 따라 통로(channel) 또는 운반체(carrier)라고 불리는 **막수송단백질**의 작용에 따라 세포막을 통과하는데 이것을 **촉진확산**이라고 한다. 촉진확산에서는 각각의 막수송단백질의 종류에 따라 운반되는 분자가 다른 선택성이 있다. 이들 막수송단백질은 모두 지질이중층을 관통하는 커다란 단백질이다.

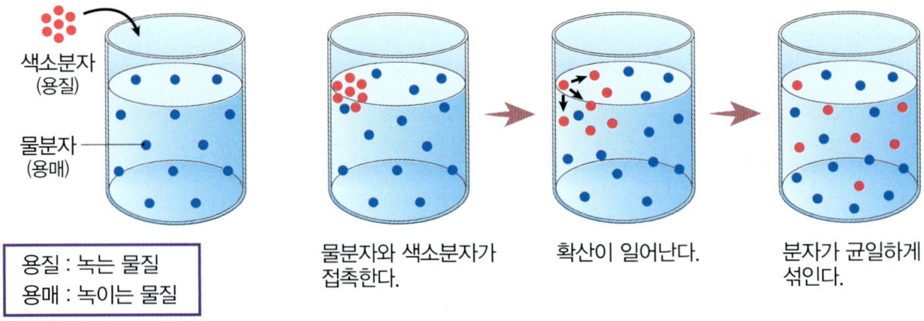

그림 2-5 **확산**

물질입자(또는 분자나 이온)가 공간을 넓게 확대하는 현상
2가지 물질 사이에 용질의 농도차가 있는 경우에는 농도가 높은 쪽에서 낮은 쪽으로 이동

생각해 보자

빠른 단순확산을 위한 조건에는 무엇이 있을까?

(2) 여과(filtration)

압력에 의해 용매(물)나 용질이 막을 사이에 두고 이동하는 것을 **여과**라고 한다. 예를 들어 종이필터를 이용해 원두커피를 내릴 때 거칠게 간 커피원두는 종이필터에 남지만 물과 함께 녹은 커피는 아래 컵으로 떨어진다. 떨어지는 물의 압력에 의해 물과 물에 녹은 커피는 필터의 미세구멍을 통과하지만 거친 커피원두는 그 구멍을 통과하지 못하고 걸러지기 때문이다.

(3) 삼투(osmosis) (그림 2-6)

삼투란 세포막과 같은 **선택적 투과막**을 사이에 두고 농도가 낮은 곳에서 농도가 높은 곳으로 물(용매)이 이동하는 현상을 말하며, 이때 나타나는 압력을 **삼투압**(osmotic pressure)이라고 한다. 삼투압은 농도가 높을수록 크게 나타나는데 그만큼 많은 물을 끌어들이는 힘이 있다는 것을 의미한다.

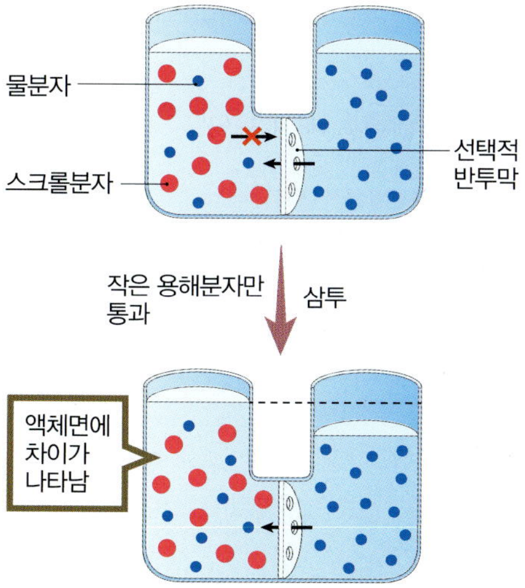

선택적 반투막 : 큰 분자는 통과하지 못함

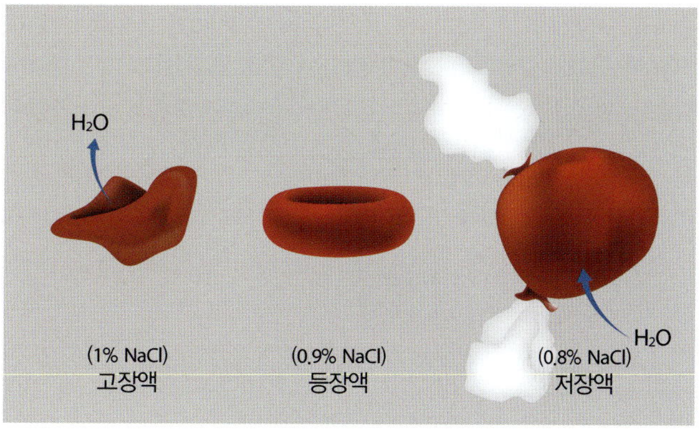

삼투에 의한 적혈구의 용적 변화

그림 2-6 **삼투**

생각해 보자

삼투에 의한 세포(특히, 적혈구)의 용적 변화에 대해 논의해보자.

2) 능동수송(active transport)

(1) 능동수송

세포막에서 물질이 이동할 때 세포막 안팎의 농도차에 역행하여 농도가 낮은 영역에서 높은 영역으로 이동하는 운반과정에서는 ATP라는 형태의 **생체에너지**를 필요로 한다. 이러한 과정을 통해 세포는 어떤 특정 물질을 세포 내로 흡수하거나 배출하는 작용을 한다.

일반적으로 포유류의 세포내액 이온 농도는 세포외액과 비교해서 칼륨이온(K^+)의 농도가 높고(약 30배), 나트륨이온(Na^+)의 농도가 낮다(약 1/10~1/30).

이것은 **나트륨-칼륨펌프**의 작용에 의해 유지되는데, 나트륨-칼륨펌프는 나트륨이온을 세포 밖으로 이동시키고 칼륨이온은 세포 안으로 끌어들인다(그림 2-7). 그 결과 세포 밖은 나트륨이온의 농도가 높아지고 세포 안은 칼륨이온의 농도가 높아지는데, 이 농도 차이가 **안정막전위**를 유지하는 데 필수적이다.

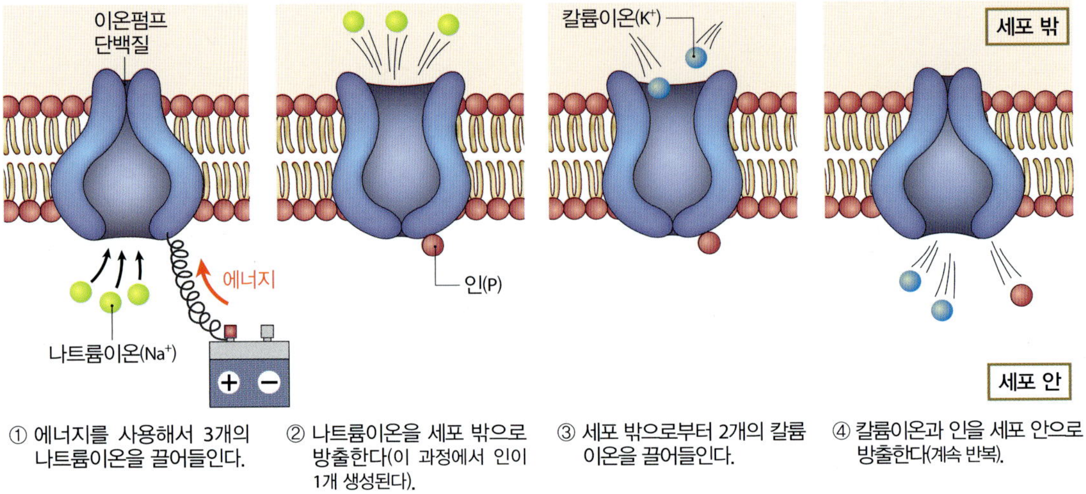

그림 2-7 **나트륨-칼륨펌프**

(2) 용적수송(bulk transport)

확산이나 능동수송에 의해 세포막을 통과하기에는 너무 큰 입자 또는 액체를 세포가 섭취하거나 또는 세포 밖으로 배출하는 것으로 함입(invagination), 공동형성(vacuole formation), 팽출(evagination)에 의해 이루어진다. 여기에는 **세포내이입**(endocytosis), **포식작용**(phagocytosis), **세포외유출**(exocytosis) 등이 있다.

① 세포내이입(endocytosis) (그림 2-8)

세포가 세포막을 통해 물질(단백질과 같은 분자)을 밖에서 안으로 운반하는 작용을 말한다. 세포에 필요한 물질 중에는 이온화되어 있거나 큰 분자로 이루어져 있는 경우가 있는데 이러한 물질은 소수성(hydrophobic)인 세포막을 통과할 수 없기 때문에 세포내이입을 통해 세포 안으로 운반된다.

세포내이입은 **포식작용**(phagocytosis)과 **포음작용**(pinocytosis)으로 나눌 수 있다. 포식작용은 박테리아나 죽은 세포처럼 커다란 물질을 섭취하는 작용으로, 세포막으로 물질을 둘러싸서 소포를 형성한 다음 세포 안으로 운반해서 분해한다. 반면 포음작용은 용해되어 있는 물질(액체)이나 단백질 같은 단일 분자의 작은 물질을 섭취하는 작용으로, 주로 세포가 영양분 등을 흡수하기 위해 사용하는데 일반적으로 세포내이입이라고 하면 이 작용을 가리킨다.

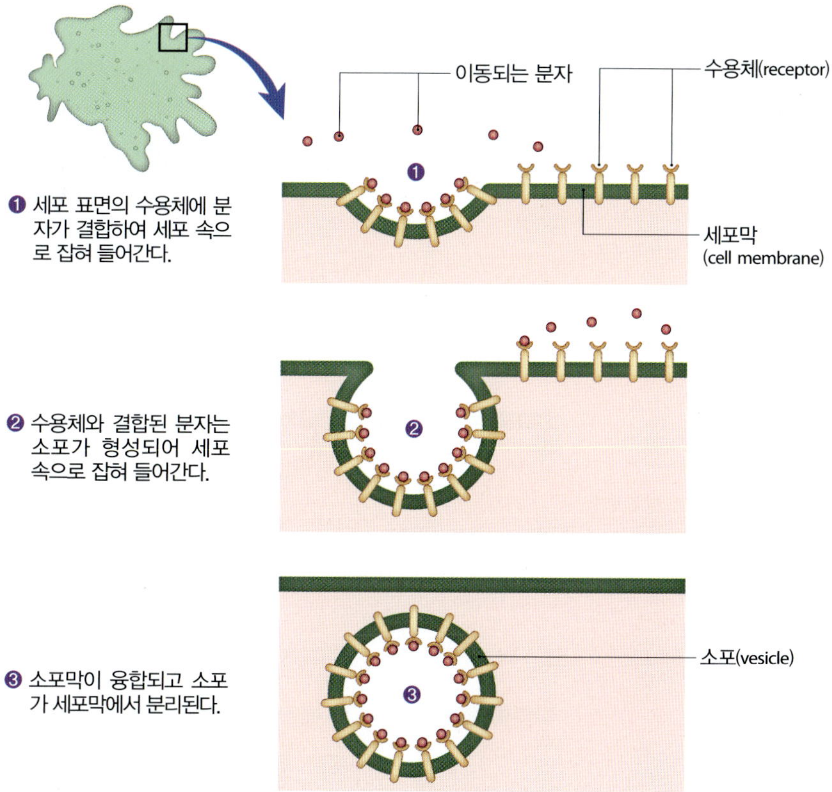

그림 2-8 **수용체 매개 세포내이입**

② **세포외유출**(exocytosis) (그림 2-9)

세포막을 통해 **세포 내 물질**을 세포 밖으로 **방출**하는 작용이다. 물질이 안으로 들어오는 세포내이입과는 반대로 일어난다. 이때 방출하는 물질은 세포 내 수분, 세포 분비물질, 점액 등이다.

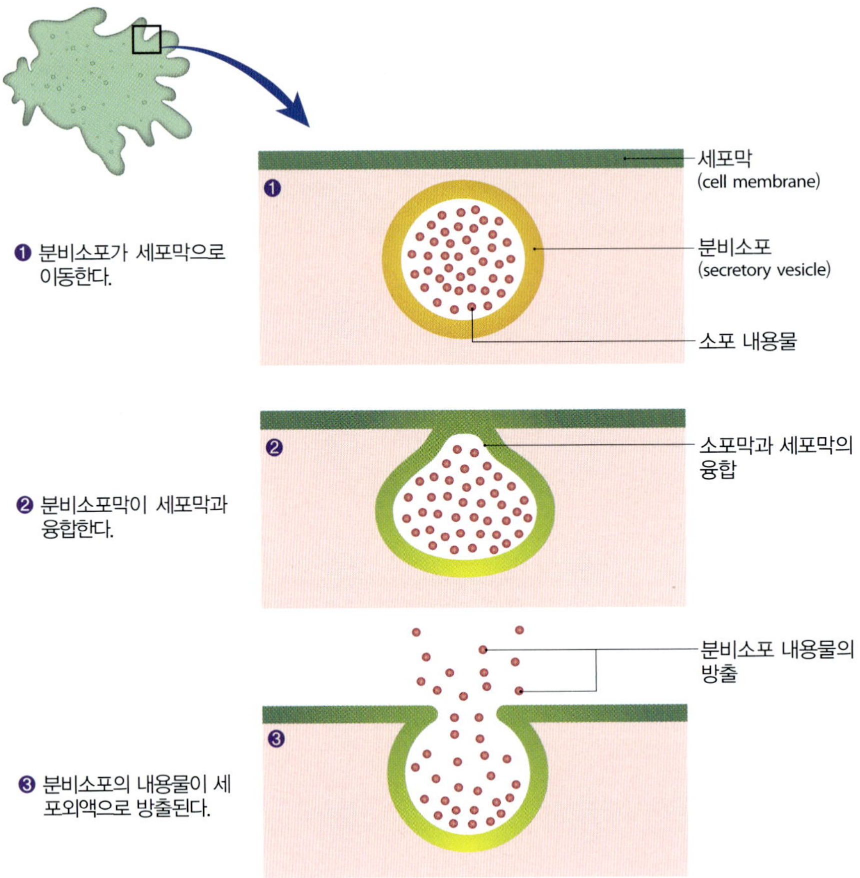
❶ 분비소포가 세포막으로 이동한다.
❶
세포막
(cell membrane)
분비소포
(secretory vesicle)
소포 내용물
❷ 분비소포막이 세포막과 융합한다.
❷
소포막과 세포막의 융합
❸ 분비소포의 내용물이 세포외액으로 방출된다.
❸
분비소포 내용물의 방출

그림 2-9 **세포외유출**

• • • 핵심포인트 • • •

◈ 세포는 핵과 그 주위를 둘러싸는 세포질 및 세포막으로 구성된다.

◈ 세포질은 단백질로 구성되며 세포내소기관, 전해질, 효소 등이 존재한다.

◈ 세포내소기관에는 소포체, 리보솜, 미토콘드리아, 골지체, 용해소체, 중심소체 등이 존재한다.

◈ 세포막은 주로 인지질 사이에 묻혀 있는 단백질분자로 이루어져 있으며, 선택적 투과성(반투과성)을 가지고 있어 세포의 유지와 활동에 필요한 물질들이 자유롭게 막을 통과한다.

◈ 대부분의 세포는 보통 1개의 핵을 가지고 있으나 적혈구는 핵이 없으며 골격근세포는 여러 개의 핵을 가지고 있다.

◈ 세포 안팎의 물질이동에는 수동수송과 능동수송의 2가지 방법이 있으며 수동수송에는 확산, 여과, 삼투가 있고 능동수송에는 나트륨칼륨펌프와 용적수송(세포내이입, 세포외유출) 등이 있다.

Review Test

01. 세포호흡 장치이며 에너지 생성에 관여하는 세포내소기관은?

① 리보솜 ② 골지체 ③ 용해소체
④ 세포질그물 ⑤ 미토콘드리아

02. 세포내소기관 중 단백질을 합성하는 장소는?

① 핵막 ② 리보솜 ③ 용해소체
④ 중심소체 ⑤ 미토콘드리아

03. 세포 내부와 외부로 물질의 이동을 조절하는 구조는?

① 핵 ② 핵막 ③ 세포질
④ 세포막 ⑤ 미토콘드리아

04. 세포분열 시 세포 반대쪽 극으로 이동하면서 방추체를 구성하여 염색체를 끌어 당기는 역할을 하는 세포내소기관은?

① 골지체 ② 리보솜 ③ 중심소체
④ 용해소체 ⑤ 세포골격

05. 신소체에서 원뇨가 생성될 때 모세혈관을 통해 일어나는 물질의 이동방식은?

① 확산 ② 여과 ③ 삼투
④ 촉진확산 ⑤ 세포내 유입

06. 나트륨–칼륨 펌프와 같이 일정한 이온을 유지하기 위하여 에너지를 사용하는 물질의 이동방식은?

① 확산　② 여과　③ 삼투
④ 능동수송　⑤ 세포외유출(엑소시토시스)

07. 적혈구를 높은 농도(1.0%)의 소금물에 넣었더니 적혈구가 쭈그러들었다. 이 현상을 설명할 수 있는 물질의 이동방식은?

① 여과　② 확산　③ 능동수송
④ 삼투　⑤ 세포외유출(엑소시토시스)

08. 물질수송방법에 관한 설명으로 틀린 것은?

① 삼투 – 반투막을 통한 선택적 투과
② 수동운반 – 에너지를 이용한 이동
③ 여과 – 모세혈관과 조직 사이의 물리적 압력차에 의한 이동
④ 확산 – 고농도에서 저농도로 이동
⑤ 포음작용 – 물질을 세포 내로 삼키는 작용

09. 적혈구가 용혈현상을 일으킬 수 있는 용액으로 옳은 것은 ?

① 등장액
② 저장액
③ 고장액
④ 등장액과 고장액
⑤ 저장액과 고장액

10. 세포막을 통한 물질이동에 대한 설명으로 옳은 것은 ?

① 수동수송은 에너지를 필요로 한다.

② 큰 입자가 운반단백질과 결합하여 세포 내로 이동하는 현상은 능동수송이다.

③ 폐포에서 일어나는 가스 교환은 확산의 원리에 의해 일어난다.

④ 확산은 입자가 큰 곳에서 작은 곳으로 이동하는 현상이다.

⑤ 세포막은 반투과성이어서 물과 같은 용매는 통과하지 못한다.

정답 01. ⑤ 02. ② 03. ④ 04. ③ 05. ② 06. ④ 07. ④ 08. ② 09. ② 10. ③

Chapter

3 신경

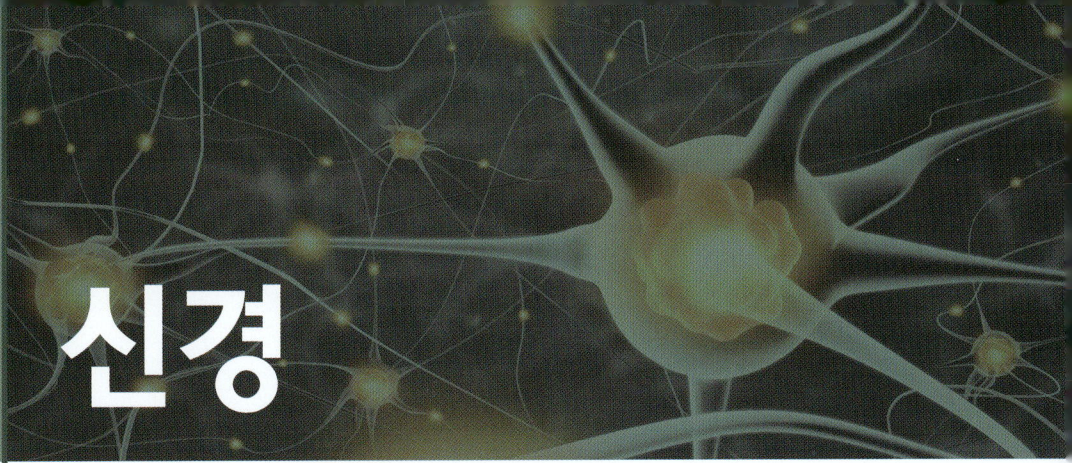

학습목표

1. 신경세포의 구조과 기능을 설명할 수 있다.
2. 신경과 근육 사이의 흥분전달 방식을 설명할 수 있다.
3. 자율신경계의 종류와 기능을 설명할 수 있다.
4. 반사활동의 종류를 구분할 수 있다.
5. 중추신경계의 종류와 기능을 설명할 수 있다.
6. 기계적 감각의 종류와 감각수용기를 구별할 수 있다.

〈핵심용어〉

신경조직 / 신경세포 / 아교세포 / 신경아교세포 / 슈반세포 / 신경섬유 / 신경흥분 / 막전위 / 안정막전위 / 활동전위 / 흥분전도 / 도약전도 / 시냅스 / 신경전달물질 / 중추신경계 / 뇌 / 척수 / 대뇌 / 전두엽 / 두정엽 / 후두엽 / 측두엽 / 대뇌기저핵 / 대뇌변연계 / 소뇌 / 간뇌 / 뇌간 / 연수 / 교뇌 / 중뇌 / 척수 / 말초신경계 / 체성신경계 / 뇌신경 / 척수신경 / 자율신경계 / 교감신경 / 부교감신경 / 자율신경조절 / 이중지배 / 길항지배 / 긴장성 지배 / 자율신경반사

Chapter 3

신경

1 신경계(nervous system)의 구성

신경계는 피부나 시각기관, 평형청각기관 등의 감각기(수용기)에서 받은 외부의 자극을 중추로 유도하고 이에 반응하여 일으킨 흥분을 명령으로 신체 각 부분의 근육 및 선(샘; 효과기)에 전달하는 역할을 한다.

뇌와 척수로 이루어진 **중추신경계**는 말초에서 자극을 받고 자극에 반응하여 흥분을 일으키는 중심 부위이다. 뇌신경과 척수신경으로 이루어진 **말초신경계**는 자극이나 흥분을 전도하는 부위이다(그림 3-1).

말초신경계는 기능에 따라 **체성신경계**와 **자율신경계**로 나누어진다. 체성신경계는 주로 의식을 통해 작용하며 **감각신경**과 **운동신경**으로 나누어진다. 감각신경은 신체의 감각을 대뇌로 전달하고 운동신경은 뇌의 명령을 골격근 등에 전달한다.

한편 **자율신경계**는 의지와는 상관없이 자동적으로 작용하며, **교감신경**과 **부교감신경**이 여기에 속한다(그림 3-2).

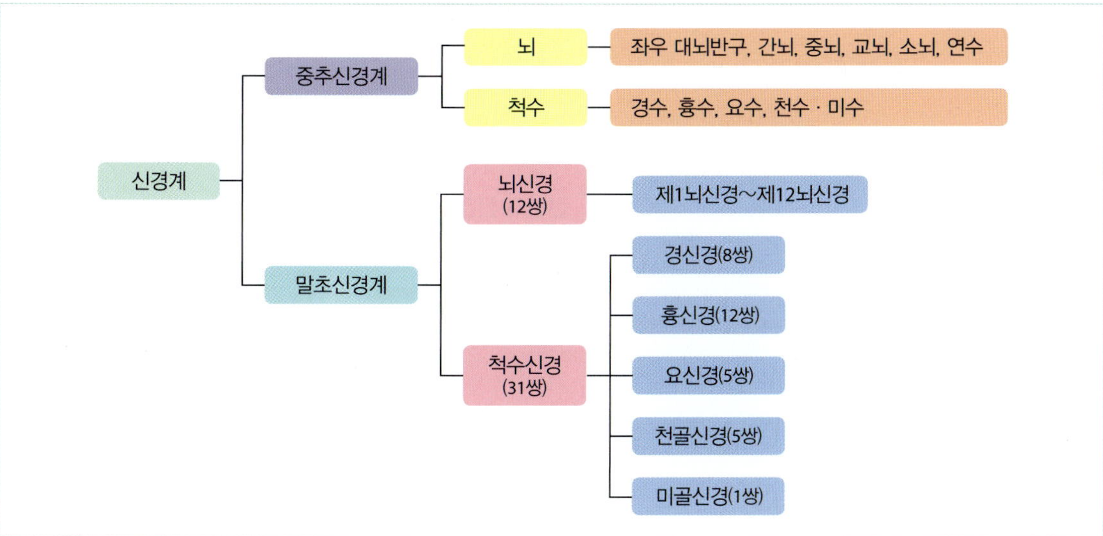

그림 3-1 신경계의 구성

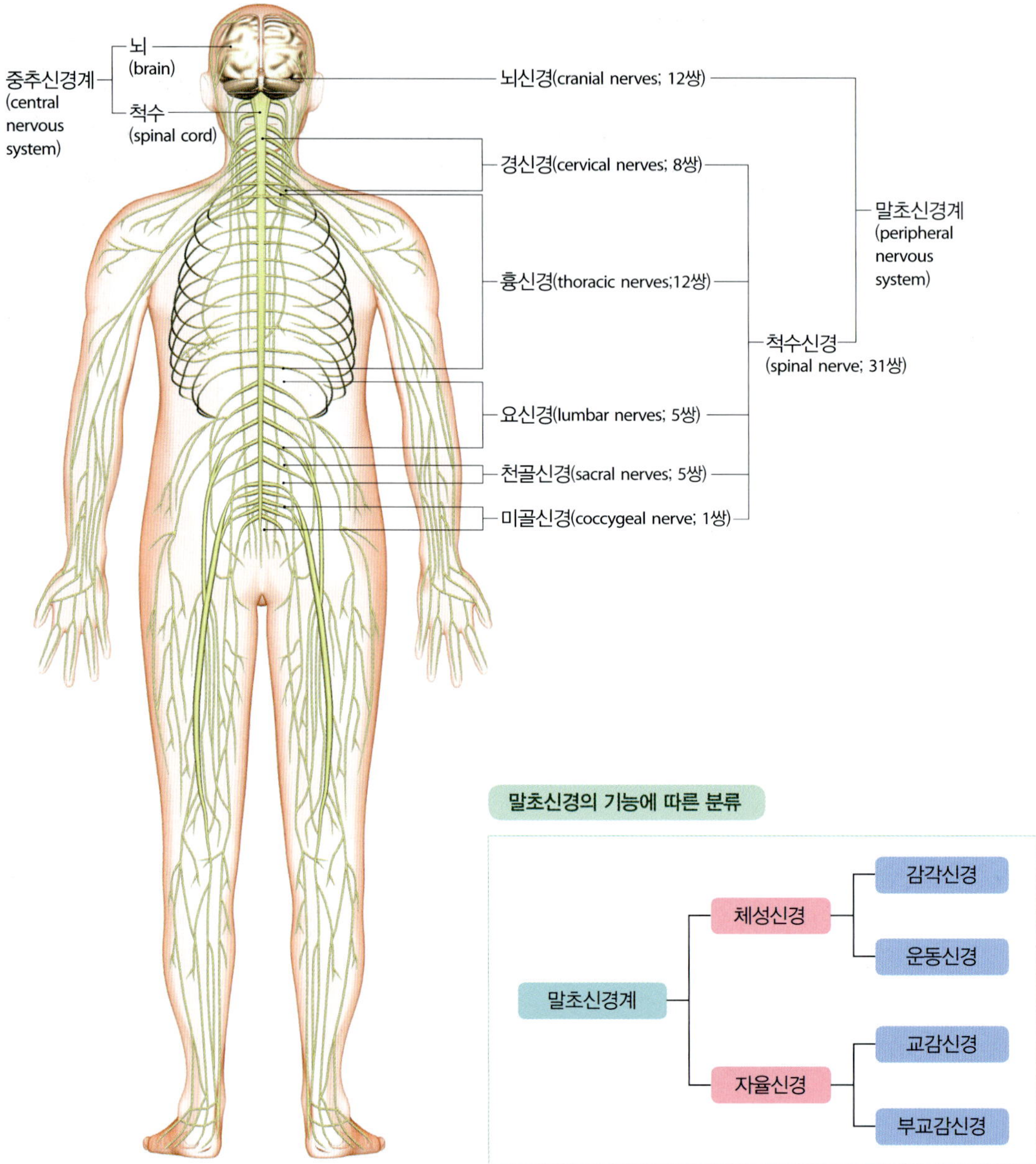

그림 3-2 전신의 신경계

1) 신경조직의 구성

신경계는 신경조직으로 구성되는데 **신경조직**은 **신경세포**(neuron)와 **아교세포**(glia cell)로 구성된다.

(1) 신경세포(neuron) (그림 3-3)

신경세포는 큰 핵을 가진 **세포체**(신경세포체, cell body)와 그 주위에 가늘게 분지되어 있는 **수상돌기**(dendrite) 그리고 긴 돌기인 **축삭**(axon)으로 구성되어 있다. 이 신경세포(세포체 + 수상돌기 + 축삭)는 기본단위가 되어 뇌와 신경계가 만들어진다.

세포체에는 보통 여러 개의 수상돌기가 있는데, 이 세포체에서 자라난 1개의 긴 돌기가 축삭이다. 축삭은 다음 신경세포의 수상돌기와 접합하고 수상돌기는 다른 신경세포의 축삭에서 오는 정보를 받는다. 축삭 끝의 혹처럼 불룩한 부분을 **신경종말**이라고 하며, 다음 신경세포와 시냅스(synapse)를 만들어 신호를 보내는 역할을 한다.

신경시냅스(synapse of neuron)는 신경종말과 다음 신경세포가 만나는 부분으로 세포막이 접해 있지 않기 때문에 약간의 틈새를 두고 접속하는데, 이 틈새를 **시냅스틈새**(synaptic cleft)라고 한다.

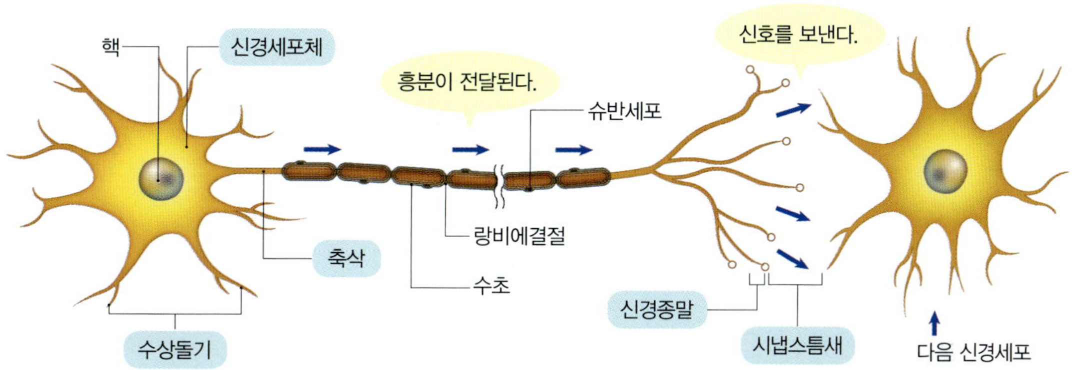

그림 3-3 **신경세포의 구조**

(2) 아교세포(glia cell)

아교세포는 신경세포 사이에서 **신경조직**을 **지지**하는 역할을 하며, 신경조직의 약 절반 정도의 용적을 차지하고 있다. 아교세포의 종류에는 중추신경계에 있는 신경아교세포(glial cell), 말초신경계에 있는 슈반세포(Schwann cell), 말초신경계의 신경절에 있는 위성세포(satellite cell) 등이 있다.

① 신경아교세포(glial cell)

뇌와 척수, 즉 중추신경계의 신경세포를 지지하는 세포로 신경세포보다 약 5~10배가 많다. **신경세포**를 **지지**할 뿐만 아니라 신경세포와 혈액 사이에서 영양이나 대사산물 등의 물질교환에 관여한다. 신경아교세포는 신경세포와 달리 생후에도 분열기능이 있다.

② **슈반세포**(Schwann's cell)

말초신경계에서 볼 수 있는 신경아교세포에 의해 **슈반초**(Schwann's sheath)나 **수초**(myelin)가 만들어져 축삭을 둘러싼다.

수초는 슈반세포에 의해 형성되며, 또한 고도로 분화된 **절연층**에 싸여 있다. 슈반초는 축삭돌기를 감싸고 있는 막을 말한다.

축삭이 수초로 둘러싸인 신경을 **유수신경**(myelinated nerve)이라고 하며, 수초가 없고 슈반초로만 싸여 있는 신경을 **무수신경**(unmyelinated nerve)이라고 한다. 유수신경에서 수초로 둘러싸여 있지 않고 축삭돌기가 노출된 부분을 랑비에결절(nodes of ranvier)이라고 한다. 수초부위는 절연성이기 때문에 랑비에결절에서만 전기적 흥분이 일어나므로 전기신호의 전달속도를 빠르게 할 수 있다(도약전도)(그림 3-3).

(3) 신경섬유(nerve fiber)

신경세포체에서 나와 있는 비교적 긴 돌기를 신경섬유라고 한다. 신경섬유는 축삭에 해당되는 경우가 많다. 신경섬유는 수초나 슈반초가 둘러싸고 있으며 수초의 유무에 따라 **유수신경섬유**(medullated fiber), **무수신경섬유**(nonmyelinated fiber)로 나누어진다.

2 신경계의 기능

1) 신경흥분의 발생

생체에 작용해서 어떤 반응을 일으키는 물리 · 화학적 변화를 **자극**이라고 하며, 이 자극에 의해 발생하는 반응을 **흥분**이라고 한다. 흥분에 동반해서 세포에는 전기적, 화학적 변화가 발생하는데 특히 근육에는 수축이라는 기계적 힘이 발생하고 선세포에서는 분비가 일어난다.

자극에 의해 세포막의 이온투과성이 변화함으로써 세포 안팎의 전위차에 변화가 나타나며, 이로 인해 신경세포 내에 흥분이 발생한다.

(1) 막전위(membrane potential)

세포막은 세포 안팎 용액의 물질에 따라 선택적으로 투과시키는 성질을 가지고 있다(선택적 투과성). 이러한 성질에 따라 세포막을 경계로 **전위차**(전압차)가 발생하는데 이것을 **막전위**(막전압)라고 한다.

(2) 안정막전위(resting membrane potential)

안정 시의 세포막을 경계로 세포 안은 세포 밖에 대해 약 −70~−90mV의 전위를 나타내는데 이것을 안정막전위라고 한다. 이 전위는 세포 안 이온농도의 불균형에 의해 발생한다. 세포 안팎의 전위차를 분극(polarization)이라고 한다.

(3) 활동전위(action potential) (그림 3-4)

세포가 흥분을 일으킬 때는 흥분하는 부분의 막전위가 −70mV에서 +30mV로 급격하게 변화했다가 신속하게 본래의 안정막전위로 돌아오는데 이와 같이 수 msec 사이에 발생하는 막전위의 변화를 활동전위라고 한다. 이 활동전위의 발생을 흥분이라고 하며, 활동전위 발생에 필요한 최소한의 자극을 역치(limen)라고 한다. 그리고 각 전위가 안정막전위에서 0이 되는 방향으로 변화하는 것을 탈분극(depolarization)이라고 하며, 활동전위가 본래의 안정막전위로 돌아오는 과정을 재분극(repolarization)이라고 한다.

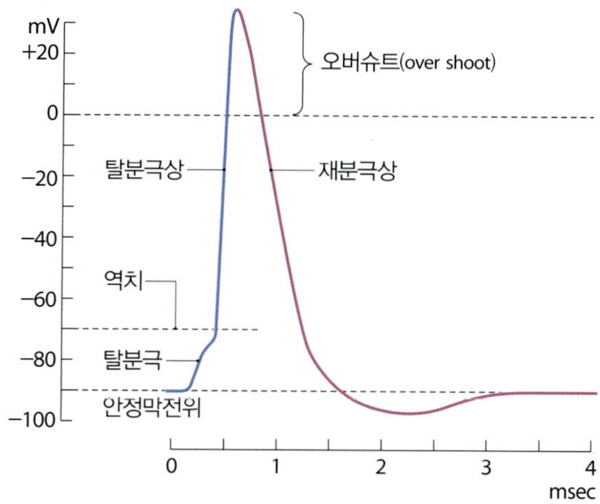

그림 3-4 활동전위 발생 시의 변화과정

2) 신경세포 내에서의 흥분전도(conduction)

신경세포와 같이 긴 축삭을 가진 세포에 활동전위가 발생할 때에는 세포 전체의 막전위가 한꺼번에 변하지 않고 세포의 일부에서 발생한 활동전위가 축삭을 따라 전파되는데 이것을 흥분전도라고 한다(그림 3-5). 신경계에서 전도의 역할은 신경정보를 일정한 크기의 자극(impulse) 형태로 긴 거리에 걸쳐 확실하게 전달하는 것으로 자극이 전해지는 것이 아니라 흥분이 전해지는 것이다. 즉, 흥분(= 활동전위)은 동일 세포 내에 인접한 흥분되지 않은 부분을 자극해서 거기에 새롭게 활동전위를 일으키는데 이것이 반복됨으로써 흥분이 전도되어 가는 것이다.

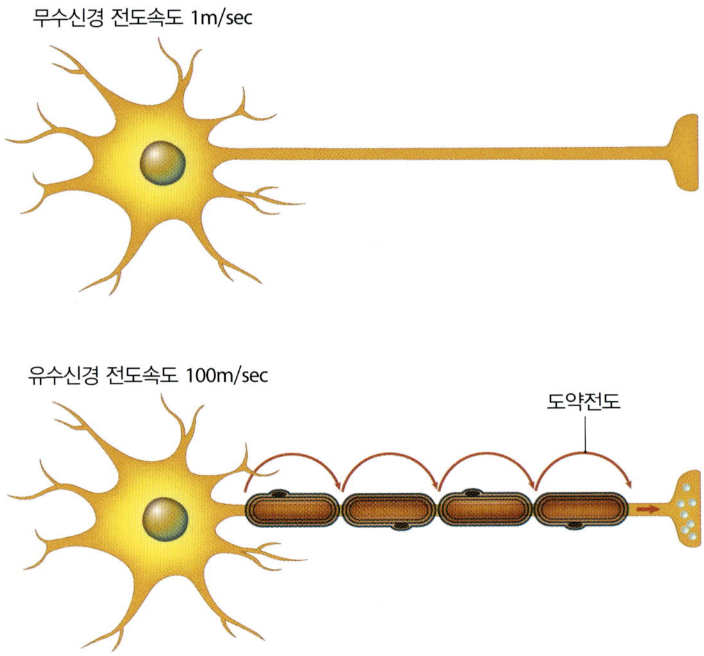

그림 3-5 흥분전도

(1) 전도의 기전

신경세포에 흥분이 전달되면 **활동전위**가 발생되어 신경섬유 내에 **전기신호**로서 전달된다(흥분전도). 이때 세포의 일부에 발생한 활동전위가 세포막을 흥분시켜 Na^+통로를 통해 Na^+이 유입되어, 세포 안은 +가 되고 세포 밖은 −가 된다(안정막 상태에서는 세포 안은 −, 세포 밖은 +이다). Na^+은 세포 안을 통과하여 인접한 흥분되지 않은 부분을 자극해서 새롭게 세포막이 탈분극되고 활동전위가 발생한다. 계속적으로 탈분극된 부위와 흥분되지 않은 인접 부위에 국소전류가 형성되어 국소전류가 인접 부위를 탈분극시켜 반복적으로 흥분이 전도되어 간다.

반면 탈분극이 일어난 부위는 Na^+통로가 닫히고, K^+통로가 열려 K^+이 세포 밖으로 통과하여 재분극이 일어난다. 전위가 안정적으로 돌아오면(−전하) 전위의존성 K^+통로가 닫히고, 그 부위는 안정막전위로 돌아온다(그림 3-6).

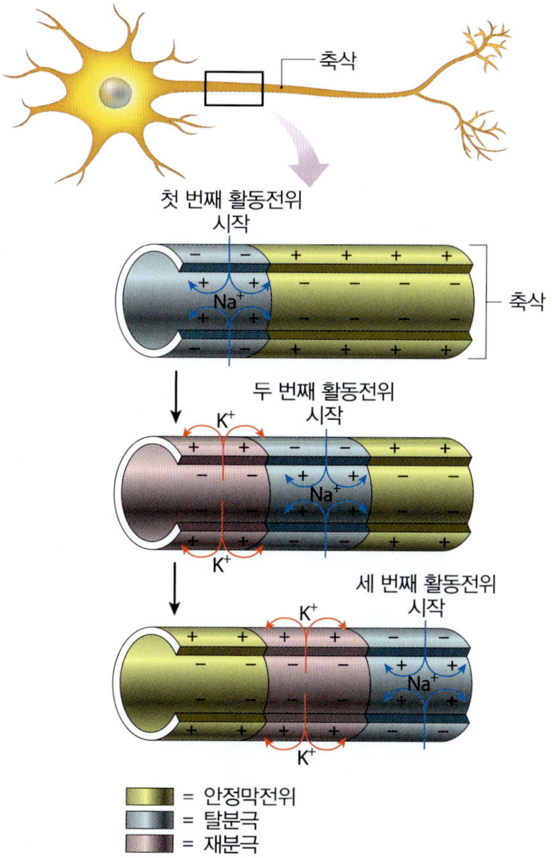

그림 3-6 활동전위의 전도

(2) 도약전도(saltatory conduction)

신경섬유는 수초의 유무에 따라 유수신경섬유와 무수신경섬유로 나뉘는데, **유수신경섬유**의 **활동전위**는 **랑비에결절**에서만 일어난다. 1개의 결절에서 탈분극이 일어나면 이 부위의 국소전류는 인접한 결절에 도달해 다음의 탈분극을 일으킨다. 이와 같이 활동전위는 하나의 결절에서 다음의 결절로 건너뛰어 전달되기 때문에 **유수신경섬유**에서의 흥분전도를 **도약전도**라고 하며, 전도속도가 매우 빠르다(그림 3-5).

3) 시냅스에서의 흥분전달 (그림 3-7)

1개의 신경세포 내에서는 활동전위의 전도에 의해 정보전달이 이루어지지만, 신경세포와 신경세포 사이에서는 **시냅스**라는 신경세포의 접합부에서 정보전달이 일어나는데, 이것을 **흥분전달**이라고 한다. 흥분이 축삭 말단에 도달하면 시냅스소포 속의 전달물질이 시냅스틈새로 방출되고 방출된 전달물질은 시냅스이후막에 있는 수용체와 결합한다. 이 결합에 의해 시냅스이후막은 국소적인 **탈분극**을 일으켜 전달물질이 많이 방출되고 탈분극이 커져 **역치**에 이르게 되면 전도성 활동전위가 발생하게 된다.

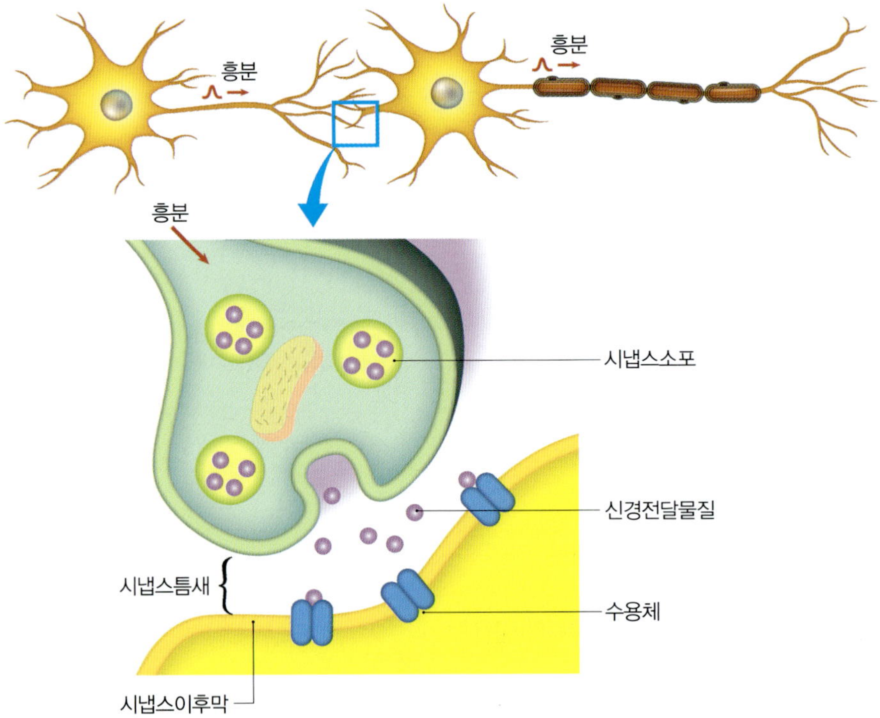

그림 3-7 **시냅스에서의 흥분전달**

(1) 시냅스(synapse)

신경섬유의 종말부가 다른 신경세포, 근육세포 또는 선세포와 접합하여 흥분전달에 관여하는 부위를 **시냅스**라고 한다. 시냅스에서는 신경의 축삭을 따라 전해져 온 활동전위가 다음 세포로 전달된다. 화학물질을 방출해서 흥분을 전달하는 **화학시냅스**와 전기를 방출해서 흥분을 전달하는 **전기시냅스**의 두 종류가 있다.

(2) 신경전달물질(neurotransmitter)

시냅스에서의 정보전달은 신경전달물질을 통해 이루어지는데 이 신경전달물질에는 다양한 종류가 있다. 하나의 신경세포 종말에서는 한 종류의 신경전달물질을 방출한다. 이러한 신경전달물질은 자율신경의 종류(교감신경, 부교감신경)에 따라 종류가 다른데, 일반적으로 교감신경 신경절이전신경세포에서 방출되는 신경전달물질은 아세틸콜린(acethycholine, ACh)이고, 교감신경 신경절이후신경세포에서는 노르에피네프린이 방출된다. 그러나 예외로 땀샘을 신경지배하는 교감신경의 신경절이후신경세포에서는 아세틸콜린이 방출된다. 이 외에도 세르토닌, 도파민, 아미노산 등이 있다.

3 중추신경계의 개요

1) 중추신경계의 구성

중추신경계는 해부학적으로 뇌와 척수로 구성된다. 뇌는 대뇌, 소뇌, 간뇌, 뇌간으로 구성되며(그림 3-8), 척수는 경수, 흉수, 요수, 천수, 미수로 구성된다.

뇌와 척수는 두부처럼 부드러운 기관인데, 뇌는 단단한 두개골 안에 들어 있고, 척수는 척주의 뼈 안에 들어 있다. 중추신경과 이들 뼈 사이에는 뇌척수액이 들어 있고, 중추신경계의 신경세포에 영양을 공급하기 위해 다수의 혈관과 아교세포(glia cell)가 존재한다.

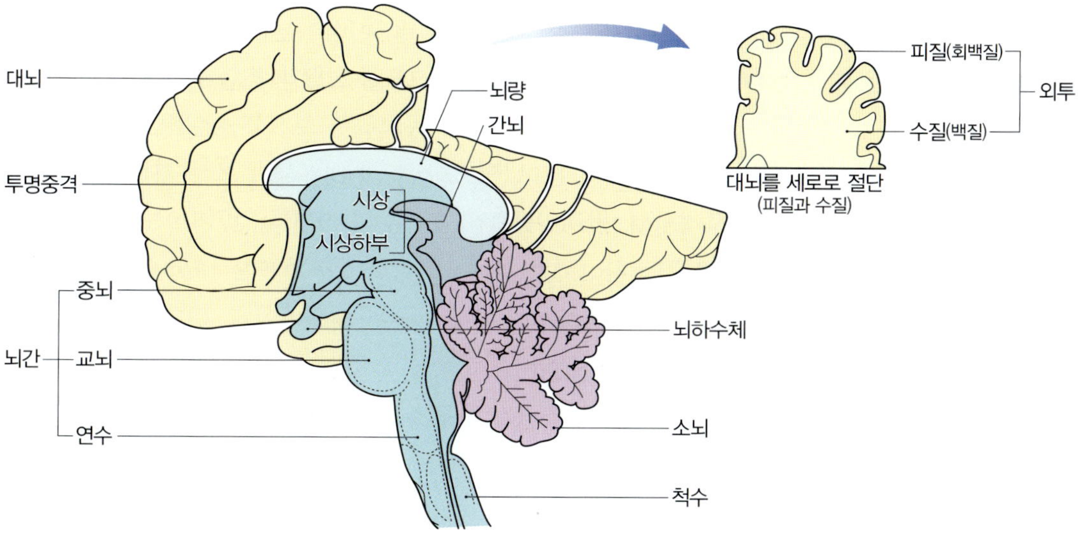

그림 3-8 뇌의 단면구조

2) 중추신경계의 기능

중추신경계는 **원심성 신경**(운동신경)이 시작되는 부위이면서 **구심성 신경**(감각신경)이 도달하는 부위이다. 또한 이 두 가지 신경이 기능적으로 결합하는 부위이기도 하다. 이 기전에는 의지와는 관계없이 일어나는 단순한 반사기전과 의식 단계로 올라가 과거의 경험과 대조한 결과 통합되어 출력되는 기전이 있다. 외부의 정보에 직접 의존하지 않는 사고, 의사, 감정, 학습, 기억, 언어, 창조 등의 고차원적 작용 그리고 의식이나 수면 등도 중추신경계의 중요한 기능이다.

중추신경은 말초신경을 이용해서 신체 각 부위의 기능을 신경성으로 **통합**, **조절**하는 기능을 한다.

Tip

원심성 신경 및 구심성 신경의 분류

원심성 신경은 뇌에서 발생한 신호를 말초신경을 통해 근육으로 전달하는 기능을 가지고 있다.
구심성 신경은 말초의 조직과 기관에서 받은 신호를 뇌로 전달하는 기능을 가지고 있다.

원심성 신경
- 체성신경 원심로 : 의지에 의해 조절 가능 → 골격근을 지배
- 자율신경 원심로 : 의지에 의해 조절 불가능 → 민무늬근을 지배

구심성 신경
- 체성신경 구심로 : 체성감각을 전달 → 표면감각과 심부감각 있음
- 자율신경 구심로 : 내장감각을 전달

(1) 대뇌(cerebrum)

대뇌는 대뇌종렬(longitudial fissure)이라는 정중앙의 큰 틈새에 의해 좌우 반구로 나누어진다. 대뇌반구(cerebral hemisphere)의 표면에는 다수의 구불거리는 고랑이 있는데 이에 따라 대뇌반구의 표면은 **전두엽**(frontal lobe), **두정엽**(parietal lobe), **후두엽**(occipital lobe), **측두엽**(temporal lobe)으로 구분된다(그림 3-9).

대뇌 표면은 회백질로 이루어진 **대뇌피질**(신피질)로 덮여 있으며 내측에는 주로 신경섬유로 된 **백질**이 있다. 백질에 있는 크고 작은 신경핵 덩어리(회백질)는 대뇌기저핵이라고 한다. 대뇌의 진화에 따라 바깥쪽으로 부풀어오른 부분을 신피질이라고 하며, 안에 남겨진 부분을 대뇌변연계(고피질)라고 한다(그림 3-11). 즉 대뇌의 회백질은 중심에서부터 대뇌기저핵, 대뇌변연계, 대뇌피질로 나뉜다.

- **대뇌기저핵**(basal ganglia) : 운동조절, 인지기능, 정동, 동기부여나 학습 등의 기능을 한다. 대뇌기저핵의 이상으로 일어나는 질병에는 **파킨슨병**이나 **무도병** 등이 있다.
- **대뇌변연계**(limbic system) : 섭취 및 음수행동, 성행동, 희로애락 등의 본능적 · 원시적 정동, 후각, 내장감각 등에 관계하고 있으며 생명유지에 **기본적인 본능행동** 또는 **정동행동**을 담당한다(그림 3-10).

- **대뇌피질**(cerebral cortex) : 대뇌피질에는 **운동영역**, **감각영역**, **연합영역**이 있으며, 언어, 기억, 학습, 각성, 수면 등 다양한 기능을 담당한다(그림 3-12).

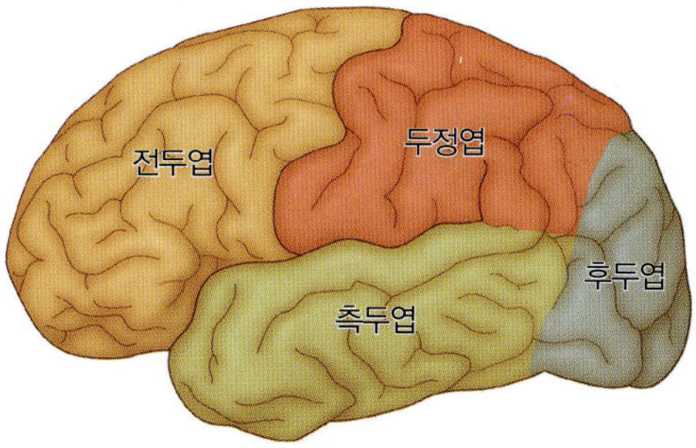

그림 3-9 **대뇌피질의 구분**

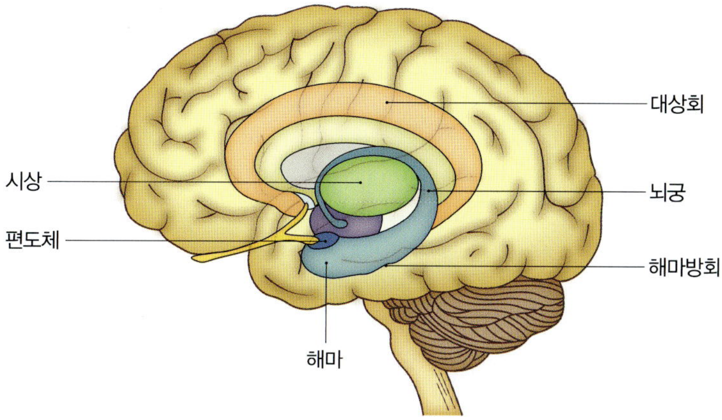

그림 3-10 **대뇌변연계**

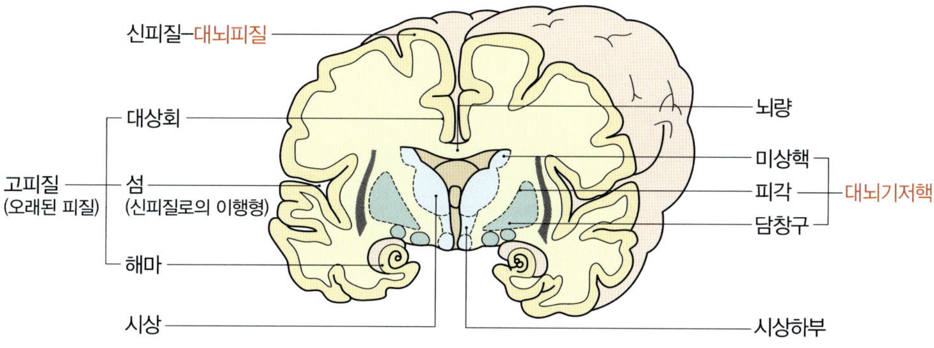

그림 3-11 **대뇌 관상단면도**

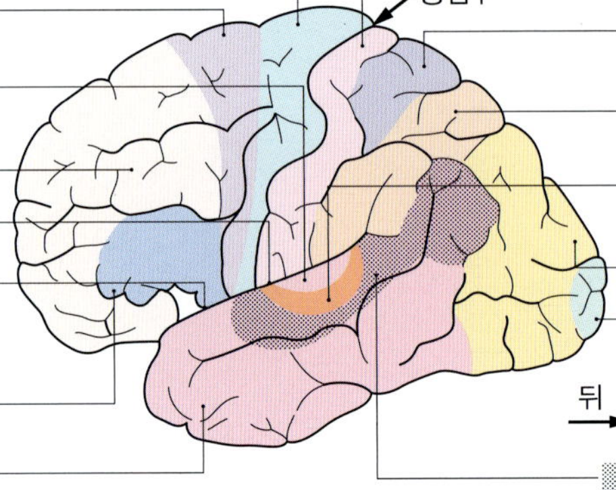

그림 3-12 **대뇌피질의 기능영역**

(2) 소뇌(cerebellum)

소뇌는 근긴장의 조절, 신체의 평형이나 자세 유지에 관여하며 또 운동계획을 수정해서 운동을 세밀하게 조절하고 조화를 돕는다.

(3) 간뇌(diencephalon)

간뇌는 **시상**과 **시상하부**로 구성되며 그 내측에 **제3뇌실**이 있다. 시상은 후각 이외의 모든 감각 전도로의 중계소이다. 시상은 정동이나 본능행동에 직접 관여하며, 대뇌피질의 활동수준 유지조절, 의식, 각성, 주의에 중요한 역할을 한다.

시상하부(그림 3-13)는 다양한 기능을 가진 자율신경기능의 고위 종합중추로 뇌하수체의 내분비기능 조절에도 중요한 역할을 하며 그 기능은 다음과 같다(시상하부-뇌하수체 내분비호르몬).

① **자율신경기능 조절** : 중뇌 이하의 자율기능을 담당하는 중추가 호흡, 심장기능, 혈관운동 등 각각의 자율기능을 조절하는 데 비해 시상하부는 **교감신경**, **부교감신경** 및 **내분비기능**을 전체적으로 통합하는 고위의 종합중추이다. 또 시상하부는 상위의 대뇌피질, 변연계, 편도체 등에서의 조절을 받고 있다.

② **체온 조절** : 전시상하 영역에 열방산 중추, 후시상하 영역에 **열생산 중추**가 있다.

③ **수분대사(체액삼투압) 조절** : 혈중 Na^+ 농도의 상승 등에 의해 **체액삼투압**이 상승하면 삼투압 수용 신경세포가 흥분해서 **음수행동**을 유발한다. 동시에 신장의 집합관에 작용해서 물의 재흡수를 촉진하고 소변량을 저하시킴으로써 체액삼투압의 저하가 일어난다.

④ **섭식 조절** : 시상하부 외측영역에 섭식중추가 있고, 복내측핵에 포만중추가 있으며, 이 두 가지 중추의 평형에 의해 **식욕의 조절**이 이루어진다.

⑤ **정동행동** : 정동행동이란 희로애락이나 방어 · 도피행동으로 섭식, 식수, 성행위, 방어반응 등의 본능행동의 동기부여가 된다. 대뇌피질 및 변연계에 관련해서 시상하부는 정동 발현에 관여한다.

⑥ **뇌하수체 내분비기능 조절** : 뇌하수체 전엽에 대해서는 체액성으로, 후엽에 대해서는 신경분비에 의해 **뇌하수체호르몬의 분비를 조절**한다.

⑦ **하루주기리듬(circadian rhythm) 조절** : 시교차상핵에는 약 **1일 단위의 생체리듬**(하루주기리듬)을 구성하는 신경세포가 있다. 하루주기리듬은 말초장기나 개개의 세포에서도 관찰되며, 시교차상핵의 리듬에 의해 조절된다.

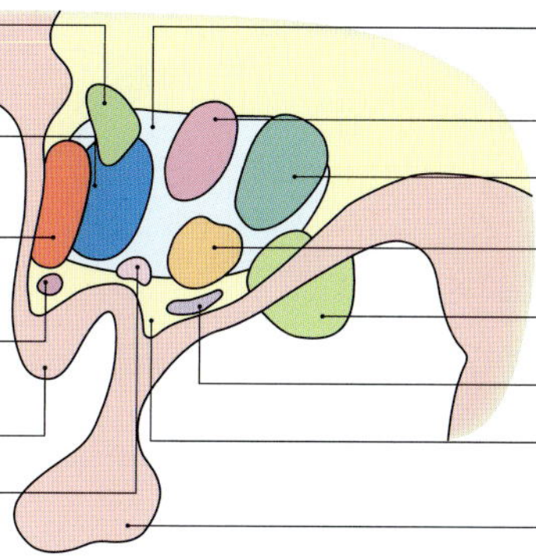

그림 3-13 시상하부

(4) 뇌간(연수, 교뇌, 중뇌) (그림 3-8)

뇌간(brain stem)은 좁은 의미에서는 **연수**(medulla oblongata), **교뇌**(pons), **중뇌**(mesencephalon)를 말하며, 넓은 의미에서는 간뇌(시상과 시상하부)를 포함하기도 하지만, 본서에서는 좁은 의미로 다루기로 한다. 뇌간은 **생명유지**에 가장 중요한 기능을 가지고 있다.

① 뇌신경의 신경핵이 존재한다.
② 척수에서 시상으로 상행하는 감각성 상행로가 지나간다.
③ 상위 중추에서 척수로 하행하는 운동성 하행로가 지나간다.
④ 자율기능과 운동기능의 중추이다.
⑤ 의식과 각성에 중요한 신경회로가 있다.

(5) 척수(spinal cord) (그림 3-14)

척수에는 2가지 주요 기능이 있다. 감각신경을 통해 입력된 신경흥분을 간뇌, 대뇌피질로 전달하는 기능(감각의 상행로)과 대뇌피질에서 보낸 신경흥분을 말초신경인 운동신경으로 전달하는 기능(하행로)이다. 그리고 척수를 반사중추로 하는 반사기능이 있는데 이것을 **척수반사**(spinal reflex)라고 한다. 효과기의 차이에 따라 운동반사와 자율신경반사로 분류되는데 정확하게는 **수용기**에 의한 차이에 따라 다음 4종류의 반사로 분류된다.

① 체성-운동반사(굴곡반사, 슬개건반사 등)
② 내장-자율신경(내장)반사(압수용기반사 등)
③ 체성-자율신경(내장)반사(한랭반사 등)
④ 내장-운동반사(근성방어 등)

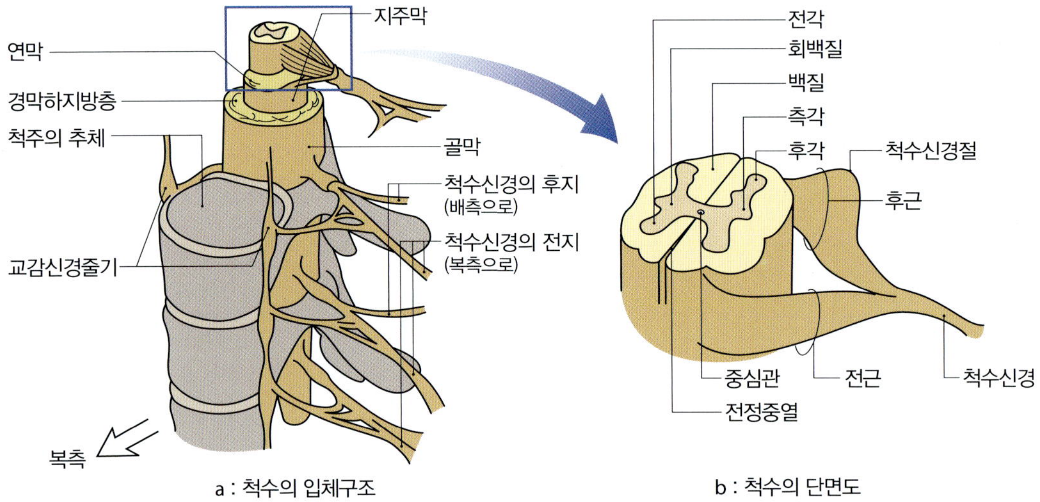

그림 3-14 **척수의 구조**

4 말초신경계의 개요

말초신경(peripheral nerve)은 중추인 뇌와 척수를 말초의 효과기인 근육이나 피부, 감각기관 등과 연결시키는 신경으로 **뇌신경**과 **척수신경**으로 구성된다. 뇌와 척수의 내부에 있는 신경섬유다발(백색질 부분)이 뇌와 척수에서 나와 분지를 반복하여 신경섬유가 되어 신체의 구석구석까지 분포한다. 또 지배하는 기관에 따라 피부나 근육을 지배하는 **체성신경계**와 내장이나 혈관을 지배하는 **자율신경계**로 구분된다.

체성신경계는 의지를 가지고 행하는 운동이나 감각을 인식하고, 자율신경계는 순환, 호흡, 소화, 대사, 분비, 체온유지, 배설, 생식 등의 자율기능을 담당한다.

체성신경계는 의식적, 수의적인 제어를 받는 데 비해 자율신경계는 의식적, 수의적 제어를 받지 않는다. 그래서 자율신경계는 식물신경계 또는 불수의신경계라고도 한다.

1) 체성신경계(somatic nervous system)

(1) 뇌신경(cranial nerve) (그림 3-15)

뇌신경은 뇌에 출입하는 말초신경으로 12쌍이 있는데(표 3-1), 두개저(base of skull)의 구멍을 통해 머리, 목 부분 및 몸통의 내장에 분포한다.

기능면에서는 운동성, 감각성, 혼합성 신경이 있다.

표 3-1 뇌신경의 종류와 기능

번호	명칭	분포와 기능	신경의 종류
I	후각신경 (olfactory nerve)	냄새 정보를 대뇌반구 아래쪽에 있는 후구(후각망울)로 전달한다.	감각신경
II	시각신경 (optic nerve)	망막에 비친 상이나 밝기, 색채 정보를 외측슬상체로 전달한다.	감각신경
III	동안신경 (oculomotor nerve)	안구운동에 관계되는 근육을 지배한다. 동공이나 모양체근 수축을 지배하는 부교감신경을 포함하므로 기능적으로는 혼합신경이다.	운동신경
IV	활차신경 (trochlear nerve)	안구운동에 관계되는 골격근 중 상사근을 지배한다.	운동신경
V	삼차신경 (trigeminal nerve)	뇌신경 중 가장 굵다. 얼굴의 감각정보를 뇌에 전달하며 또 저작근을 지배한다.	혼합신경
VI	외전신경 (abducens nerve)	안구를 가쪽으로 향하게 하는 외측직근을 지배한다.	운동신경
VII	안면신경 (facial nerve)	얼굴의 표정근을 지배하는 운동신경과 혀의 미각이나 누선, 악하선, 설하선의 분비를 조절하는 부교감신경을 포함한다.	혼합신경
VIII	내이신경 (auditory nerve)	청각이나 평형감각 정보를 중추에 보낸다. 전정신경과 와우신경으로 이루어진다.	감각신경
IX	설인신경 (glossopharyngeal nerve)	혀의 미각을 전달하는 감각신경과 연하에 관계하는 인두근을 지배하는 운동신경과 설인신경, 이하선 분비를 조절하는 부교감신경을 포함한다.	혼합신경
X	미주신경 (vagus nerve)	뇌신경 중에서 가장 지배영역이 넓다. 외이도, 인두, 후두의 감각정보를 전달하고 운동을 지배한다. 또 목, 가슴, 배의 장기에 분포하는 부교감신경을 포함한다.	혼합신경
XI	부신경 (accessory nerve)	목에 있는 흉쇄유돌근을 지배한다.	운동신경
XII	설하신경 (hypoglossal nerve)	혀의 운동을 지배한다.	운동신경

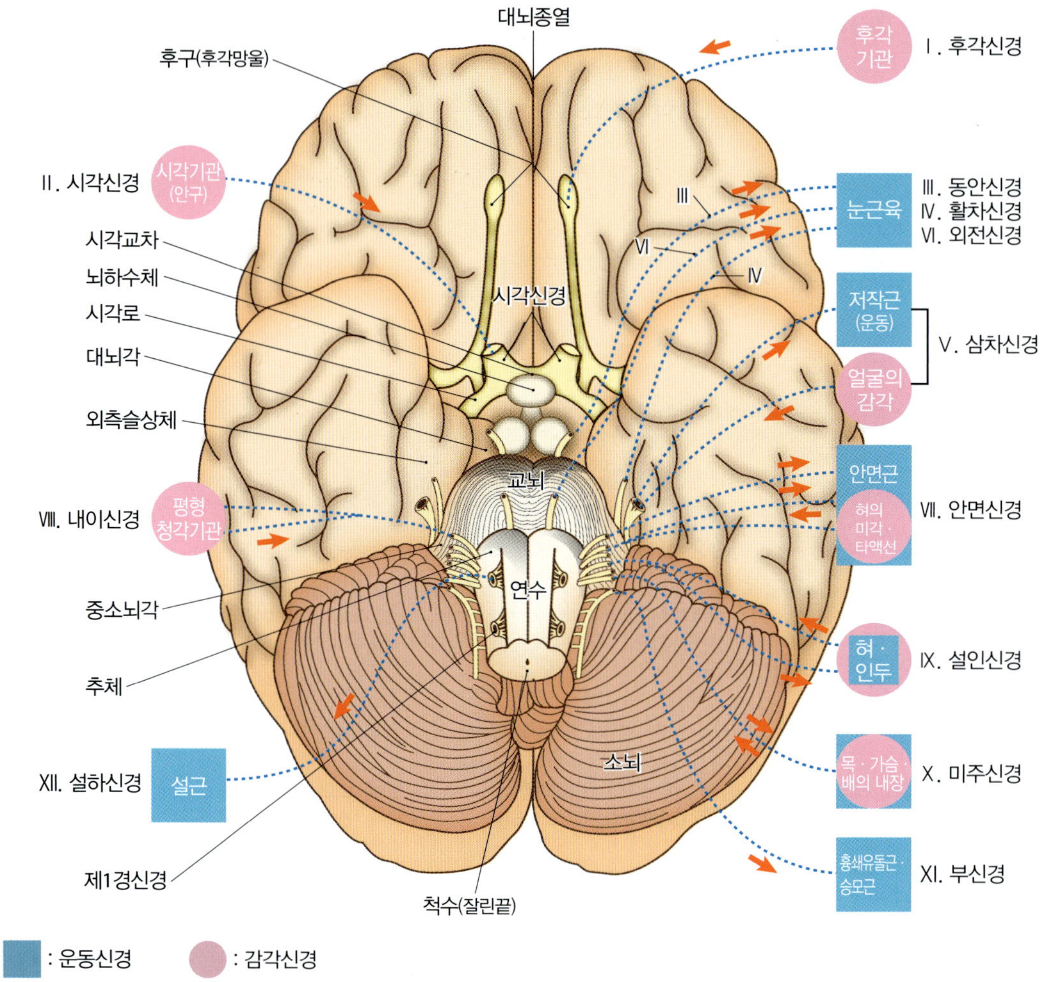

그림 3-15 **뇌신경**

(2) 척수신경(spinal nerve) (그림 3-16)

척수에 출입하는 말초신경을 **척수신경**이라고 하며, 척수분절에 따라 **31쌍**의 척수신경으로 이루어지는데 모두 **혼합신경**(운동신경과 감각신경을 포함)이다(표 3-2).

표 3-2 **척수신경**

명칭	표시	분포
경신경 (cervical nerve; 8쌍)	C_1~C_8	목이나 어깨의 피부와 근육을 지배하는 경신경총과 완신경총으로 나뉜다.
흉신경 (thoracic nerve; 12쌍)	Th_1~Th_{12}	늑간신경을 만들어 흉벽과 복벽에 분포한다.
요신경 (lumbar nerve; 5쌍)	L_1~L_5	요신경총을 만들어 하복부, 둔부, 대퇴부 전체에 분포한다.
천골신경 (sacral nerve; 5쌍)	S_1~S_5	천골신경총을 만들며, 가장 굵은 것은 좌골신경이다.
미골신경 (coccygeal nerve; 1쌍)	Co_1	항문 부근과 외음부에 분포한다.

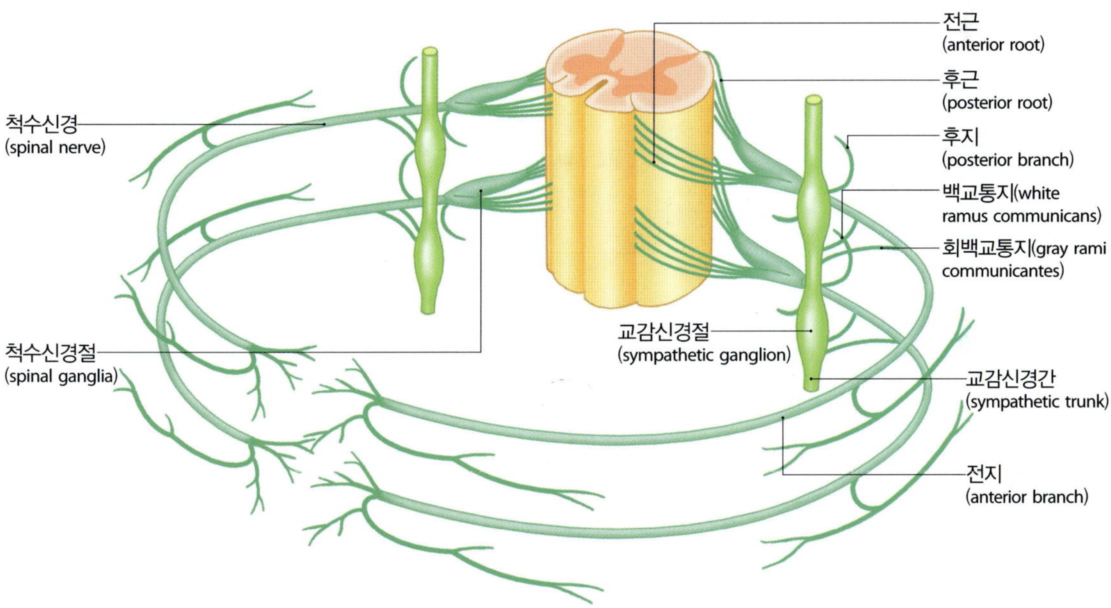

그림 3-16 **척수신경**

2) 자율신경계(autonomic nervous system)

자율신경계는 **생체의 항상성 유지**에 필요한 작용을 하며, 자율기능의 조절은 척수, 뇌간, 그리고 고위 중추(시상하부, 대뇌변연계 등)에 의해 통합적으로 이루어지고 있다.

(1) 자율신경계의 구성

① 교감신경(sympathetic nerve) (그림 3-17)

교감신경의 본간을 이루는 구조는 교감신경간(sympathetic trunk)으로, 척주의 양쪽을 세로로 주행하며 좌우 20여쌍의 교감신경간신경절(ganglia of sympathetic trunk)과 신경절간지(interganglionic branches)로 연결되어 염주와 같은 모양을 하고 있다. 교감신경간신경절은 교통지에 의해 척수신경과 연결되며 말초를 향해 신경절이후섬유를 내고 신경총을 형성하면서 동맥과 함께 주행하다 피부, 혈관벽의 평활근, 내장의 평활근, 각종 선에 분포한다.

일반적으로 교감신경은 **혈관평활근 수축**, **심근활동 항진**, **내장평활근 이완 작용**을 일으킨다. 신체활동 시 교감신경의 활동이 활발해지면 혈압 상승, 심기능 항진, 소화관운동 억제가 일어난다.

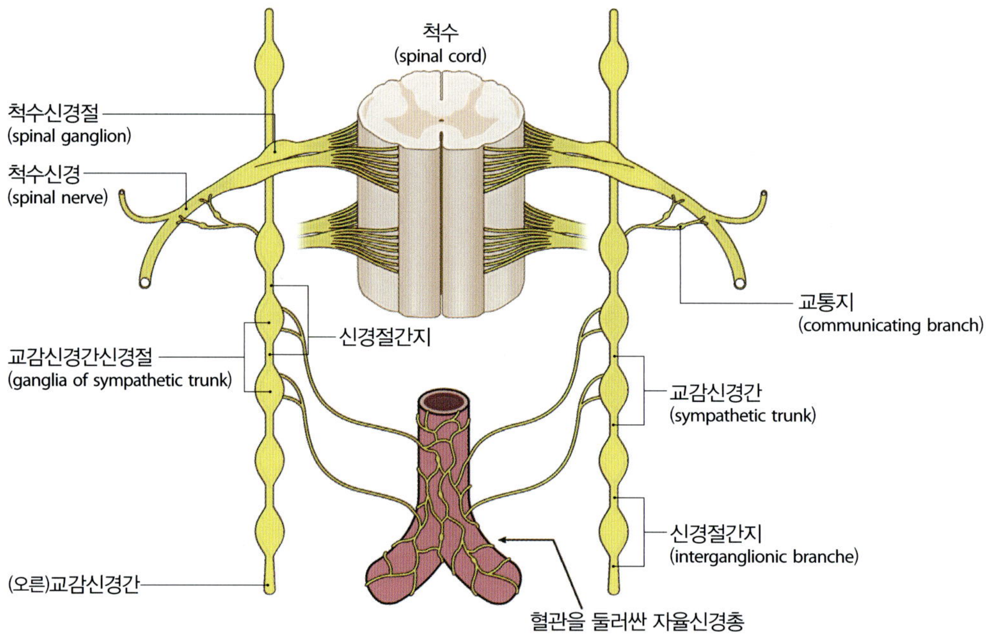

그림 3-17 교감신경

② **부교감신경**(parasympathetic nerve)

부교감신경은 신경절이전신경세포가 뇌간(중뇌, 연수)에서 나오는 것과 제2~4천수(엉치척수)에서 나오는 것, 2가지 형태가 있다. 신경절이전섬유는 독립된 형태를 갖지 못해 체성신경에 섞여 주행한다. 즉 4개의 뇌신경(동안신경, 안면신경, 설인신경, 미주신경)에 섞여 주행하다 신경절이후신경세포로 갈아타 신경절이후섬유가 되어 그들 기관에 분포한다.

일반적으로 부교감신경은 **내장평활근 수축**, **심장활동 억제**, **선분비(샘분비) 항진** 등을 일으킨다. 따라서 부교감신경 활동이 활발해지면 소화관운동 촉진, 심기능 억제 등이 일어난다.

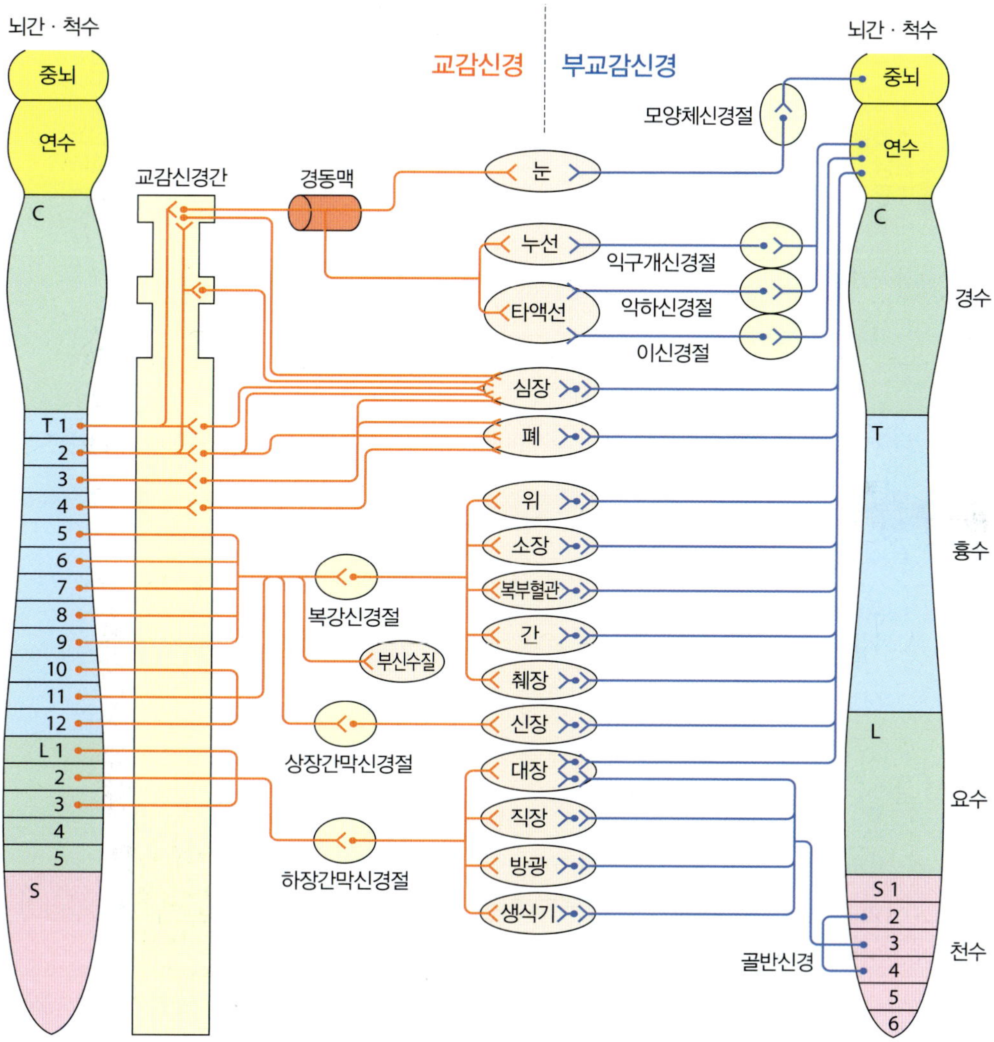

그림 3-18 **자율신경계의 주행 및 각 장기에 대한 분포**

표 3-3 교감신경과 부교감신경의 각 장기에 대한 지배 효과

	장기	교감신경	부교감신경
근육계통	**심장**	촉진(β)	억제(m)
	혈관계통		
	피부	수축(α)	–
	배 내장, 골반 내장	수축(α)	–
	심장	수축(α), 확장(β)	
	타액선	수축(α)	
	외생식기	수축(α)	
	골격근	수축(α), 확장(β)	–
	지라	수축(α)	–
	눈		
	동공	확대(확대근수축)(α)	축소(조임근수축)(m)
	검판근	수축(α)	이완(m)
	섬모체근	이완(β)	수축(m)
	기관지	이완(β)	수축(m)
	소화관	억제(β)(α)	촉진(m)
	담낭	이완(β)	수축(m)
	방광	이완(β)	수축(m)
	각종 괄약근	수축(α)	이완(m)
	입모근	수축(α)	–
	생식기		
	(♂) 부고환, 정관, 정낭	수축(α)	–
	(♀) 자궁, 자궁관	수축(α) (임신, 기타 조건에서 변동)	–
샘계통	**누선**	–	분비촉진(m)
	타액선	분비촉진(점성, 소량)(α)	분비촉진(장액성, 대량)(m)
	위선		분비촉진(m)
	췌장		분비촉진(m)
	한선	분비촉진(m)	–
	부신수질	분비촉진(n)	–

( ) 안은 신경전달물질에 대한 수용체의 종류를 나타낸다.
α : α–에피네프린수용체 β : β–에피네프린수용체 m : 무스카린수용체 n : 니코틴수용체

(2) 자율신경조절의 특징

① 이중지배

내장기관의 대부분은 교감신경과 부교감신경 두 신경의 지배를 받고 있다. 이러한 두 신경계에 의한 신경지배를 이중지배라고 한다.

그러나 한쪽의 지배만 받는 기관도 있다. 한선, 입모근, 대부분의 혈관, 비장, 부신수질 등은 모두 교감신경의 지배만 받으며, 동공괄약근, 소화선(타액선 이외)의 대부분은 부교감신경의 지배만 받고 있다. 교감신경은 소화선 분비세포에 대해 직접적인 신경지배를 하지 않는다. 교감신경에 의한 분비억제는 교감신경의 혈관수축작용에 의한 간접적인 것이다.

② 길항지배

교감신경과 부교감신경의 동일 효과기에 대한 작용은 상반되는데, 이것을 길항지배라고 한다. 한쪽이 **촉진적**이라면 다른 쪽은 **억제적**으로 작용한다. 다만 타액선에서는 양자의 작용에 질적인 차이가 관찰되지 않고 모두 분비 촉진적으로 작용하고 있다.

③ 긴장성 지배

자율신경은 그 지배기관에 대해 끊임없이 흥분을 보내며, 항상 자발적으로 활동하고 있다. 특히 혈관평활근에서 현저하게 나타나는데 이것을 **긴장성(지속성) 지배**라고 한다. 이 경우 신경지배를 차단하면 긴장성 지배가 소실되기 때문에 그 신경의 작용과 반대 효과가 나타난다. 교감신경 절단 후에 일어나는 혈관확장 등이 그 전형적인 예이다.

(3) 자율신경반사(autonomic reflex)

사람을 포함한 동물의 행동이나 반응은 크게 2가지로 나뉜다. 하나는 자신의 의지로 일어나는 **근육반응**(대뇌피질, 체성운동신경, 골격근이 관여)이고, 다른 하나는 자신의 의지와는 관계없이 외부의 자극에 의해 일어나는 자율신경과 체성운동신경(예 : 슬개건반사 등의 신장반사)을 통한 **반사반응**이다. 즉 **자율신경반사**는 모두 체성 또는 내장성의 말초구심성 섬유의 자극을 통해 **반사성**으로 이루어지며, 이들 **구심성 자극**이 자율신경반사의 중요한 인자가 된다. 자율신경반사는 구심성 자극이 내장구심성 신경에 의해 일어나는지, 체성구심성 신경에 의해 일어나는지에 따라 다음과 같이 나누어진다.

① 내장–자율신경(내장)반사

내장구심성 신경을 구심로로 하고 자율신경을 원심로로 하는 반사이다. 순환계에서 관찰되는 고압수용기반사, 저압수용기반사, 화학수용기반사나 소화관에서 일어나는 위장관운동, 소화액의 분비반응이 전형적인 예이다.

② 체성–자율신경(내장)반사

체성감각(피부, 점막, 근육, 힘줄, 관절 등에서의 감각)이나 특수감각(시각, 미각, 후각, 청각, 평형감각)에서 오는 자극을 구심로로 해서 일어나는 자율신경반사이다. 전형적인 예로는 한랭자극에 의해 피부혈관수축반응을 통한 체온조절반사, 미각자극에 의한 타액분비반사, 유해자극에 의한 혈압상승반사 등이 있다(그림 3–19).

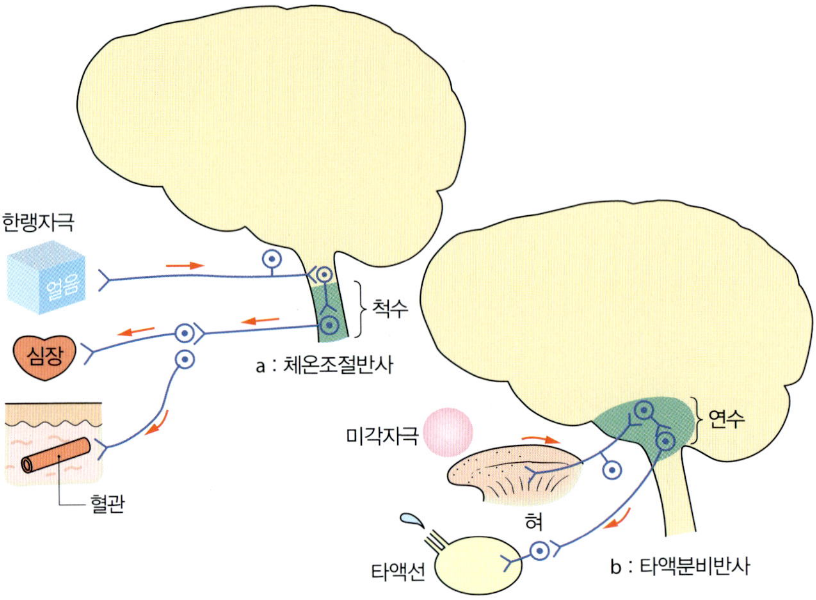

그림 3-19 **체성-자율신경(내장)반사의 예**

• • • 핵심포인트 • • •

- **신경계**는 중추신경계와 말초신경계로 구성되고, **중추신경계**는 **뇌**와 **척수**로 구성되며, **말초신경계**는 **뇌신경**과 **척수신경**으로 구성된다.
- **중추신경계**는 외부의 정보에 직접 의존하지 않는 **사고**, **의사**, **감정**, **학습**, **기억**, **언어**, **창조** 등의 고차원적 작용 및 **의식**, **수면** 등이 중요한 기능이다.
- **말초신경계**는 **기능**에 따라 체성신경계와 자율신경계로 나누어지며, **체성신경계**는 **감각신경**과 **운동신경**으로 나누어지고 **자율신경계**는 **교감신경**과 **부교감신경**으로 나누어진다.
- **신경계**는 신경조직으로 이루어지며, **신경조직**은 **신경세포**(neuron)와 **아교세포**(glia cell)로 이루어진다.
- **신경세포**는 **세포체**, **수상돌기**, **축삭**으로 구성되며, 이것이 **기본단위**가 되어 뇌와 신경계가 만들어진다.
- **아교세포**는 신경세포 사이에서 **신경조직**을 **지지**하는 역할을 하며, **신경아교세포**, **슈반세포**, **위성세포** 등이 있다.
- **막전위**(막전압)란 세포 안팎의 **물질**에 따라 **세포막**을 **경계**로 발생하는 **전위차**(전압차)를 말한다.
- **안정막전위**란 **세포**가 **안정 시** 세포막을 경계로 세포 안이 세포 밖에 대해서 나타내는 **−70~−90mV**의 전위를 말하며, 이 전위는 **세포 안 이온농도**의 **불균형**에 의해 발생한다.
- **활동전위**란 세포에 **역치 이상의 자극**을 주어 **흥분**이 일어나면 **막전위**가 **−70mV**에서 **+30mV**로 급격하게 변화하는 것을 말한다.
- **시냅스**(synapse)란 신경세포와 신경세포, 또는 신경세포와 다른 세포 사이에서 **흥분**을 **전달**하는 **부위**로 **화학물질**을 **방출**해서 흥분을 전달하는 **화학시냅스**와 **전기**를 **방출**해서 흥분을 전달하는 **전기시냅스**의 두 종류가 있다.

Review Test

01. 말초신경의 축삭을 둘러싼 물질을 만들어내는 세포는?

① 그물세포
② 슈반세포
③ 대식세포
④ 섬유모세포
⑤ 별아교세포

02. 교감신경이 흥분하면 나타나는 신체의 변화는?

① 동공 축소
② 혈압 하강
③ 타액 분비 증가
④ 심기능 항진
⑤ 배뇨근운동 촉진

03. 부교감신경이 흥분하면 나타나는 신체의 변화는?

① 동공 확대
② 방광벽 수축
③ 타액 분비 감소
④ 위액 분비 억제
⑤ 심장박동수 증가

04. 유수신경섬유와 무수신경섬유의 기능적 차이는?

① 신경흥분의 전도속도
② 신경의 활동전압
③ 신경의 자극강도
④ 신경의 자극기간
⑤ 신경수축의 자극빈도

05. **활동전위가 발생하는 과정에서 재분극이 시작되는 시점은?**

① 막전위가 0mV까지 도달한다.

② 국소전류가 흥분 부위를 역치 수준까지 탈분극시킨다.

③ 전압의존성 나트륨이온(Na^+)통로가 활성화되어 문이 열린다.

④ 칼륨이온(K^+)통로가 열리면서 세포내액의 칼륨이온이 세포 밖으로 유출된다.

⑤ 칼륨이온통로가 비활성화면서 문이 닫힌다.

06. **중추신경계에 관한 설명 중 옳은 것은?**

① 뇌신경은 중추신경이다.

② 연수에 혈당조절중추가 있다.

③ 뇌척수액이 생성되는 곳은 척수이다.

④ 간뇌는 시상과 시상하부로 구분된다.

⑤ 시상하부는 정동이나 본능행동에 직접 관여한다.

07. **대뇌에 관한 설명 중 틀린 것은?**

① 내면에는 2개의 가쪽뇌실이 있다.

② 피질은 백질이고 속질은 회백질이다.

③ 대뇌종렬에 의해 좌우의 대뇌반구로 나뉜다.

④ 내측면의 뇌량에 의해 좌우의 대뇌반구가 연결되어 있다.

⑤ 표면은 뇌구와 뇌회에 의해 많은 주름이 형성되어 있다.

08. **중추신경계의 기능적인 반사경로를 바르게 나타낸 것은?**

① 수용기 → 반사중추 → 감각신경 → 운동신경 → 효과기

② 수용기 → 감각신경 → 반사중추 → 운동신경 → 효과기

③ 수용기 → 운동신경 → 반사중추 → 감각신경 → 효과기

④ 수용기 → 감각신경 → 운동신경 → 반사중추 → 효과기

⑤ 수용기 → 운동신경 → 감각신경 → 반사중추 → 효과기

09. 신경세포와 신경세포 사이의 정보전달이 일어나는 장소로 옳은 것은 ?

① 수초　② 시냅스　③ 수상돌기
④ 슈반세포　⑤ 축삭돌기

10. 세포질에서 길게 연장된 것으로 세포체로부터 자극을 전달하는 신경세포의 구조물은 ?

① 수초　② 니슬소체　③ 수상돌기
④ 슈반세포　⑤ 축삭돌기

정답 01. ② 02. ④ 03. ② 04. ① 05. ④ 06. ④ 07. ② 08. ② 09. ② 10. ⑤

Chapter

4 근육

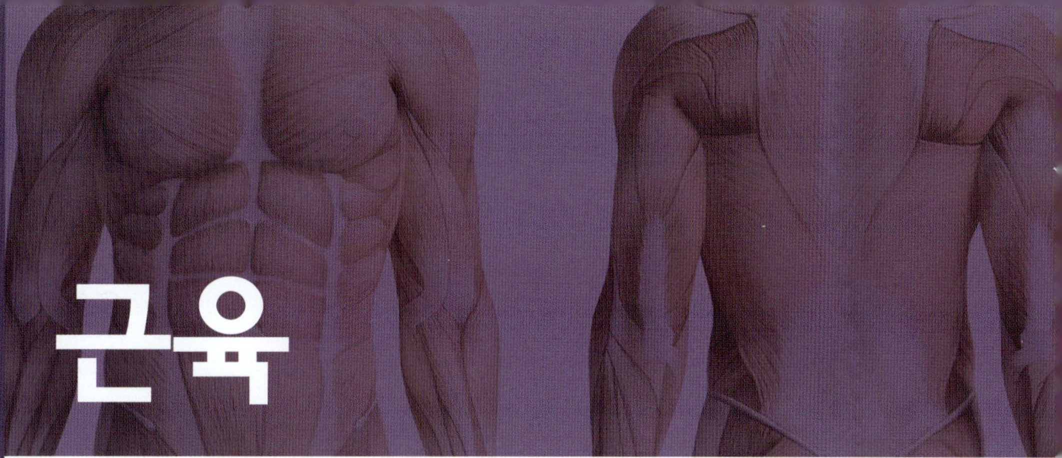

학습목표

1. 근육의 종류와 기능을 설명할 수 있다.
2. 골격근의 수축과 이완 기전을 설명할 수 있다.

〈핵심용어〉

골격근 / 수의근 / 횡문근 / 근육섬유 / 근원섬유 / 골격근의 수축 / 골격근의 이완 / 미오신필라멘트 / 액틴필라멘트 / 활주설 / 트로포닌 / 트로포미오신 / 흥분-수축결합 / ATP / 강직현상 / 단일수축 / 강축 / 구축 / 경직 / 심근 / 고유심근 / 특수심근 / 심근의 수축 / 평활근 / 불수의근 / 평활근의 수축

Chapter 4

근육

근육은 인체에서 수축성이 가장 강한 조직으로 수축운동을 통해 인체의 모든 운동을 관장한다. 횡문이 있는 **횡문근**(striated muscle)과 횡문이 없는 **평활근**(smooth muscle)으로 나뉘는데, 횡문근에는 **골격근**과 **심근**이 있고 심근을 제외한 모든 내장근육은 평활근이다(표 4-1).

또한 자신의 의지에 따라 움직일 수 있는 **수의근**(voluntary muscle)과 자신의 의지대로 움직일 수 없는 **불수의근**(involuntary muscle)으로 나뉜다.

표 4-1 **근육의 종류와 특성**

	횡문근		평활근
	골격근	심근	
횡문	있음	있음	없음
종류	적색 근육(느린 근육) · 백색 근육(빠른 근육)	고유심근 · 특수심근	단단위 평활근 · 다단위 평활근
섬유간 연결	없음	있음(기능적 합포체)	있음(단단위 평활근)
신경지배	체성신경	자율신경	자율신경
운동	수의적	자율적	자율적
자동능	없음	있음(특수심근)	있음(단단위 평활근)
피로도	쉽게 피로해짐	쉽게 피로해지지 않음	쉽게 피로해지지 않음

1 골격근(skeletal muscle)

인체 근육의 대부분을 차지하는 골격근은 우리 마음대로 움직일 수 있는 **수의근**이며 횡문이 있는 **횡문근**이다. 이 근육은 다른 근육보다 훨씬 빠르게 강력한 수축을 할 수 있지만 쉽게 피로해진다. 척추동물의 경우 일반적으로 골격근의 양 끝은 서로 다른 골격에 부착되어 있어 근육이 수축하면 양쪽 뼈가 서로 잡아당겨진다.

그러나 일부 근육에서는 뼈에서 피부로 이어지는 경우도 있고, 안면근과 같이 뼈나 근막에서 피부로 이어지는 경우도 있다.

1) 골격근의 구조

인체에는 약 640개의 골격근이 있으며 중량은 체중의 40~50%를 차지하고 있다. 대부분의 경우 골격근은 양 끝의 힘줄을 통해 뼈와 결합되어 있으며 수의적으로 수축할 수 있다.

(1) 근육섬유(myofiber) (그림 4-1)

근육은 지름 10~100μm의 근육섬유가 다수의 병렬로 배열되어 구성되며 긴 것은 수십 cm에 달하는 것도 있다. 근육섬유는 근초(세포막)로 덮인 **다핵세포**이며, 그 내부에는 지름 1~2μm의 원주 모양 근원섬유가 다수 존재하고 있다. 근원섬유는 근소포체와 횡소관계(transverse tubular system; T관계)로 이루어진 내부막계로 둘러싸여 있으며, 근소포체는 근원섬유의 장축방향으로 그물 모양 구조로 이를 둘러싸고 있다. 횡소관은 근원섬유로 횡행하여 분지되면서 모든 근원섬유를 둘러싸듯이 존재하고 있다. 포유류의 골격근에서 횡소관은 A대(암대)와 I대(명대)의 경계를 따라 주행한다. 횡소관의 양쪽에는 근소포체가 근접해 있으며 횡소관 근처 부분은 부풀어서 종말조(terminal cisternae)를 형성하고 있는데 횡소관과 그 양쪽의 근소포체(종말조)를 합쳐, 3개로 이루어진 구조체라고 하여 **삼련구조**(triad)라고 한다. 삼련구조는 근육섬유의 수축과 이완 조절에 중요한 역할을 한다.

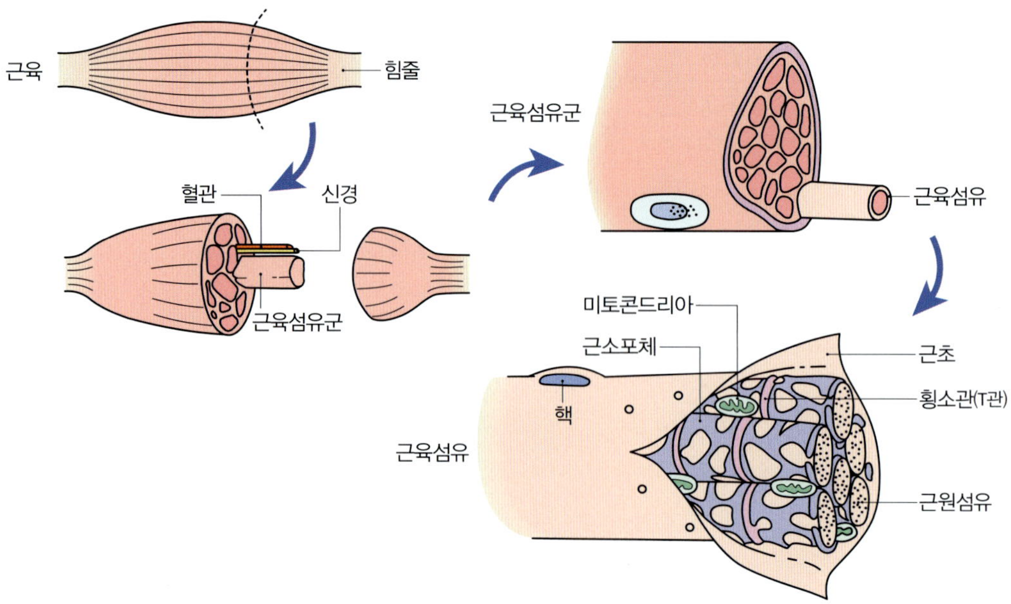

그림 4-1 근육섬유의 구조

(2) 근원섬유(myofibril)

근원섬유를 광학현미경으로 관찰하면 섬유의 장축과는 직각 방향으로 밝게 보이는 부분(명대, I대)과 어둡게 보이는 부분(암대, A대)이 2~3μm 주기로 서로 반복되는 구조가 관찰된다.

이처럼 근원섬유는 어두운 A대와 밝은 I대로 구성되며 횡문이 보이기 때문에 횡문근이라고 불린다(그림 4-2).

모든 근원섬유의 횡문은 같은 위상에 배열되어 있기 때문에 근육섬유 전체에서도 마찬가지로 횡문이 관찰된다. 또한 근원섬유는 전자현미경으로 관찰하면 굵은 필라멘트와 가는 필라멘트의 2종류의 필라멘트가 질서정연하게 배열되어 있음을 알 수 있다.

I대는 가는 필라멘트(액틴필라멘트)만 존재하는 부분이며, 중앙에는 Z선이 있다. 가는 필라멘트는 Z선에서 양방향으로 뻗어 A대 안으로 들어가 H대의 끝까지 도달한다. Z선과 Z선 사이는 근절(sarcomere, 그림 4-2)이라고 하는데 이것은 근원섬유의 최소구성단위로 수축과 이완의 기능단위가 된다. 한편 A대의 중앙에는 H대라고 하는 다소 밝게 보이는 가는 줄무늬가 있는데, 굵은 필라멘트(미오신필라멘트)는 A대에 존재하며 특히 H대는 굵은 필라멘트만 존재하는 대(띠)이다. 또한 H대 중앙에 짙게 보이는 선을 M선이라고 하는데 M선은 근절의 중간 부분에 있으며 M선에 존재하는 지지 단백질에 의해 굵은 필라멘트가 양방향으로 묶여 있다.

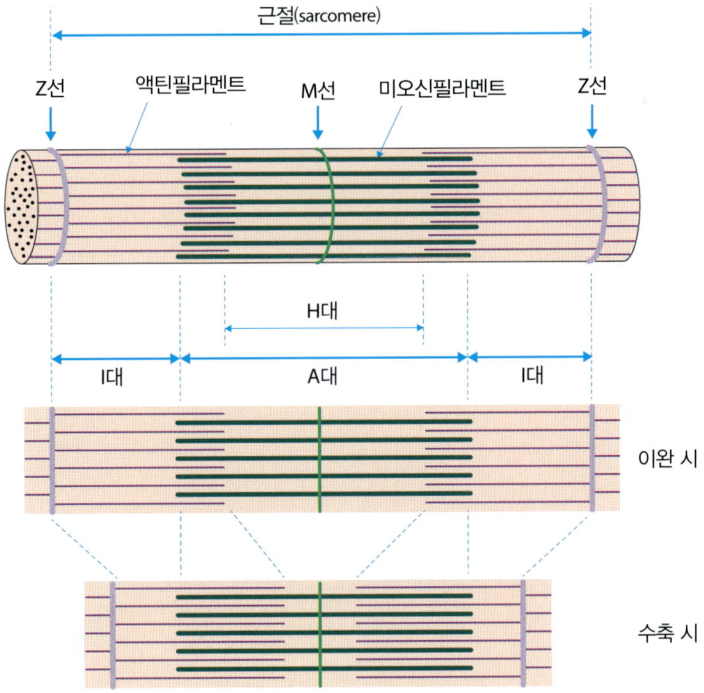

그림 4-2 근절의 구조

2) 골격근의 수축과 이완

골격근은 수의적으로 수축한다. 수축기전을 설명하는 가장 신뢰받고 있는 가설에는 '**활주설**(sliding theory)'이 있다.

근속(근육다발)을 광학현미경으로 관찰하면 **미오신필라멘트**(myosin filament)는 복굴절성이 있기 때문에 어둡게 보이고(A대) **액틴필라멘트**(actin filament)는 복굴절성이 없기 때문에 하얗게 보인다(I대). 근육이 수축되면 I대는 짧아지지만, A대는 원래 길이와 변함없다. 액틴필라멘트와 미오신필라멘트는 각각의 길이를 바꾸지 않고 액틴과 미오신의 상호작용 결과 가는 액틴필라멘트가 굵은 미오신필라멘트 사이로 미끄러져 들어감으로써 근절이 짧아지고(즉, 근육이 짧아짐) 장력이 발생함으로써 근육이 수축하게 된다. 이러한 현상을 활주설이라고 한다.

Tip

복굴절

방향에 따라 굴절률이 다른 결정체에 입사한 빛이 방향이 다른 두 개의 굴절광으로 굴절되는 현상으로 방해석(calcite)에서 처음 발견되었다. 서로 수직인 방향으로 직선 편광(진동 방향이 일정한 광선)된 2개의 굴절광에 의해 상이 생기는데, 한 쪽 상이 사라질 때에 다른 쪽 상이 가장 밝게 보이며, 90도 회전하면 반대의 현상이 나타난다. 그 사이각에서는 밝기가 다른 두 개의 상이 보인다. 인체에서는 콜레스테롤, 근육섬유가 복굴절성이 있다.

필라멘트 활주설

근육이 수축할 때는 근육섬유가 짧아지면서 그 길이가 감소하는데, 이것은 근절(근원섬유마디; Z선과 Z선 사이)이 짧아지기 때문이다.
그러나 가는 필라멘트만 존재하는 I대는 짧아졌지만 굵은 필라멘트가 존재하는 A대는 짧아지지 않고 원래의 길이와 같다. 즉, 근절이 짧아지는 것은 필라멘트가 짧아지기 때문이 아니라 가는 필라멘트가 굵은 필라멘트 사이로 미끄러져 들어감으로써 발생한다는 설이다.

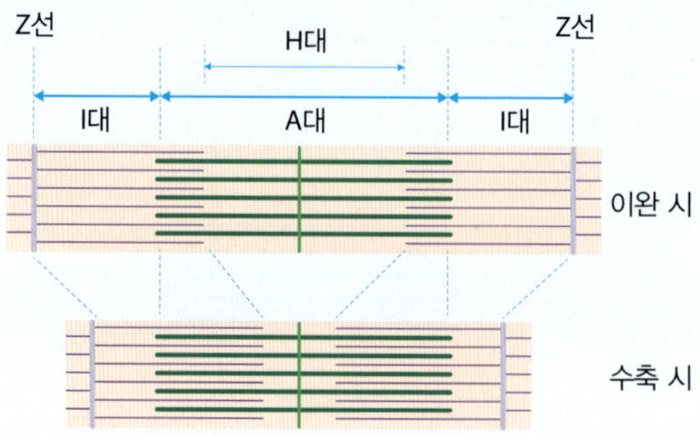

(1) 골격근 수축의 조절기전

가는 액틴필라멘트에는 **트로포닌**(troponine)과 **트로포미오신**(tropomyosin)이라는 수축을 억제하는 단백질이 존재하고 있다(그림 4-3a). 트로포닌은 T, I, C라는 세 부분(서브유닛)이 복합체를 만들어 트로포미오신이라는 섬유상 단백질과 협동해서 미오신과 액틴의 접촉을 방해한다(그림 4-3b). 한편, 근소포체(근형질내세망)에 저장되어 있다가 방출된 **칼슘이온**(Ca^{2+})은 칼슘이온 결합 단백질인 트로포닌 C에 결합하는데, 트로포닌에 칼슘이온이 결합하면 미오신과 액틴의 결합이 가능해져 미오신 두부가 액틴필라멘트를 끌어당겨 근육이 수축하게 된다. 칼슘이온의 존재에 따라 트로포미오신의 위치가 액틴필라멘트 위에서 이동하는 것이다(그림 4-3c).

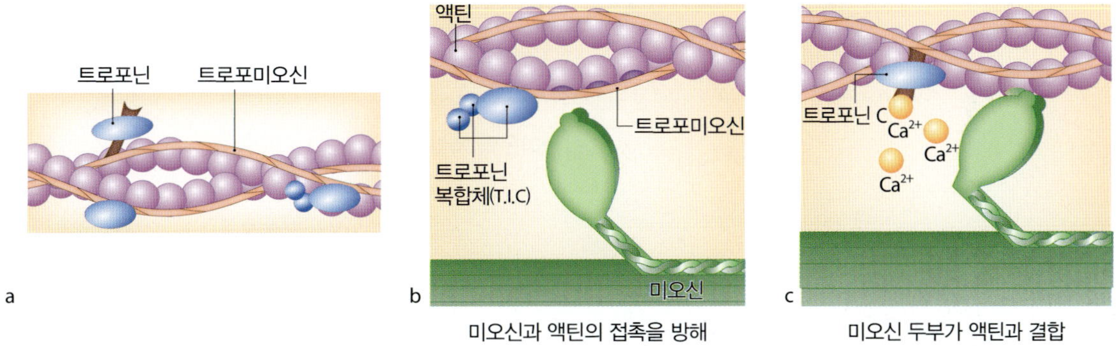

그림 4-3 **미오신과 액틴의 이동**

(2) 골격근의 수축과정

① 운동신경 말단에서 아세틸콜린이 분비되면 이곳에 접해 있던 근육이 자극을 받아 근육섬유의 주변에 있는 근소포체가 **칼슘이온**(Ca^{2+})을 세포질로 방출한다(그림 4-4, 4-5).

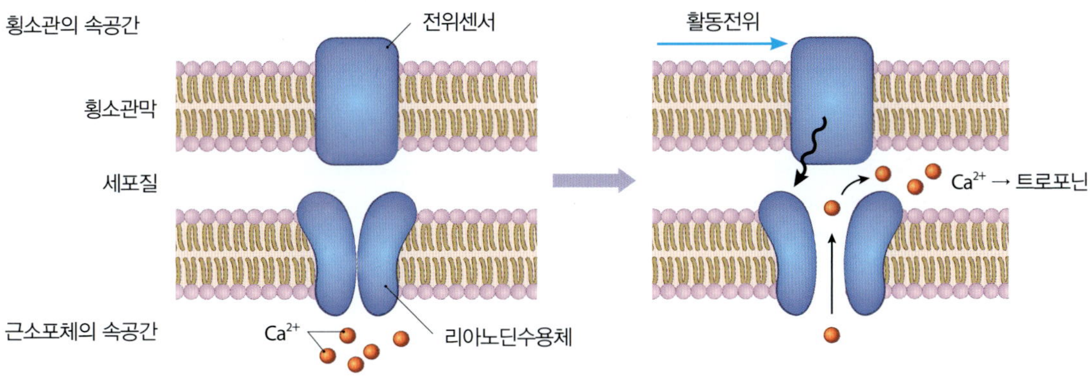

그림 4-4 **근소포체에서의 칼슘이온 방출**

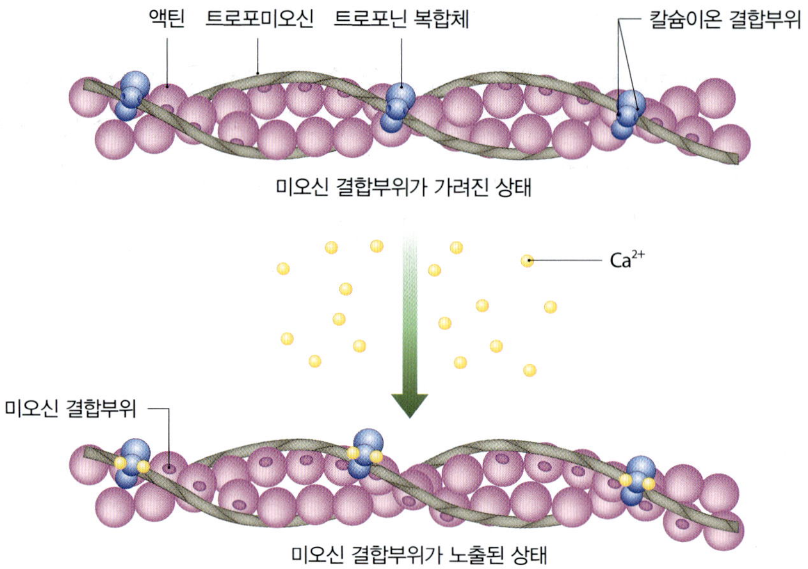

그림 4-5 **칼슘이온의 역할**

② 칼슘이온이 세포질로 방출되면 떨어져 있던 **미오신필라멘트**와 **액틴필라멘트**가 서로 밀착하게 되어 근육의 **수축**이 발생한다(그림 4-6a).

③ 반대로 자극이 없어지면 칼슘이온이 근소포체 내로 흡수되어 액틴필라멘트는 미오신필라멘트에서 분리되어 본래의 상태로 돌아가게 되므로 근육이 **이완**된다(그림 4-6b).

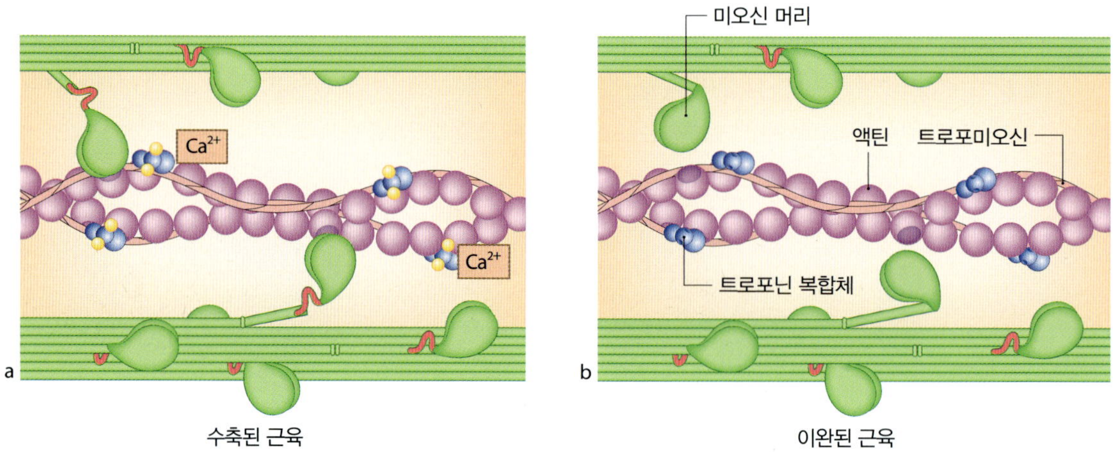

그림 4-6 **수축과 이완 상태의 근육**

이와 같이 자극에 의해 골격근에 흥분(활동전위 발생)이 일어나 수축을 일으키는 일련의 과정을 흥분-수축결합(excitation-contraction coupling, E-C coupling)이라고 한다.

3) 근수축에 사용되는 에너지

근육이 수축할 때는 미오신필라멘트와 액틴필라멘트의 상호작용이 일어나는데, 이 작용에는 에너지원으로서 ATP(adenosine triphosphate, 아데노신삼인산)가 필요하다. ATP는 글루코오스(glucose)의 분해에 의해서 생산되며(그림 4-7), 이때 산소가 필요하다. 격렬한 운동을 할 때 호흡수가 증가하는 것은 산소 소비량의 증가를 보충하기 위한 반응이다.

격렬한 운동을 한 후에는 한동안 빠른 호흡이 계속된 후 서서히 진정되는데 이와 같이 운동 후에도 계속되는 산소 소비량의 증가를 산소부채(oxygen debt)라고 한다.

또한 같은 운동을 반복하면 근육이 차차 피로해져서 수축력이 약해지는데, 이것은 근육의 ATP 소비량이 생산량을 초과하여 발생한 것으로, ATP 부족상태가 그 원인이다. 격렬한 운동을 했을 때 근육이 지속적으로 긴장되는 경우가 있는데 이것은 ATP 생산에 필요한 산소가 공급되지 않아 근육세포 내에 젖산(lactic acid)이 생기기 때문이며, 이것을 피로에 따른 근육의 강직현상이라고 한다.

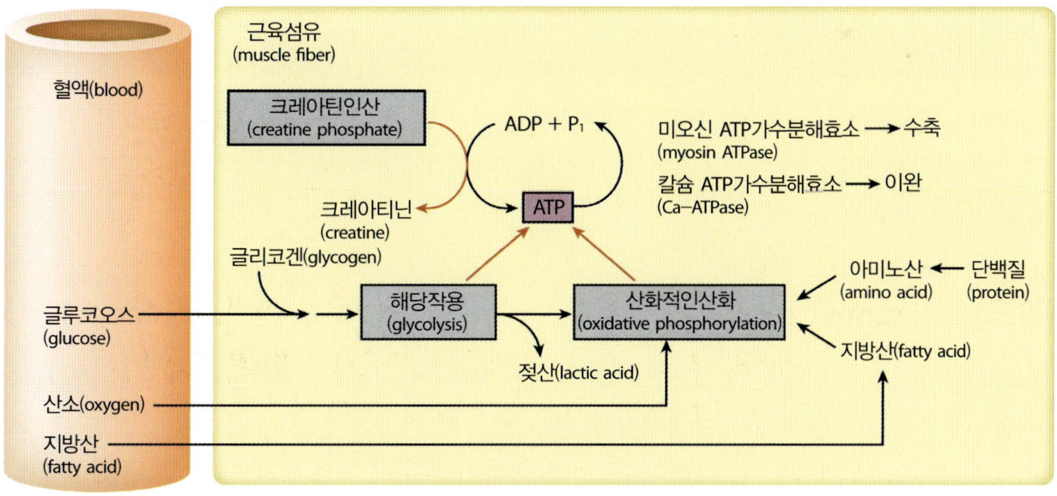

그림 4-7 근수축 시의 3가지 ATP 생산경로

4) 근수축의 형태

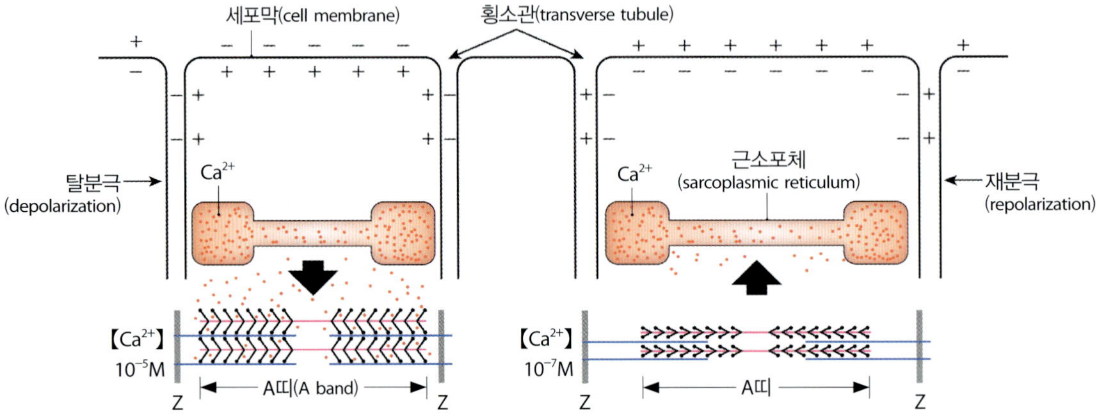

그림 4-8 **근육의 수축**

왼쪽 : 수축 시 막의 탈분극이 횡소관을 지나 근섬유 내부에 파급되면 근소포체의 옆쪽 주머니에서 칼슘이온(Ca^{2+})이 방출되어 근원섬유와 접촉한다. 액틴(actin)이 미오신(myosin) 사이를 미끄러져 들어가 Z막 사이의 길이가 짧아진다. A띠의 길이는 변함없다.

오른쪽 : 이완 시 횡소관은 재분극하고 칼슘이온은 근소포체 안으로 능동운반된다. 칼슘이온 농도가 저하되면 액틴은 다시 돌아오고 Z막 사이의 거리는 멀어진다.

(1) 단일수축(연축, twitch) (그림 4-9a)

신경에 큰 자극을 1회 주면 골격근은 1회만 수축한 후 이완되는데 이것을 **단일수축**이라고 한다. 골격근 수축의 동기가 되는 것은 활동전위의 발생으로, 단일수축이란 1회의 활동전위에 의해 발생하는 수축이다. 근육의 수축에 동반하여 길이가 짧아지는 변화를 특히 **단축**이라고 한다. 또 자극부터 장력 또는 근길이 단축의 정점까지를 **수축기**라고 하며, 그 이후 기선으로 돌아올 때까지를 **이완기**라고 한다.

(2) 강축(tetanus)

근육에 활동전위가 발생하면 그것을 계기로 근수축이 일어난다. 적당한 간격으로 자극을 2번 주어 활동전위를 2회 연속해서 발생시켰을 경우 자극의 간격이 충분히 떨어져 있으면 근수축은 2회의 단일수축으로 관측된다. 그러나 첫 번째 수축이 완전하게 종료되기 전 두 번째 자극을 가하면 별도의 활동전위가 발생하며 수축이 겹쳐져서 보다 큰 최대점의 수축이 관찰되는데 이것을 **가중**이라고 한다(그림 4-9b). 그리고 자극을 고빈도로 반복하면 수축이 가중되어 결국에는 1회 1회의 개별적인 단일수축을 구별할 수 없게 되고 장력이나 단축 높이가 시간과 함께 증가하여 일정한 수치에서 최대가 되는 상태를 **강축**이라고 한다. 또한 자극빈도에 따라서 수축에 동요가 관찰되는 경우는 **불완전강축**(그림 4-9c)이라고 하며 자극빈도를 높여 수축이 융합되는 경우를 **완전강축**(그림 4-9d)이라고 한다.

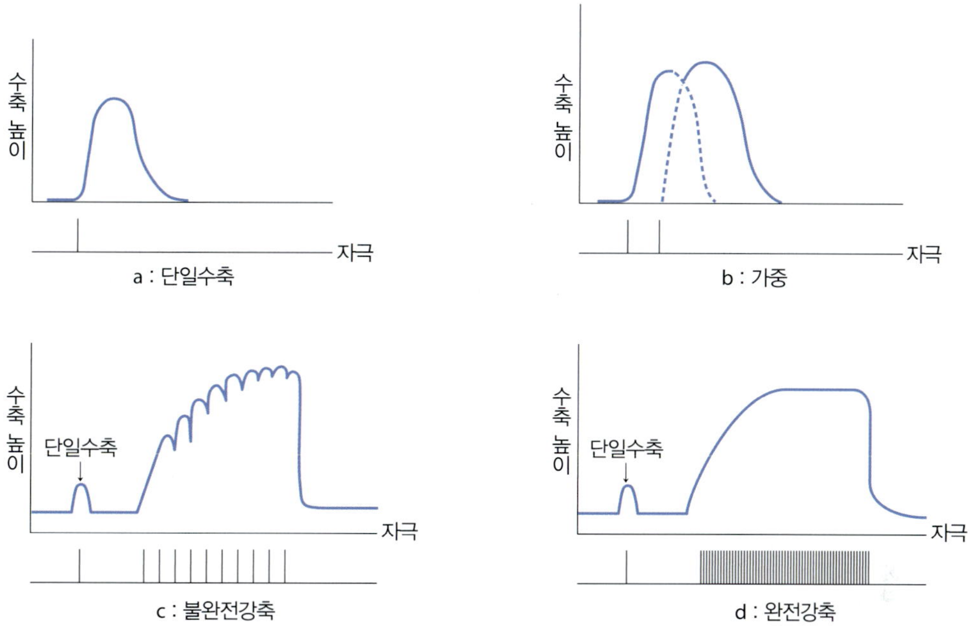

그림 4-9 근수축 곡선

(3) 구축(contracture)

약물투여 등 인공적인 자극으로 가역적인 수축을 일으킬 수 있다. 예를 들어 활동전위가 발생하지 않도록 약물 처리를 해도 세포 내 Ca^{2+} 농도가 상승하는 처리를 하면 근육은 활동전위를 동반하지 않고 수축된다. 이러한 수축을 생리적인 자극에 의해 일어나는 수축과 구별하여 **구축**이라고 한다.

(4) 경직(spasticity)

골격근세포 내에는 에너지원으로서 ATP가 존재하며, 근수축에는 ATP를 분해할 때 나오는 에너지가 사용된다. 따라서 ATP 농도가 감소하면 근피로를 일으키고 수축의 감소가 관찰된다. 그러나 ATP 농도가 더 저하되면 트로포닌 등의 조절기전으로 수축을 억제할 수 없게 될 정도로 액틴과 미오신이 견고하게 결합되어 세포 내 Ca^{2+} 농도의 높고 낮음에 관계없이 근수축이 일어나 근육은 지속적 수축상태로 고정되어 버린다. 이 상태를 **경직**이라고 하며 **사후경직**은 사후의 변화에 의해 ATP 생산이 멈추어 농도가 저하됨으로써 발생한다.

2 심근(cardiac muscle)

심근은 심장벽 두께의 75%를 차지하며, 골격근과 같이 횡문이 있는 **횡문근**이지만, 또한 평활근과 같이 자율신경의 지배를 받는 **불수의근**이다. 따라서 심근은 골격근과 평활근의 특징을 모두 가지고 있으나 골격근과 크게 다른 점은, 심장 스스로 박동하는 자동성이 있으며 쉽게 피로해지지 않는다는 점이다. 심근의 기능적인 특징은 율동성, 전도성, 흥분성, 수축성이다.

1) 심근의 구조

심근은 고유심근과 특수심근으로 분류된다. **고유심근**은 혈액을 박출하기 위한 수축운동을 직접 행하는 근육이다. 심장은 심방부와 심실부로 나뉘며 각각을 구성하는 고유심근을 심방근 및 심실근이라고 한다.

특수심근은 수축을 담당하는 근육이 아니라 오로지 흥분의 자동적 발생과 흥분을 심장 전체로 전도하는 근육이다. 그러나 골격근과 달리 신경지배가 없어도 일정한 리듬으로 수축하는 자동능을 가지고 있다.

근육의 양 끝은 수축의 기원이 되는 뼈가 없고, 심근섬유 사이는 **개재원반**이라고 불리는 특수한 구조로 접합되어 있다. 개재원반에는 **틈새이음**(gap junction)이라는 구조가 발달해 있다. 심근세포는 형태적으로는 분리되어 있지만 전기적(기능적)으로는 결합되어 있는데, 이것을 기능적 결합이라고 한다. 그리고 이 기능적 결합에 의해 심방이나 심실은 대부분의 심근세포가 마치 1개의 세포인 것처럼 일체가 되어 수축하는데 이것을 기능적 합포체(functional syncytium)라고 한다. 무기이온이 틈새이음의 통로에서 인접한 근육세포로 흘러서 박동조율기 영역에서 발생한 흥분이 심근세포 전체로 전달된다.

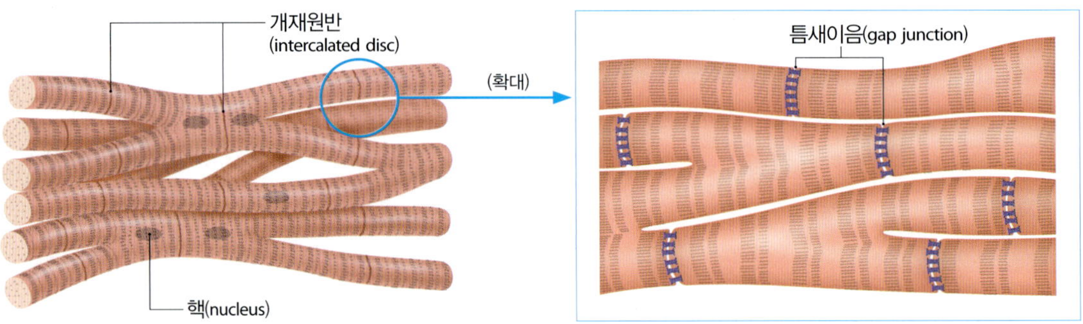

그림 4-10 심근세포

2) 심근의 수축기전 (그림 4-11)

심근의 수축은 기본적으로는 골격근과 같은 기전에 의해 조절되고 있다. 다른 것은 흥분의 발생원이다. 골격근은 운동신경종말에서의 흥분전달에 의해 근육섬유에 활동전위가 발생하지만 심근에서는 박동조율기 영역에서 자발적으로 발생한 활동전위가 틈새이음(gap junction)을 통해 전체 심근세포로 전도된다.

수축의 시작이 세포질 내의 칼슘이온(Ca^{2+}) 농도에 의해 조절되고 있는 것도 골격근과 동일하지만 심근에서는 칼슘이온의 공급경로가 약간 다르다. 골격근에서는 근소포체에서의 칼슘이온의 방출이 중요하지만, **심근**에서는 세포 밖에서의 **칼슘이온의 유입**이 **심근의 수축**에 필수적이다. 활동전위의 발생에 의해 심근의 T관 세포막에 존재하는 전위의존성 Ca^{2+} 통로가 열리면 세포 밖에서 칼슘이온이 유입된다. 이 칼슘이온의 유입에 의해 심근의 근소포체막에 있는 리아노딘수용체(ryanodine receptor; Ca^{2+} 통로)가 활성화되어 리아노딘수용체의 통로가 열리면 근소포체에서 칼슘이온이 방출되어 심근세포 내의 칼슘이온 농도는 더욱 상승한다. 즉 심근세포에는 세포 밖에서의 칼슘이온 유입으로 인해 근소포체에서의 칼슘이온 방출이 촉진되는 기전이 존재하는데 이것을 칼슘이온에 의한 칼슘이온 방출기전이라고 한다. 세포질의 칼슘이온 농도가 상승하면 골격근과 동일한 기전으로 수축이 가능해진다.

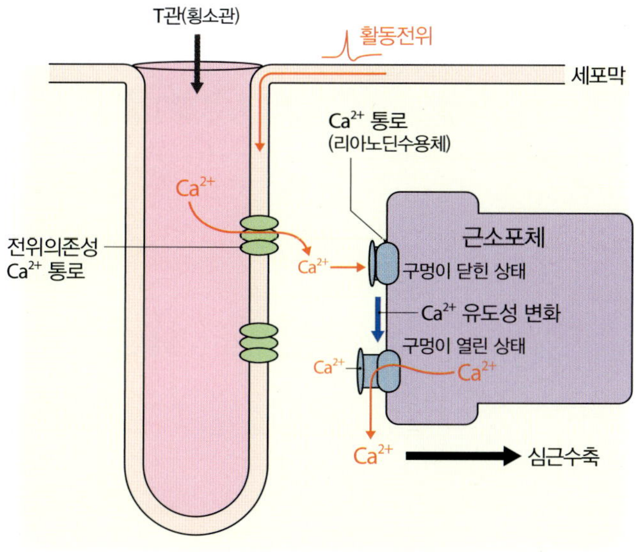

그림 4-11 심근의 수축기전

3 평활근(smooth muscle)

평활근은 의지에 따라 움직일 수 없는 **불수의근**으로 횡문이 없다. 척추동물에서 심장근육을 제외한 모든 내장근육이 평활근이다. 불수의근은 수축 속도는 느리지만 쉽게 피로를 느끼지 않는다. 평활근은 자율신경계에서 이중지배(교감신경계와 부교감신경계)를 받고 있다.

평활근은 흥분의 전도기전 차이에 따라 **단단위 평활근**과 **다단위 평활근**으로 분류된다.

단단위 평활근은 몇 개의 평활근세포가 틈새이음(gap junction)으로 연결되며 그룹을 구성하고 있는데, 소화관, 자궁, 요관 등이 단단위 평활근으로 구성되어 있다.

한편, 다단위 평활근에서는 세포 간의 틈새이음이 적다. 골격근과 마찬가지로 하나하나의 평활근세포가 신경지배를 받고 있으며 자동성이 없고 지배신경이 흥분했을 때만 활동전위를 발생하여 수축한다. 입모근, 동공괄약근, 동공산대근, 혈관평활근 등이 다단위 평활근으로 구성되어 있다(그림 4-12).

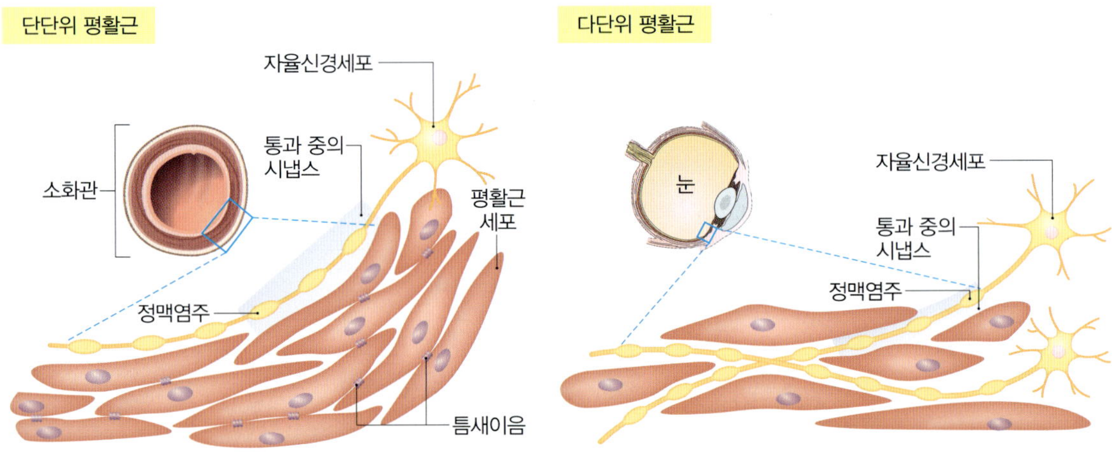

그림 4-12 **단단위 평활근과 다단위 평활근**

1) 평활근의 구조

평활근세포는 방추형으로 단일 핵이 중앙부에 존재한다. 심근과 마찬가지로 수축의 기점이 되는 뼈가 없다. 세포 사이는 **틈새이음**(gap junction)으로 연결되어 흥분을 전달하는 구조이다. 수축은 **액틴필라멘트**와 **미오신필라멘트**의 **활주**에 의해 일어난다고 보고 있는데, 골격근에 존재하는 Z선은 없다. 액틴필라멘트는 다발을 이루어 세포막에 부착되어 있다. 횡문근과 같은 필라멘트의 규칙적인 배열이 없기 때문에 횡문구조는 관찰되지 않으므로 평활근이라고 한다. 세포 내에 횡문근과 같은 발달된 근소포체는 관찰되지 않지만 칼슘이온(Ca^{2+})을 저장하는 부위에 근소포체가 존재하고 있다. 수축은 자율적이며 대부분의 평활근은 자동성을 갖지만 동시에 자율신경이나 호르몬의 지배를 받고 있다.

2) 평활근의 수축기전 (그림 4-13)

평활근의 수축도 세포 내 칼슘이온(Ca^{2+})의 농도 상승에 의해 일어난다. 평활근세포는 작기 때문에 쉽게 세포 내 칼슘이온 농도를 상승시킬 수 있다. 평활근에서의 세포 내 칼슘이온 농도가 상승하는 유래는 세포 밖에서의 유입 외에 심근과 마찬가지로 근소포체에서의 칼슘이온에 의한 칼슘이온 방출기전, 호르몬 등의 자극수용에 의한 세포 내 이차전령물질(second messenger)을 통한 칼슘이온 방출기전 등 다양하다.

평활근에서의 세포 내 칼슘이온에 의한 수축조절기전은 횡문근에서 관찰되는 기전과는 크게 다르다. 평활근에서는 횡문근과 달리 액틴필라멘트 위에 트로포닌이 존재하지 않는다. 평활근의 **칼슘이온 조절**은 액틴필라멘트가 아니라 **미오신필라멘트** 위에서 이루어진다.

평활근이 흥분하여 세포 내 칼슘이온 농도가 상승하면 칼슘이온은 세포질의 칼모듈린(calmodulin)과 결합하여 칼슘이온–칼모듈린 복합체를 형성한다. 이 복합체는 미오신 경사슬 인산화효소를 활성화하여 평활근 수축을 일으킨다. 그러나 세포 내 칼슘이온 농도가 저하되면 이번에는 미오신 경사슬 탈인산화효소에 의해 미오신 경사슬은 탈인산화되어 평활근이 이완된다.

즉, 평활근의 수축과 이완은 **칼슘이온 농도**에 의존한 **미오신의 인산화**와 **탈인산화**에 의해 조절되고 있다.

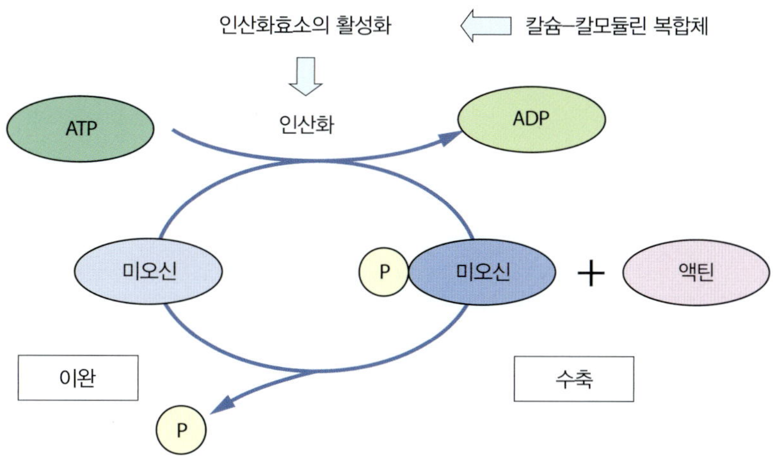

그림 4-13 평활근의 수축기전

• • • 핵심포인트 • • •

◈ 근육은 조직학적 관찰에 따라 횡문근과 평활근으로 나뉘고, 기능에 따라 수의근과 불수의근으로 나뉘며, 근육조직의 유형에 따라 골격근, 심장근, 평활근으로 나뉜다.

◈ 근육은 근육섬유로 구성되고, 근육섬유는 근원섬유로 구성되며 근원섬유는 미오신필라멘트와 액틴필라멘트가 배열되어 이루어지며, 최소 구성단위는 근절이다.

◈ 필라멘트 활주설이란 근원섬유의 가는 액틴필라멘트가 굵은 미오신필라멘트 사이로 미끄러져 들어감으로써 근절이 짧아져 근육이 수축된다는 가설이다.

◈ 골격근에 흥분이 일어나 수축이 시작될 때까지의 과정을 흥분-수축결합(E-C coupling)이라고 하며, 근육섬유세포질의 칼슘이온 농도 변화가 수축을 조절한다.

◈ 골격근 수축의 형태에는 단일수축, 강축, 구축, 경직 등이 있다.

◈ 심근은 수축기능이 있는 고유심근과 흥분전도 기능이 있는 특수심근으로 구성된다.

◈ 심근의 수축은 흥분의 발생원이 박동조율기 영역이며 세포 외부로부터의 칼슘이온 유입에 의해 수축이 시작된다.

◈ 평활근의 수축과 이완은 칼슘이온 농도에 의존한 미오신의 인산화와 탈인산화에 의해 조절된다.

Review Test

01. 근육수축에 관여하는 이온은?

① 칼륨 ② 칼슘 ③ 산소
④ 수소 ⑤ 나트륨

02. 근육의 가장 기초가 되는 수축단위는?

① 액틴 ② 근절 ③ 근원섬유
④ 근소포체 ⑤ 신경근연접

03. 골격근 수축 시 근형질내세망에서 유리되는 물질은?

① Fe^{2+} ② Ca^{2+} ③ cAMP
④ ATP ⑤ 아세틸콜린

04. 근육수축 시 근육 내에서 자연스럽게 나타나는 현상은?

① 젖산 증가 ② ATP 증가 ③ 당분 증가
④ 젖산 및 당분 감소 ⑤ 산소 및 당분 증가

05. 골격근과 심근의 큰 차이점은?

① 횡문이 있다.
② 자동성이 있다.
③ 흥분성이 있다.
④ 활동전위가 발생한다.
⑤ 수축 시 젖산이 생성된다.

06. 근육에 짧은 시간 간격으로 반복하여 자극을 가하면 지속적인 수축을 강하게 일으키는데, 이를 무엇이라 하는가?

① 연축 ② 위축 ③ 긴장
④ 강축 ⑤ 강직

07. 근육에 관한 설명으로 틀린 것은?

① 근절은 근수축의 기본단위이다.
② 심근은 횡문근이며 수의근이다.
③ 골격근은 횡문근이며 수의근이다.
④ 평활근은 불수의근이며 자율신경의 지배를 받는다.
⑤ 근내막은 탈분극에 의한 자극으로 칼슘이온이 방출된다.

08. 근육의 수축기전에 관한 설명으로 옳은 것은?

① 근절의 길이가 길어진다.
② 굵은 필라멘트의 길이가 짧아진다.
③ 칼슘이온이 소포체 안으로 들어간다.
④ 가는 필라멘트는 미오신으로 이루어진다.
⑤ 굵은 필라멘트 사이로 가는 필라멘트가 미끄러져 들어간다.

09. 골격근에 대한 설명으로 옳지 않은 것은?

① 근소포체가 발달되어 있다.
② 횡소관과 종말조가 발달되어 있고 삼련구조를 형성한다.
③ 근세포는 원주상이며, 핵은 근내막 부근에 여러 개 있다.
④ 수축기간은 빠르고 강직 유발 가능성이 있으며 쉽게 피로해진다.
⑤ 같은 운동을 반복하면 근육의 ATP 농도가 증가하게 되어 경직된다.

10. 근육수축 시 관여하는 물질을 저장하는 근육 내 구조물은 ?

① 핵　② 사립체　③ 골지체
④ 용해소체　⑤ 근소포체(근형질내세망)

정답 01. ② 02. ② 03. ② 04. ① 05. ② 06. ④ 07. ② 08. ⑤ 09. ⑤ 10. ⑤

Chapter

5 혈액과 순환

학습목표

1. 혈액의 성분과 기능을 설명할 수 있다.
2. 적혈구의 구조와 기능을 설명할 수 있다.
3. 백혈구의 종류와 기능을 설명할 수 있다.
4. 혈액응고 기전을 설명할 수 있다.
5. 혈액형과 수혈에 대하여 설명할 수 있다.
6. 혈액순환계에 대하여 설명할 수 있다.
7. 심장의 구조와 자동능을 설명할 수 있다.
8. 혈압에 대하여 설명할 수 있다.

〈핵심용어〉

적혈구 / 헤모글로빈 / 적혈구생성인자 / 빌리루빈 / 백혈구 / 호중구 / 호산구 / 호염기구 / 단핵구 / 림프구 / 혈소판 / 혈장 / 혈장단백질 / 알부민 / 글로불린 / 섬유소원 / 혈청 / 혈액응고 / 혈액응고인자 / 내인성 경로 / 외인성 경로 / 공통 경로 / 혈액응고시간 / 트롬보플라스틴 / 프로트롬빈 / 트롬빈 / 섬유소 / 혈액형 / 응집원 / 응집소 / 적혈구응집반응 / ABO식 혈액형 / Rh식 혈액형 / 수혈 / 심장 / 우심방 / 우심실 / 좌심방 / 좌심실 / 심장의 자동능 / 심장자극전도계 / 심박출량 / 심박수 / 심장주기 / 심장음 / 심전도 / 혈류 / 혈압 / 대동맥 / 동맥 / 세동맥 / 모세혈관 / 혈관 / 세정맥 / 정맥 / 대정맥 / 혈액순환 / 체순환 / 폐순환 / 혈압 / 고혈압 / 수축기혈압 / 확장기혈압 / 저혈압

Chapter 5

혈액과 순환

혈액은 인체의 물질대사에 필요한 산소와 영양소를 공급하며 노폐물을 체외로 분비하는 역할을 하는 선홍색 또는 암적색의 액체이다.

혈액은 **적혈구**, **백혈구**, **혈소판**의 세포성분과 **혈장**의 액체성분으로 구성되어 있으며, 액체성분이나 세포성분에는 각각 독자적인 기능이 있어 **항상성**이 유지되고 있다.

생체 내의 세포가 정상적으로 기능하기 위해서는 산소와 영양소의 공급이 필요하며, 이것은 혈액순환을 통해 이루어진다. 따라서 심장과 혈관의 기능에 대해 이해하는 것이 중요하다.

심장에는 **자극전도계**라는 특수심근이 심장박동조율기 역할을 하여 고유심근이 일정한 간격으로 수축 및 이완을 반복하여 심장박동을 만들고 있다.

또한 심장에서 나온 혈액은 압력이 높은 쪽에서 낮은 쪽으로 혈관 속(동맥, 모세혈관, 정맥의 순)을 흐르고 있으며, 심장과 혈관 모두 자율신경의 지배를 받아 순환 조절이 이루어지고 있다.

1 혈액

1) 혈액의 성분 (그림 5-1)

혈액은 선홍색 또는 암적색의 점성이 있는 액체로 체중의 7~8%(약 1/13~1/14)를 차지하며, 비중은 1.05~1.06, pH는 약 7.4이다. **혈구**(세포성분)와 **혈장**(액체성분)으로 구성되는데 혈구는 혈액의 45%, 혈장은 55%를 차지한다.

채취한 혈액에 응고방지제(헤파린이나 구연산나트륨 등)를 첨가한 후 원심분리를 하면 적색의 혈구 성분은 침전되고 담황색의 점성이 있는 액체(상층액)가 위로 뜨는데 이 상층액을 혈장(plasma)이라고 한다. 혈장에는 알부민, 면역글로불린 등의 중요 성분이 함유되어 있으며, 혈장에서 섬유소원(fibrinogen)을 제거한 부분을 **혈청**(serum)이라고 한다.

Tip

혈액(blood) = 혈구(blood cell) + 혈장[plasma; 혈청(serum) + 섬유소원(fibrinogen)]

침전 부분은 **적혈구**, **백혈구**, **혈소판**으로 이루어지는데 대부분이 적혈구이고, 하얗고 얇은 상층에 백혈구와 혈소판이 들어 있다. 혈액 전체에서 이 혈구 성분이 차지하는 비율을 **적혈구용적률**(hematocrit, Hct)이라고 한다.

한편 채취한 혈액에 응고방지제를 첨가하지 않고 응고시키면 혈병과 혈청으로 나뉜다.

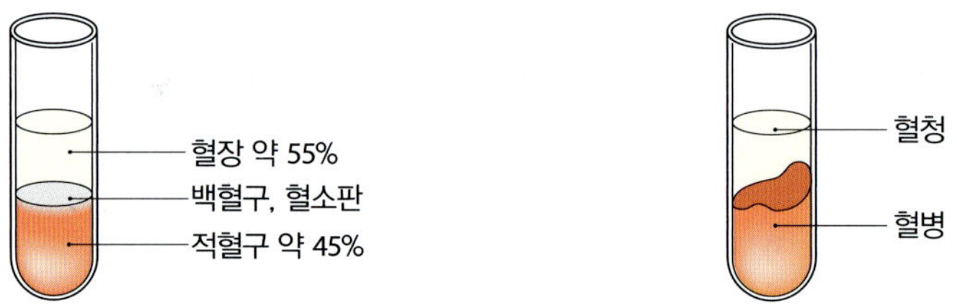

a : 혈장과 혈구
혈액에 항응고제를 첨가하여 비중의 차이를 이용해서 혈구를 혈장에서 원심분리한다.

b : 혈청과 혈병
항응고제를 첨가하지 않고 혈액을 방치하면 혈청과 혈병(응고덩어리)으로 나뉜다.

- 혈액
  - 세포성분 = 혈구(45%)
    - 적혈구
      - 남성 500만/μL
      - 여성 450만/μL
    - 백혈구 : 3,500~8,000/μL
    - 혈소판 : 20만~30만/μL
  - 액체성분 = 혈장(55%)
    - 섬유소원
    - 혈청

그림 5-1 **혈액의 성분**

(1) 적혈구(erythrocyte)

① 적혈구의 형태 (그림 5-2)

적혈구는 중앙이 움푹 들어간 지름 7~8μm **무핵**의 원반 모양 세포이다. 이러한 형태를 하고 있기 때문에 표면적을 넓혀 가스교환의 효율을 높이며 모세혈관(지름 5~10μm)을 통과할 때는 낙하산 모양으로 변형된다.

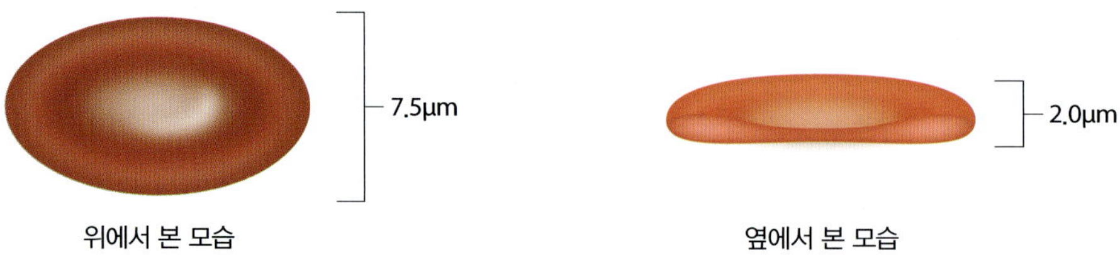

그림 5-2 **적혈구의 형태**

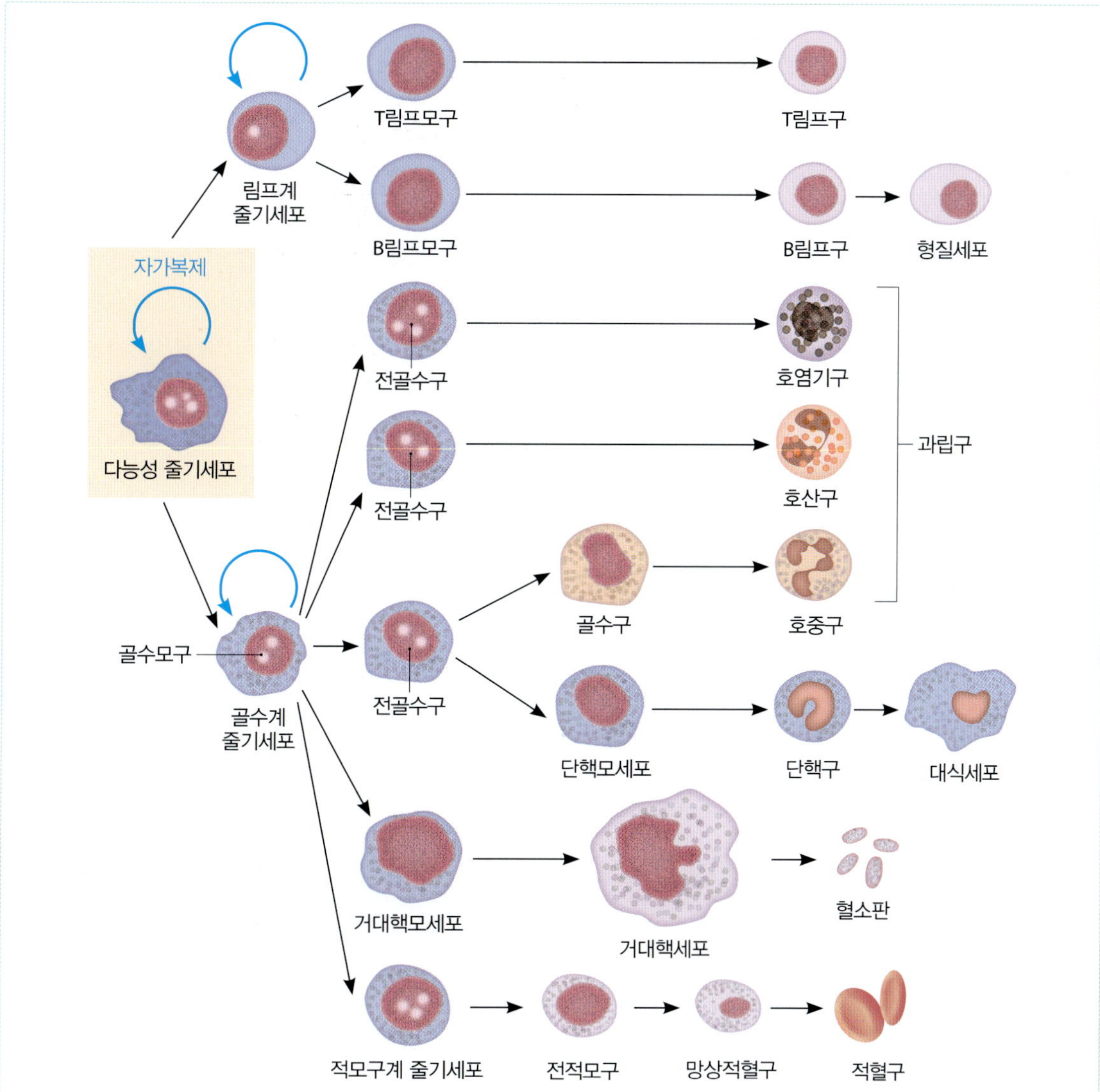

그림 5-3 **혈구의 분화**

② 적혈구의 조성

적혈구는 혈액 1mm^3(1μL)당 성인 남성에서 약 500만 개(410만~530만), 성인 여성에서 약 450만 개(380만~480만) 존재한다. 남성호르몬(안드로겐)은 적혈구의 생성을 촉진하고, 여성호르몬(에스트로겐)은 억제한다.

적혈구의 주요 성분은 **헤모글로빈**이라는 단백질이 약 30%를 차지하며, 그 밖에 약 70%의 **수분**과 **산소**, **염류** 등이 함유되어 있다.

- **헤마토크리트(적혈구용적률, hematocrit)**

  전체 혈액 중에 적혈구가 차지하는 용적을 %로 나타낸 것으로 빈혈이나 다혈증의 지표가 된다.

- **헤모글로빈(Hb) (그림 5-4)**

  헤모글로빈은 철을 함유한 **헴단백질**(hemoprotein)로 붉은색을 띠는데, **글로빈**(globin)이라는 단백질에 **헴**(heme; 철원자 포함)이라는 색소가 결합된 것이다. 성인의 헤모글로빈은 α사슬과 β사슬, 2종류의 글로빈 단백질 사슬이 2개씩 집합한 사량체이다.

  각 글로빈 단백질 사슬마다 헴이 1개씩 붙는다(총 4개의 헴). 헴 중심에 철이온(Fe^{2+})이 있고 철이온에 산소(O_2) 1분자가 결합한다. 즉 1개의 헤모글로빈에는 산소 4분자가 결합할 수 있다. 반면 이산화탄소(CO_2)는 철이 아닌 글로빈 단백질의 아미노기 말단에 결합해 카르바미노화합물 (Hb-NHCOO-)을 형성한다.

  헤모글로빈은 혈액 100mL당 성인 남성에서 약 16g(14~18g), 성인 여성에서 약 14g(12~16g) 함유되어 있으며 단백질로서는 혈액 중에서 가장 많다.

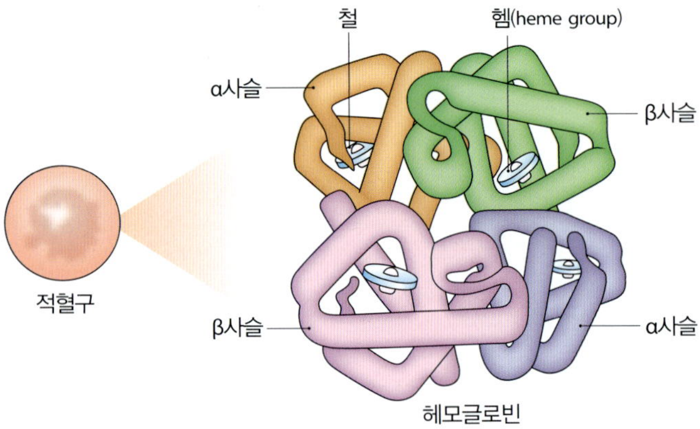

그림 5-4 **헤모글로빈**

③ 적혈구의 기능

적혈구는 조직에 산소를 공급하고 또 조직에서 발생한 노폐물(이산화탄소)은 폐로 운반해서 호기의 형태로 배설한다. 특히, 산소운반의 중심은 헤모글로빈으로, 단순확산과 비교하여 70배나 되는 **산소운반 능력**을 가지고 있다.

④ 적혈구의 생성과 파괴

적혈구는 다른 혈구와 마찬가지로 골수의 **다능성 조혈간세포**에서 분화된다. 적모구 단계에서는 핵과 미토콘드리아를 가지고 있지만, 성숙하면 이들은 사라진다.

적혈구 생성에 특히 필요한 것은 철과 비타민 B_{12}, 엽산, 적혈구생성인자(erythropoietin) 등이다.

철은 헤모글로빈의 소재로 반드시 필요하며, 부족하면 헤모글로빈이 만들어지지 않아 **철결핍성 빈혈**(저색소성 빈혈)을 일으킨다.

비타민 B_{12}가 부족하면 DNA 합성이 진행되지 않아 핵 분열이 억제되어 **악성 빈혈**을 일으킨다.

순환혈액 속의 적혈구 수명은 약 120일이다. 적혈구가 노화되면 변형능력이 저하되어 비장이나 간의 그물구조를 통과할 수 없게 되어 이들 조직에서 포착되고 대식세포에 의해 처리된다. 헤모글로빈은 헴(heme)과 글로빈(globin)으로 분해되며 헴은 다시 철(Fe^{2+})과 빌리루빈(bilirubin)이 된다(그림 5-5). 철은 혈장단백질의 **트랜스페린**(transferrin)과 결합해서 골수로 보내지고 헴의 합성에 재이용되거나 간에 저장된다. 유리된 빌리루빈은 간으로 운반되었다가 담즙 중에 배설되고 장에서 화학변화를 일으켜 **스테르코빌린**(stercobilin)이 된 후 변으로 배설된다. 변이 황갈색인 것은 이 스테르코빌린의 색 때문이다. 혈중 빌리루빈이 증가한 상태를 **황달**(jaundice)이라고 하며 용혈(적혈구의 붕괴)이나 간장애 시 관찰된다.

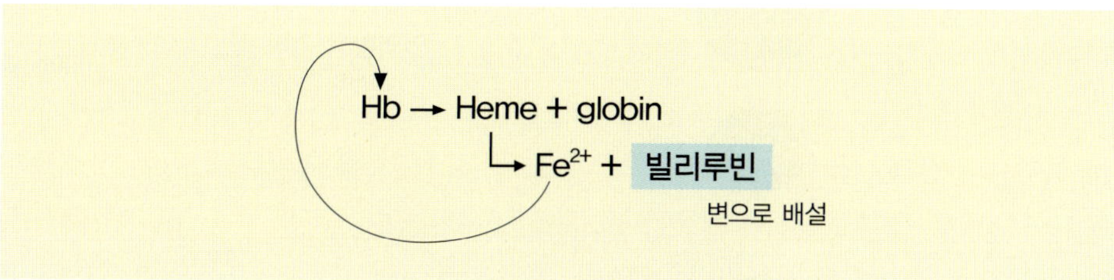

그림 5-5 헤모글로빈의 합성과 분해

(2) 백혈구(leukocyte) (표 5-1)

① 백혈구의 형태

백혈구는 **핵**을 가진 세포로 크기는 8~12μm이다. 형태는 적혈구와 달리 아메바처럼 형태를 바꾸며 크기는 적혈구보다 크다.

② 백혈구의 수와 분류

남녀 모두 혈액 1mm³ 중 약 7,000개(4,000~9,000)가 존재하는데, 어린이가 더 많고, 병변에 따라 증가하거나 감소한다. 신체에 염증이 있거나 심한 스트레스를 받거나 어떤 약물을 복용한 경우에는 백혈구 수가 급격히 증가한다.

백혈구는 색소에 잘 염색되는 **과립구**와 그 외의 **무과립구**로 나뉜다. 과립구는 중성, 산성, 염기성의 어떤 색소에 잘 염색되는가에 따라 **호중구**, **호산구**, **호염기구**로 나뉜다. 그리고 무과립구는 형태나 기능의 차이에 따라 **단핵구**와 **림프구**로 나뉜다(표 5-1).

표 5-1 백혈구의 종류와 형태 및 기능

종류		형태	기능	말초혈액 중의 비율(%)
과립구	호중구 (neutrophil)	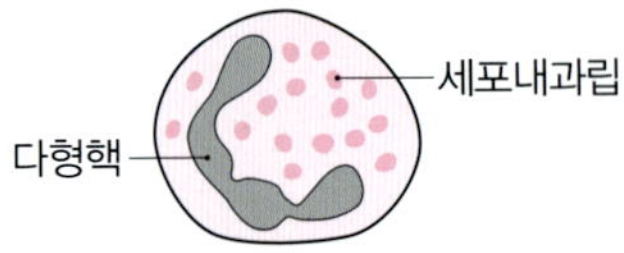	세균, 이물질 포식작용 및 파괴	50~70
	호산구 (eosinophilia)	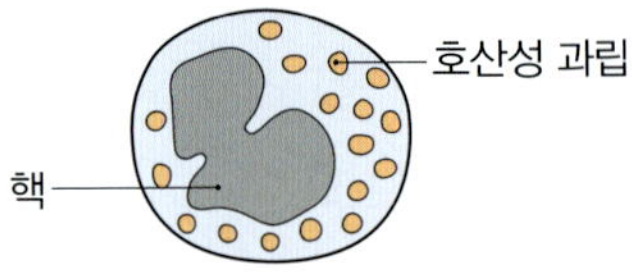	기생충 처리 및 알레르기 반응 억제	1~5
	호염기구 (basophil)	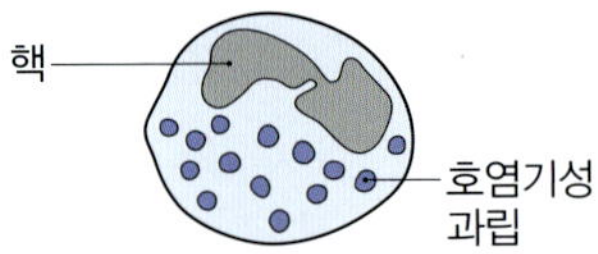	혈관 확장(히스타민), 혈액응고 저지(헤파린)	0~2
무과립구	림프구 (lymphocyte)	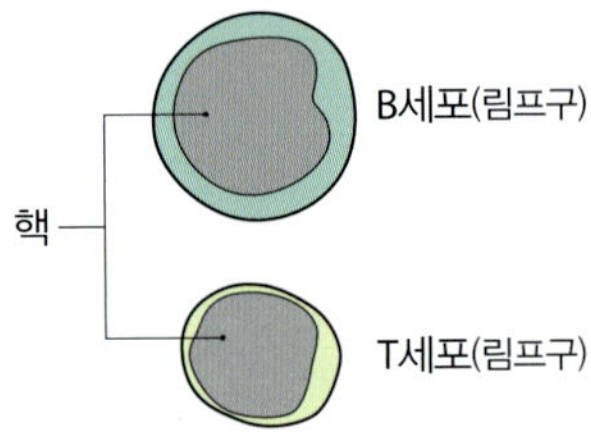	면역반응 관여 및 항체 형성	20~40
	단핵구 (monocyte)	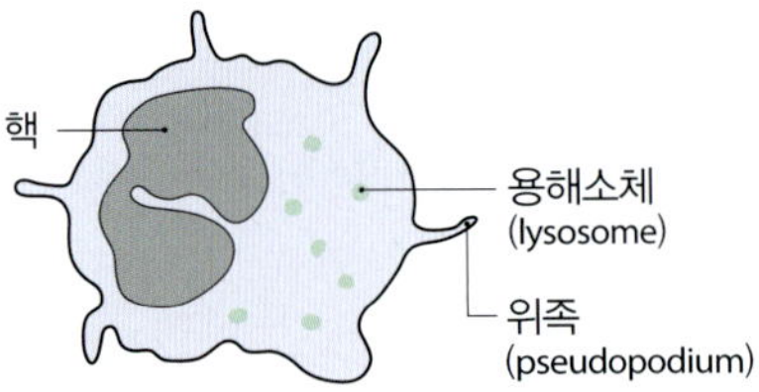	식세포 작용	2~6

③ 백혈구의 종류와 기능

a. **호중구(neutrophil)** : 포유류의 백혈구 중에서 절반 이상의 높은 비율을 차지한다. 세균감염, 이물질 등에 대항해서 **포식작용**을 한다. 세균독소 등의 주화성 인자를 향해 혈관 밖으로 이동해서 세균 등의 이물질을 포식해서 파괴한다.

b. **호산구(eosinophilia)** : 장점막에 많이 존재하며, 기생충 감염이나 알레르기질환 시에 그 수가 증가한다. 과립 중의 물질은 기생충알을 손상시키고 또 히스타민을 중화하여 **알레르기반응을 억제**한다.

c. **호염기구(basophil)** : 정상인의 말초혈액 중에 가장 적게 존재하고, 비중이 매우 작으며(백혈구 0~2%), 과립구 중 **히스타민**과 **헤파린**을 함유한다. 히스타민은 혈관을 확장하여 모세혈관 투과성을 높여서 염증반응을 일으키고, 알러지 반응을 유도한다. 헤파린은 혈액응고를 저지한다.

d. **단핵구**(monocyte) : 백혈구 중에서 가장 크며, 골수에서 생산되고 **식세포 작용**이 강하다. 또한 **생체방어능력**이 강해 체내 각 조직으로 가서 대식세포가 되어 세균 등의 외부 침입체에 대한 방어에 중추적인 역할을 한다.

e. **림프구**(lymphocyte) : 인체에서 일어나는 **면역반응**에 가장 중요한 역할을 한다. 세균 등의 외부 침입체에 대해 특이적인 면역반응을 나타내며, 이들을 인지하여 항체를 생성한다. 림프구에는 T세포(림프구), B세포(림프구) 외에 특정 항원에 구속되지 않고 바이러스 감염세포나 종양세포를 공격하는 **자연살해세포**(NK세포, NK림프구)가 있다.

④ 백혈구의 생성과 파괴

태아의 **제대혈**(탯줄혈액, cord blood)에는 백혈구뿐만 아니라 모든 혈액세포로 분화할 수 있는 세포가 존재한다. **골수**에도 동일한 세포가 존재하는데, 이것을 **다능성 줄기세포**라고 한다.

골수의 다능성 줄기세포는 우선 골수계 줄기세포와 림프계 줄기세포로 분화된다. 림프구 이외의 백혈구는 적혈구나 거대핵세포와 함께 골수계 줄기세포에서 분화하며 골수 내에서 분열, 증식된다. 림프구는 림프계 줄기세포가 흉선 또는 골수에서 분화 및 성숙하며 이들 장소나 림프절, 비장에서 증식한다.

순환혈액 중의 백혈구 수명은 수시간~수일로 짧지만, 조직으로 이동한 **대식세포**는 수개월 이상 생존한다. 오래된 백혈구는 간이나 비장 등의 대식세포에 의해 처리된다.

(3) 혈소판(platelet)

① 혈소판의 형태 (그림 5-6)

혈소판은 지름 2~4μm의 핵이 없는 불규칙한 원판 모양의 혈구로, 혈액에서 가장 작은 세포이다. 골수에 있는 거대핵세포의 세포질 조각들이 떨어져서 형성된 것으로, 혈액 $1mm^3$ 당 약 30만 개(15만~40만)가 존재하며, 수명은 3~5일이고 골수에서 만들어지고 비장에서 처리된다.

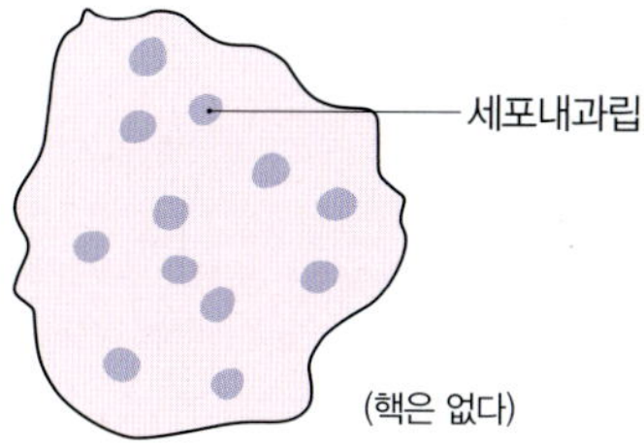

그림 5-6 혈소판

② 혈소판의 기능

혈소판의 주요 기능은 **혈액응고**와 **지혈작용**이다. 혈소판은 ADP(adenosine diphosphate)나 트롬복산 A_2(thromboxane A_2), 세로토닌(serotonin), 에피네프린(epinephrine), 그 외 혈소판인자(platelet factors), 혈액응고인자를 가지고 있어 혈액응고의 1차적인 역할을 한다.

혈소판의 지혈작용은 혈소판이 손상된 혈관벽의 교원섬유(아교섬유, collagen fiber)에 부착하면서 시작되며 혈소판에서 유리된 세로토닌 등에 의해 혈소판끼리 응집되어 출혈을 막는 지혈 작용이 이루어진다.

한편, 피부의 모세혈관에서 발생한 출혈이 자연적으로 멈출 때까지의 시간을 **지혈시간**이라고 하는데, 정상의 경우 약 1~3분이다. 지혈시간은 혈소판의 이상이나 감소에 의해 연장된다.

(4) 혈장(plasma)

혈장이란 혈액에서 세포성분을 제거한 부분을 가리킨다. **약 90%는 물**이며 알부민, 글로불린, 섬유소원(fibrinogen) 등의 단백질이 7~9%, 당질이 0.1%, 아미노산, 지질 등의 영양소, 그리고 무기이온을 0.9% 함유한다. 그 밖에 요소, 요산, 크레아티닌 등의 노폐물을 함유하고 있다.

① 혈장단백질(plasma protein)

혈장은 주로 간에서 만들어지며 총단백질 농도는 7~8%이다. 혈장에는 다양한 단백질이 함유되는데, **전기영동법**(단백질 사이즈에 따른 분류법)에 의해 분류할 수 있다.

a. 알부민(albumin)

알부민은 간에서 생산되며 전체 혈장단백질의 약 60%를 차지한다. 세포의 아미노산 공급원으로서 작용하는 외에(영양작용), 그 양이 많아서 **혈장교질삼투압**을 유지하는 역할을 한다. 혈장교질삼투압(약 25mmHg)은 수분을 간질액에서 혈장으로 끌어들여 적정한 혈액수분량을 유지시켜준다.

혈중의 호르몬, 비타민, 지방산, 철, 빌리루빈 등의 다양한 물질이 알부민이나 글로불린에 결합되어 운반된다.

b. 글로불린(globulin)

글로불린은 림프구에서 생산되며 혈장단백질의 약 36%를 차지한다. α, β, γ의 3종류로 분류되는데 α 및 β-글로불린에는 다양한 물질을 운반하는 단백질이 함유되어 있고, **γ-글로불린**은 항체의 대부분을 함유하고 있기 때문에 특히 **생체방어**에 중요한 역할을 하며, **면역글로불린**(immunoglobulin, Ig)이라고도 한다. 면역글로불린에는 면역글로불린 G(IgG), 면역글로불린 A(IgA), 면역글로불린 M(IgM), 면역글로불린 D(IgD), 면역글로불린 E(IgE)의 5종류가 있다.

c. 섬유소원(fibrinogen)

간에서 생산되며 혈장에서 얻을 수 있다. 섬유소원은 섬유소(fibrin)가 되어 혈병(혈액응고 덩어리)을 형성한다. 혈장에서 섬유소원을 제거하면 혈청이 된다.

② 혈장의 기능

혈장의 중요한 기능 중 하나는 완충작용(buffer action)이다. 완충작용이란 혈액의 **산염기평형**(acid–base equilibrium)을 유지하려는 작용을 말하며, 이 기전에 따라 사람의 정상 혈액은 pH 7.4 전후로 유지된다. 또 혈장삼투압(교질삼투압)을 유지하는 중요한 기능을 하며, 그 밖에 영양소, 노폐물, 호르몬 등의 운반 및 체온조절에 관여한다.

(5) 혈청(serum)

혈청은 혈장에서 섬유소원을 제거한 액체성분을 말한다. 따라서 혈청에서는 응고작용이 일어나지 않는다.

2) 혈액의 기능

혈액은 신체 내를 순환하면서 체내의 항상성 유지와 다양한 물질의 운반 및 에너지를 운반한다. 또한 전해질 및 수분 조절, 생체방어 등 생명 유지를 위한 다양한 작용을 한다.

(1) 운반작용

① 영양소나 호르몬, 비타민 등의 운반
② 산소와 이산화탄소의 운반
③ 노폐물을 신장으로 운반하여 배설

(2) 조절 · 유지작용

① 완충작용(산염기평형)의 조절 · 유지
② 체온조절 · 유지(열을 운반)
③ 교질삼투압의 조절 · 유지

(3) 방어 · 보호작용

① 면역에 의한 생체방어(감염방어)
② 혈액응고에 의한 생체보호

3) 혈액응고(blood clotting)

혈액응고는 생명을 유지하는 데 필수불가결한 것으로, 만일 이러한 작용이 없다면 작은 출혈이 일어나도 혈액이 응고되지 않아 큰 출혈로 이어져 목숨을 잃게 될 것이다.

혈액응고의 기본은 혈장 중에 녹아 있는 **섬유소원**(fibrinogen)이 불용성의 **섬유소**(fibrin)로 변화하는 것이다. 이 섬유소의 그물코 구조 속에 혈구가 부착됨으로써 혈병(혈액응고덩어리)이 생겨 혈관의 손상 부위가 막힌다. 섬유소가 형성되기까지는 몇 단계의 반응이 필요하다(그림 5-8).

(1) 혈액응고인자

혈액응고는 혈장 속에 **칼슘이온**과 **혈액응고인자**가 존재해야 정상적으로 진행될 수 있다. 혈장 속에는 혈액응고인자가 불활성 상태로 존재하는데 이것이 어떤 자극에 의해 활성화되면 활성화된 인자가 다른 인자를 활성화하는 **연속단계반응**(cascade reaction)을 거쳐 혈액응고가 이루어진다.

혈액응고인자는 I인자부터 XIII인자까지 알려져 있다(VI인자는 없음). I인자는 섬유소원, II인자는 프로트롬빈, III인자는 조직트롬보플라스틴 또는 조직인자라고도 한다.

혈액응고인자는 선천적 또는 후천적으로 결핍될 수 있는데 VIII인자가 선천적으로 결핍된 경우를 혈우병 A, IX인자가 결핍된 경우를 혈우병 B라고 한다.

(2) 혈액응고 과정 (그림 5-7)

혈액이 응고되는 과정은 혈액 속에서 시작되는 **내인성 경로**, 혈관벽에서 시작되는 **외인성 경로**, 그리고 이 두 경로가 합류하는 **공통 경로**로 나눌 수 있다.

① 내인성 경로(intrinsic pathway)

혈액 중의 **응고인자**만으로 진행되는 경로를 내인성 경로라고 한다. 손상된 혈관벽에서 노출된 교원섬유(아교섬유)에 XII인자가 접촉하면 활성화된 XII인자가 되며, 그 후 반응이 진행되어 X인자가 활성화된다.

② 외인성 경로(extrinsic pathway)

혈관벽에서 시작되는 경로로 손상된 조직에서 **조직트롬보플라스틴**(조직인자)이 방출되어 혈액 중의 VII인자를 활성화하고 활성화된 VII인자는 X인자를 활성화한다. 내인성 경로보다 빠른 시간 내에 진행된다.

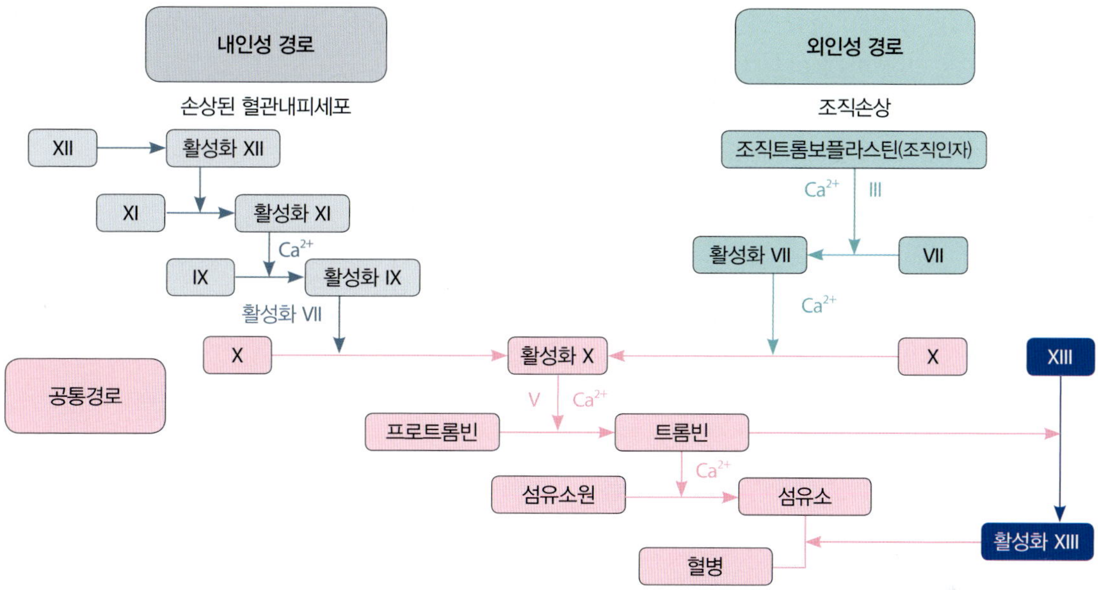

[참고] 응고인자의 관용명

I : 섬유소원
II : 프로트롬빈
III : 조직트롬보플라스틴
IV : 칼슘이온
V : 불안정인자
VI : (결번)
VII : 안정인자, 프로콘버틴(proconvertin)

VIII : 항혈우병인자
IX : 크리스마스인자(christmas factor)
X : 스튜어트인자(Stuart-prower factor)
XI : 플라스트롬보플라스틴 전구물질(PTA)
XII : 하게만인자(Hageman factor)
XIII : 섬유소안정화인자

그림 5-7 **혈액응고 과정**

③ 공통 경로(common pathway)

내인성 또는 외인성 경로에서 활성화된 X인자는 프로트롬빈을 트롬빈으로 변환하고, 트롬빈은 **섬유소원**(fibrinogen)을 **섬유소**(fibrin)로 변환시킨다.

섬유소는 칼슘이온(Ca^{2+})의 작용과 활성화된 XIII인자의 작용으로 섬유 사이에 그물 상태를 만들어 안정화된다. 이 그물에 혈구가 부착해서 **혈병**이 만들어진다(그림 5-8).

내인성 경로, 외인성 경로, 공통 경로 모두 **칼슘이온**을 필요로 한다. 그래서 채취한 혈액의 응고를 막기 위해서는 구연산나트륨 등의 칼슘이온 제거 시약이 사용된다.

(3) 혈액응고시간

혈액응고에 필요한 시간으로 정상에서는 5~10분 이내에 응고한다(전혈응고시간). 외인성 과정의 검사에 이용되는 프로트롬빈시간은 채취 혈액에 조직트롬보플라스틴과 염화칼슘($CaCl_2$)을 첨가하여 측정하며 12~15초를 정상치로 보고 있다. 또 내인성 과정의 검사에 사용되는 활성화부분

트롬보플라스틴시간은 채취 혈액에 인지질을 첨가하여 측정한다. 정상치는 측정치를 안정시키기 위한 첨가물질에 따라 다르지만 대략 30~40초이다.

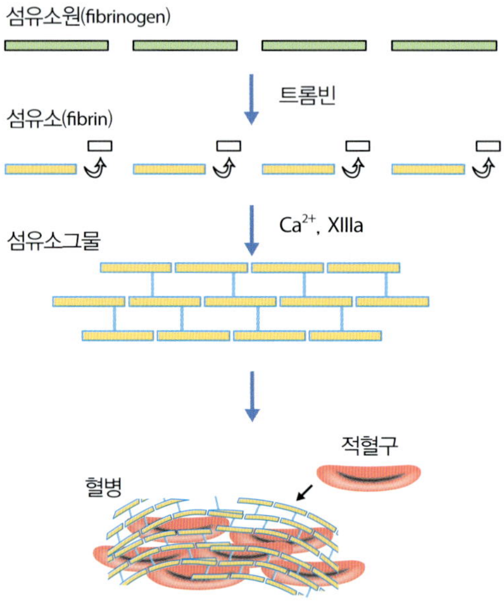

그림 5-8 혈병의 형성

Tip 혈액응고의 기전

혈액응고는 다음과 같은 기전으로 일어난다.

① 출혈이 일어나면 혈소판이 공기에 노출되면서 파괴되고 트롬보플라스틴(thromboplastin)이 방출된다.

② 트롬보플라스틴과 혈장 속 칼슘이온의 작용에 의해 프로트롬빈(혈장단백, prothrombin)이 트롬빈(thrombin)으로 전환된다.

③ 트롬빈의 효소작용에 의해 섬유소원(fibrinogen)이 불용성의 섬유단백질인 섬유소(fibrin)가 된다. 섬유소는 칼슘이온 등의 작용으로 서로 결합해서 그물구조를 만들어 적혈구를 응집시켜 혈병을 만든다.

(혈소판)
↓ 프로트롬빈
트롬보플라스틴 → ↓ ← 칼슘이온
트롬빈
↓
섬유소원 → 섬유소

4) 혈액형과 수혈

혈액형이 다른 사람의 혈액을 섞으면 적혈구가 서로 엉겨붙는데 이러한 현상을 **적혈구응집반응**(hemagglutination)이라고 하며 혈액형은 이러한 현상에서 발견되었다.

적혈구막에는 **응집원**(항원 : A, B)이 있고 혈장(혈청) 중에는 **응집소**(항체 : α, β)가 있는데 서로 대응관계에 있는 응집원과 응집소가 만나면 적혈구응집반응이 일어나며, 이것은 항원항체반응의 일종이다. 적혈구와 혈청의 응집반응을 기초로 혈액의 유형을 분류한 것이 ABO식 혈액형과 Rh식 혈액형이다.

(1) ABO식 혈액형

ABO식 혈액형은 1901년 오스트리아의 란트슈타이너(Karl Landsteiner)에 의해 발견되었으며 응집원의 종류에 따라 혈액형이 A, B, AB, O형의 4가지로 분류된다.

① 응집원(agglutinogen)

적혈구막에 **A응집원**이 존재하는 A형, **B응집원**이 존재하는 B형, A응집원과 B응집원이 모두 존재하는 AB형, 응집원이 존재하지 않는 O형으로 나뉜다(그림 5-9a).

② 응집소(agglutinin)

사람의 혈장(혈청)에는 A 또는 B응집원 중에서 자신에게 없는 응집원에 대응하는 응집소가 존재한다(그림 5-9a). A형 혈액을 B형인 사람에게 수혈하면 **A형 적혈구**는 B형 혈청 중의 항A응집소(α응집소)에 의해 응집되며, B형 혈액을 A형인 사람에게 수혈하면 **B형 적혈구**는 A형 혈청 중의 항B응집소(β응집소)에 의해 응집된다(그림 5-9b, 표 5-2). 생체 내에서는 응집물에 혈장 중의 용혈소와 보체가 반응하여 **용혈**(적혈구 파괴)이 일어난다.

O형 혈액은 응집반응이 일어나지 않는 경우로 적혈구막에는 응집원 A, B가 모두 없으며, 혈청에는 α, β응집소를 모두 가지고 있다.

AB형 혈액은 적혈구막에는 응집원 A, B가 모두 있지만 혈청에는 응집소 α, β가 모두 없다.

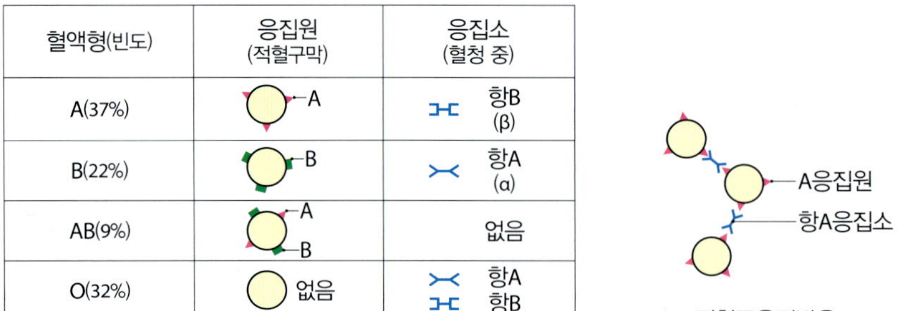

혈액형(빈도)
응집원
(적혈구막)
응집소
(혈청 중)
A(37%)
A
항B
(β)
B(22%)
B
항A
(α)
AB(9%)
A
B
없음
O(32%)
없음
항A
항B
A응집원
항A응집소

a : 응집원과 응집소

b : 적혈구응집반응
A형 혈액을 B형인 사람에게 수혈한 경우

그림 5-9 응집원과 응집소

표 5-2 혈액응고반응

공혈자 \ 수혈자	A형	B형	AB형	O형
A형	−	+	−	+
B형	+	−	−	+
AB형	+	+	−	+
O형	−	−	−	−

(2) Rh식 혈액형

1940년 란트슈타이너(Karl Landsteiner)는 사람과 붉은털원숭이(학명 Macacus rhesus, 영어명 rhesus monkey)의 적혈구에 공통으로 존재하는 항원을 Rh항원이라고 하였다. Rh항원은 40종류 이상이 알려져 있지만, 일반적으로는 이 가운데 항원성이 가장 강한 D항원이 확인되는 혈액형을 Rh^+형, 확인되지 않는 것을 Rh^-형이라고 한다.

Rh^+형인 사람의 혈액을 Rh^-형인 사람에게 수혈하면 항Rh항체가 생산된다. 또, Rh^-형 모친이 Rh^+형 태아를 임신하여 태반 손상 등으로 인해 태아의 혈액이 모체로 들어간 경우도 항Rh항체가 생산된다. 이 경우 1회째의 수혈이나 임신에서는 생산되는 항체가 소량이지만, 2회째에는 림프구가 항원을 기억하고 있기 때문에 다량의 항Rh항체가 신속하게 생산되어 수혈받은 혈액이나 태아의 적혈구를 응집시킬 위험이 있다(그림 5-10).

Rh^+형인 사람은 Rh^+형과 Rh^-형 혈액을 모두 수혈받을 수 있지만 Rh^-형인 사람은 Rh^-형 혈액만 수혈받을 수 있다.

특히 Rh항원은 A, B응집소와는 독립해서 존재하기 때문에 A형, B형, AB형, O형 각각에 Rh^+형과 Rh^-형이 관찰된다.

Rh^-형은 우리나라의 경우 0.4% 정도이고 백인은 약 15% 정도 된다.

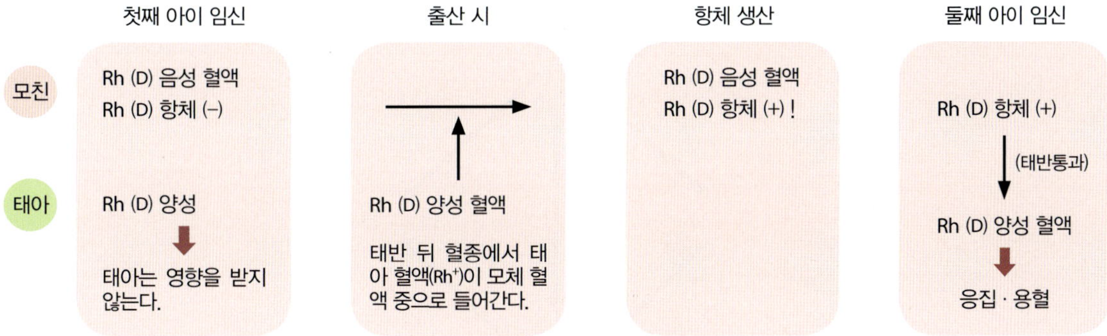

그림 5-10 RH⁻ 혈액형 임신

(3) 기타 혈액형

혈액형은 ABO식이나 Rh식 이외에 MNSs식, P식 등 많은 분류법이 있다. 이들은 수혈에 의한 응집반응이 문제가 되는 경우는 적고 개인식별이나 친자감정 등에 이용된다.

(4) 수혈(transfusion)

수혈은 건강한 사람의 혈액을 외상 또는 수술로 인해 혈액이 부족해진 사람에게 주는 것으로 혈액을 주는 사람(**공혈자**)의 응집원과 받는 사람(**수혈자**)의 응집소 사이에서 응집반응이 일어나지 않아야 한다. 만일 응집반응이 일어난다면 수혈을 받을 수가 없다.

ABO식 혈액형에서 AB형인 사람은 응집소를 갖고 있지 않기 때문에 다른 형의 혈액을 받을 수 있다. O형인 사람은 응집원을 갖고 있지 않기 때문에 다른 형의 사람에게 혈액을 줄 수 있다(그림 5-11). 이 경우 소량의 수혈이라면 공혈자 쪽의 응집소는 엷어져서 수혈자의 적혈구를 응집시키지 못한다. 이러한 개념에서 **AB형**인 사람은 **만능수혈자**, **O형**인 사람은 **만능공혈자**라고 한다. 그러나 다른 혈액형에 의한 부적합을 피하기 위해 수혈 시에는 공혈자와 수혈자의 혈구와 혈청을 분리해서 각각의 응집반응을 조사하는 **교차적합시험**을 실시해야 한다.

수혈은 같은 혈액형끼리 이루어지는 것이 원칙이다.

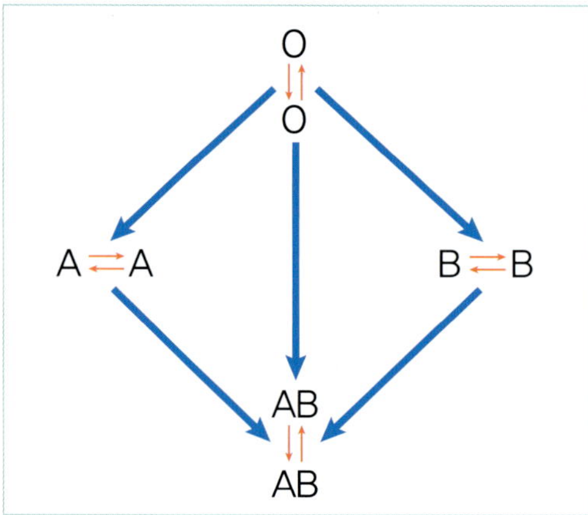

그림 5-11 혈액형과 수혈 관계

2 혈액순환

1) 심장의 구조와 기능

(1) 심장의 구조 (그림 5-12)

심장은 전신에 혈액을 공급하는 단단한 근육주머니로, 크기는 성인의 주먹 정도이며 무게는 250~300g 정도 된다.

심장은 **우심방**, **우심실**, **좌심방**, **좌심실** 4개의 공간으로 되어 있으며, 우심방과 우심실 사이는 3장의 판막으로 된 **삼첨판**(우방실판)에 의해 나누어져 있고, 좌심방과 좌심실 사이는 2장의 판막으로 된 **승모판**(이첨판, 좌방실판)에 의해 나누어져 있다. 또한 좌심실과 대동맥 사이에는 **대동맥판**, 우심실과 폐동맥 사이에는 **폐동맥판**이 존재한다.

(2) 심장의 기능

심장의 기능은 **혈액**을 **박출**해서 유동시켜 다양한 기관으로 보내는 것이다. 가장 먼저 심방이 수축하고 약 0.16초 늦게 심실이 수축한다. 각 판막은 한 방향으로만 열려 혈액의 역류를 방지한다. 전신의 정맥을 통해 되돌아온 혈액은 우심방으로 들어가 우심실, 폐동맥을 거쳐 폐로 간다. 폐에서 가스교환된 신선한 혈액은 폐정맥을 거쳐 좌심방으로 들어가며 좌심실에서 대동맥으로 박출되어 전신으로 보내진다.

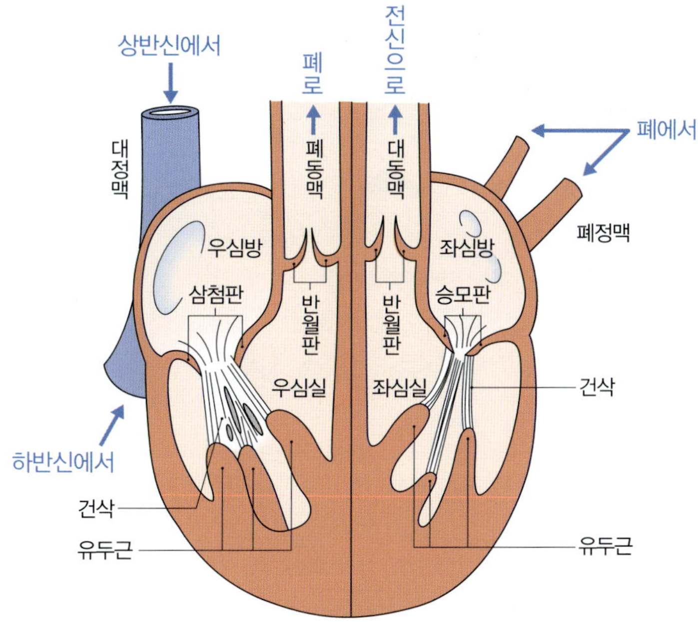

그림 5-12 **심장의 기능적 구조**

① 심장의 자동능(automaticity)

심장은 자발적으로 흥분하고 율동적으로 수축을 일으킨다. 이처럼 심장이 스스로 흥분하는 능력을 **자동능**이라고 한다. 이 자동능은 **특수심근섬유**에서 특히 잘 발달해 있으며, 고유심근에는 자동능이 거의 없다(p.70 참조). 또 이 자동능은 신경지배를 받지 않아 신경이 절단되어도 자동적으로 흥분해서 박동을 계속한다.

② 심장자극전도계(cardiac conducting system) (그림 5-13)

심장은 수축기능을 가진 **고유심근**과 이것과는 형태나 기능이 다른 **특수심근**으로 구성되어 있다. 고유심근의 주요 기능은 혈액의 박출이고 특수심근의 주요 기능은 자극전도계를 구성한 자발적 흥분의 발생(자동능)과 흥분전도이다.

자극전도계는 4개의 구조, 즉 **동방결절**, **방실결절**, **방실속**, **푸르킨예섬유**(Purkinje fiber)로 구성된다.

동방결절에서 발생한 흥분(전기적 활동)은 양쪽의 심방으로 전달되어 심방이 수축된다. 또 이 흥분의 일부가 방실결절(우심방 아래쪽에서 우심실과의 경계)에 전달되고 여기에서 나오는 방실속(히스속)을 거쳐 우각과 좌각으로 전달되며 다시 푸르킨예섬유를 통해 심실 전체로 전달되어 좌우의 심실은 동시에 수축된다. 이와 같이 동방결절에서 시작되어 푸르킨예섬유에 이르는 경로를 **자극전도계**(흥분전도계)라고 한다.

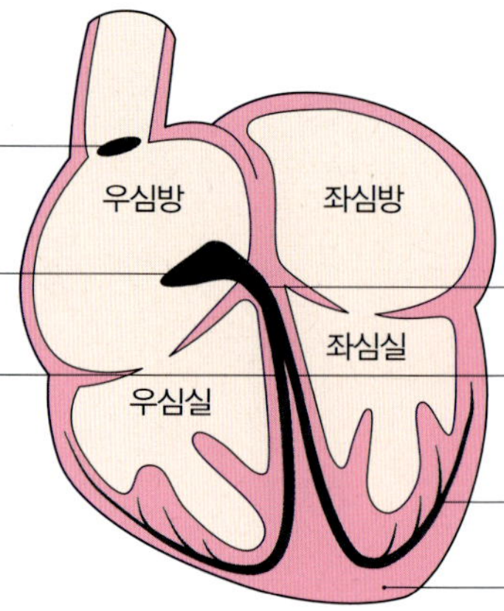

그림 5-13 **심장자극전도계**

③ 심박출량(cardiac output)

심실의 1회 수축과 판막의 개폐에 의해 대동맥과 폐동맥으로 박출되는 혈액량을 1회 박출량이라고 하는데 성인에서는 약 70ml이다. 심박출량은 1분간의 박출량으로, 심박수를 약 70회/분으로 하면 1분당 심박출량은 약 4,900ml/분이 된다.

④ 심박수(heart rate)

1분간의 평균심박수는 약 70회이다. 성인 남자가 62~72회인 데 비해 여자는 70~80회로 약간 많다. 고령자는 심박수(맥박수)가 적고 어린이는 많다. 태아와 신생아는 130~145회이고 영유아는 110~130회, 소아는 80~90회이다.

⑤ 심장주기(cardiac cycle)

심장은 주기적으로 **수축**과 **이완**을 반복하는데 이 수축과 이완이 1회 경과하는 것을 **심장주기**라고 한다. 심장의 수축은 우심방의 동방결절에서 시작되며 이어서 좌우의 심방이 거의 동시에 수축하고 그 다음에 좌우의 심실이 수축한다. 좌심실 내압의 변화와 판막의 개폐를 기준으로 크게 수축기와 확장기로 나뉜다.

⑥ 심장음(cardiac sound)

심장에서 발생하는 정상적인 소리로 심장근육의 수축과 판막의 폐쇄 및 혈액의 흐름 등에 의해 발생한다.

심장주기의 1주기마다 **제1심음**과 **제2심음**의 2가지 음이 발생하는데 제2심음에 이어서 **제3심음**이 들리는 경우도 있다.

a. **제1심음** : 심실수축 초기에 발생하는데 방실판막이 닫히고 심실근이 수축함으로써 발생하는 음으로 비교적 길고 낮으며 둔탁한 음이다.

b. **제2심음** : 수축기가 끝나고 심실이 이완할 때 동맥판이 닫히면서 발생하는 음으로 약간 높은 주파수의 짧고 지속성 있는 음이다.

c. **제3심음** : 보통은 들리지 않으나 소아나 젊은 층에서 운동 후에 제2심음 뒤에 희미하게 들리는 경우가 있다. 저주파수의 작은 음으로 혈액이 심실로 급격하게 유입됨으로써 발생한다.

⑦ 심전도(electrocardiogram, ECG, EKG)

심장근육이 활동할 때는 전기적 흥분이 발생하고, 여기에 동반해서 활동전위가 발생하여 신체 표면에 전달되는데 이것을 신체의 특정 부위에 전극을 부착해서 유도하여 기록하는 것을 심전도라고 한다. 심전도에는 P파, Q파, S파, T파가 있으며, 각 방향에서의 파형, 시간적 경과를 관찰하면 병적 변화를 파악할 수 있다(그림 5-14).

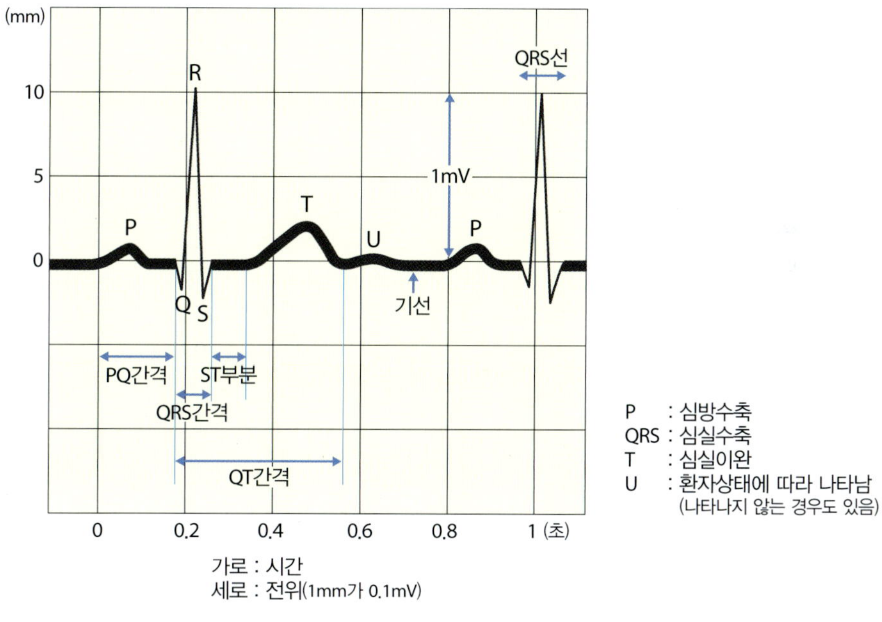

그림 5-14 **정상 심전도 파형**

2) 혈관의 구조와 기능 (표 5-3)

혈관계가 시작되는 심장에서 박출된 혈액은 혈관 내를 압력이 높은 곳에서 낮은 곳을 향해 흐르는데 이것을 혈류라고 하며, 혈관 내에 생긴 압력을 혈압이라고 한다. 혈압은 대동맥에서 가장 높고 그 다음이 동맥, 세동맥, 모세혈관으로 말초로 갈수록 낮아진다(그림 5-15).

혈관(blood vessel)은 혈액을 전신으로 순환시키는 관으로 기능과 형태에 따라 **대동맥**, **동맥**, **세동맥**, **모세혈관**, **세정맥**, **정맥**, **대정맥**으로 분류된다. 동맥은 심장에서 박출되는 혈액을 운반하고 정맥은 심장으로 되돌아오는 혈액을 운반하며 모세혈관은 동맥과 정맥의 말단을 연결한다. 세동맥은 동맥이 모세혈관으로 분리되기 전의 가는 동맥이며, 세정맥은 모세혈관이 모여 형성된 가느다란 정맥이다.

대부분의 혈관은 **외막**, **중막**, **내막**의 3층으로 이루어진다. 외막은 혈관의 가장 바깥층을 둘러싼 결합조직으로, 혈관운동신경, 감각신경이 들어 있다. 중막은 평활근, 탄성섬유 및 교원섬유로 구성되어 있고, 자율신경종말이 존재하며, 체액성과 신경성으로 평활근수축이 조절되고 있다. 내막은 내피세포가 있으며 물질교환, 혈액응고-섬유소용해계에 관여하는 물질의 생성 등에 관여하고 있다(그림 5-16).

표 5-3 혈관의 구조와 기능

	대동맥	세동맥	모세혈관	세정맥	대정맥
혈관	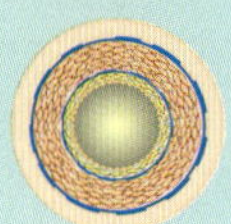	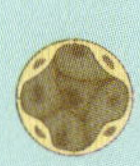	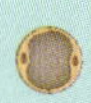	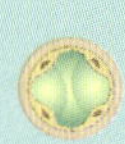	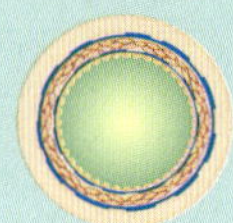
내경	25mm	30μm	8μm	20μm	30mm
벽두께	2mm	20μm	1μm	1μm	1.5mm
내피	++	++	+	+	+
탄력형조직	+++	+			++
평활근	++	+++			++
섬유조직	+++	+		+	++
기능	탄력형혈관 (박동적인 혈류를 연속적인 혈류로 변경)	저항혈관 (혈관저항을 바꾸어 혈류량 조절)	교환혈관 (물질교환, 가스교환)		용량혈관 (순환혈액의 저장작용)

(1) 대동맥 및 굵은 동맥

대동맥과 그것에 이어지는 굵은 동맥은 탄성섬유가 발달해 있으며 심장의 수축기에 박출된 혈액에 의해 늘어나 혈액을 모으기 때문에 **탄력형동맥**이라고 불린다. 동맥이 가늘어짐에 따라 탄성섬유가 줄고 평활근이 증가한다(중동맥).

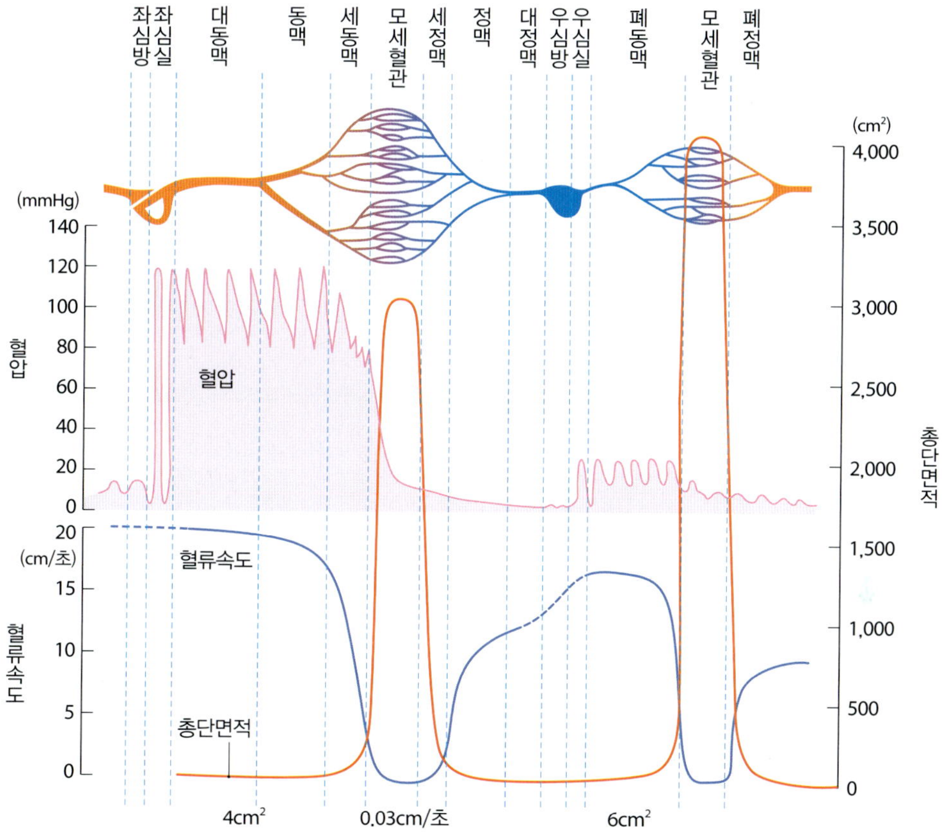

그림 5-15 순환계 각 부위의 혈압, 혈류속도, 혈관상의 총단면적

(2) 세동맥

세동맥의 혈관저항은 특히 커서 **저항혈관**이라고도 불린다. 세동맥은 혈관운동 신경지배가 강해 말초혈관의 혈류조절이나 혈압조절에 중요한 기능을 하고 있다.

(3) 모세혈관

세동맥이 분지하여 모세혈관을 만든다. 이곳에서 혈관 내의 혈액과 혈관 밖의 간질액 사이에 **가스교환**, **물질교환**이 이루어진다. 모세혈관의 혈류속도는 일반적으로 매우 느리며 약 0.2~0.5mm/초이다. 길이는 부위에 따라 다르지만 약 0.3~0.8mm이며, 혈액이 통과하는 시간은 약 0.6~4.0초이다. 혈류가 느리면 혈액과 조직 사이의 가스교환, 물질교환이 잘 이루어진다.

(4) 정맥

정맥은 혈관벽이 얇고 혈관저항이 적기 때문에 잘 늘어나서 체순환혈액량의 75%를 저장할 수 있어 **순환혈액량 조절**에 기여하고 있다.

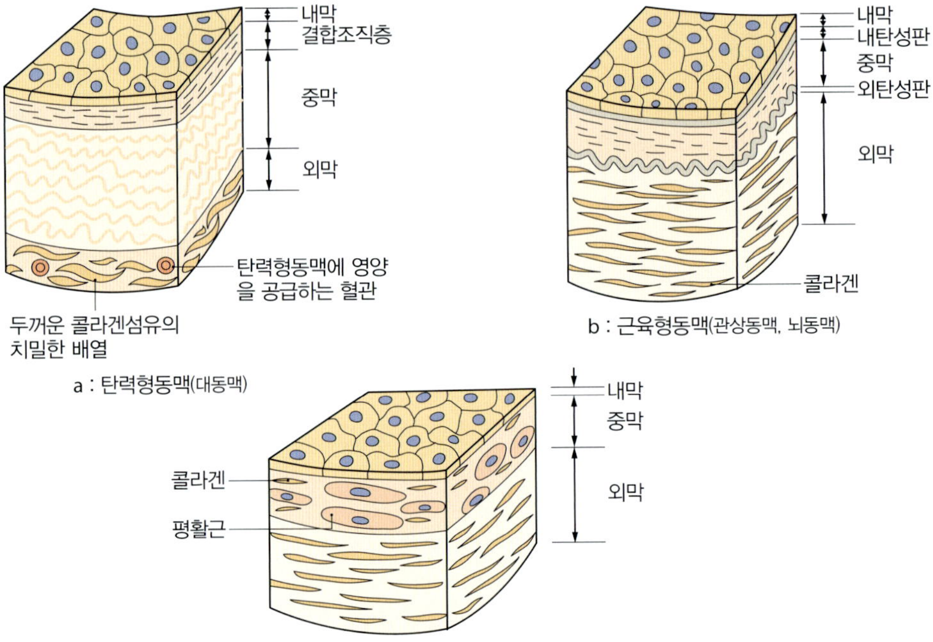

그림 5-16 **탄력형동맥, 근육형동맥, 정맥의 구조를 나타내는 모식도**

중막에 차이가 나타난다.
탄력형동맥의 중막에는 탄성판이 여러 층을 이루며 배열되고 그 사이에 평활근세포가 있다.
근육형동맥의 중막은 평활근세포만으로 되어 있다.
정맥의 중막은 평활근이 발달되어 있지 않고 세포외기질이 많다.

3) 혈액순환의 기능

(1) 운반작용

세포대사에 필요한 물질은 순환계에서 운반한다.

① **호흡 관련 물질의 운반** : 흡기(들숨)에 의해 섭취된 산소는 적혈구의 헤모글로빈과 결합하여 세포로 운반되고 세포호흡에 의해 생성된 이산화탄소는 혈액에 의해 폐로 운반되어 호기(날숨)로 배출된다.

② **영양물질의 운반** : 소화관에서 흡수한 영양소는 장관벽을 통해 혈관 속으로 흡수되고 혈액은 이들을 전신의 각 조직으로 운반한다.

③ **배설물질의 운반** : 요소와 같은 대사 노폐물, 수분과 이온 등은 혈액을 통해 신장으로 운반되고 소변으로 배설된다.

(2) 조절작용

호르몬 조절과 체온 조절에 관여한다.

① **호르몬 조절** : 혈액은 호르몬을 표적조직으로 운반하며, 운반된 호르몬은 다양한 조절기능을 수행한다.

② **체온 조절** : 혈액은 온도 정보를 체온중추로 전달하여 체온조절 반응을 하며, 체열운반에 의해 전신의 체온을 평균화시킨다.

(3) 방어작용

순환계는 손상에 의한 혈액상실로부터 신체를 보호하며, 몸속에 침입한 외부 미생물 또는 독소에 대응하여 신체를 보호한다.

① **혈액응고**(blood clotting) : 혈액응고기전은 혈관손상에 의한 혈액손실을 막아준다.

② **면역**(immune) : 백혈구는 다양한 병원체에 대항해서 신체를 보호하는 역할을 한다.

4) 혈액순환의 경로 (그림 5-17)

혈액의 순환은 혈액이 심장을 떠났다가 다시 심장으로 돌아오는 것으로 그 경로는 크게 **체순환**(대순환)과 **폐순환**(소순환)으로 나뉜다.

(1) 체순환(systemic circulation)

체순환은 폐(허파)를 제외한 신체의 모든 동정맥을 포함한 순환으로, 좌심실에서 시작되어 대동맥, 동맥, 세동맥을 지나 전신 조직의 모세혈관에 이르러 산소와 영양분을 조직세포에 공급하고, 조직세포에서 생긴 노폐물을 받아 다시 세정맥, 정맥, 대정맥을 지나 우심방에 이르는 경로를 말한다. 체순환의 주요 목적은 **전신 조직**에 **산소**, **영양소** 등을 **공급**하는 것이다.

(2) 폐순환(pulmonary circulation)

폐순환은 우심실에서 나온 혈액이 폐동맥을 통해 좌우의 폐로 가서 폐포 내에서 산소와 이산화탄소를 교환한 후 폐정맥을 통해 좌심방에 이르는 경로를 말한다. 폐순환의 목적은 체순환에 의해 전신을 순환하고 심장으로 되돌아온 정맥혈을 **폐**로 보내 **이산화탄소**를 **배출**하고 **산소**를 **보충**하여 다시 동맥혈로 만드는 것이다.

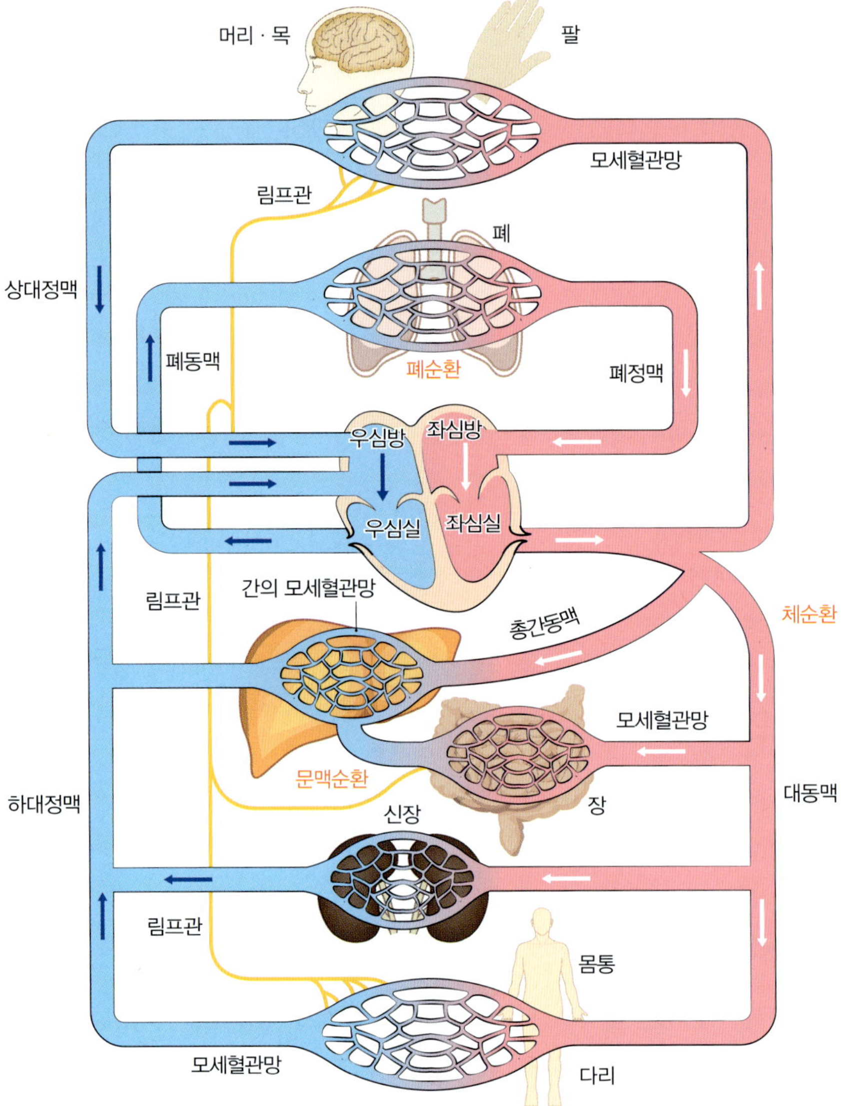

그림 5-17 **혈액순환계**

5) 혈압 및 혈압의 측정

(1) 혈압(blood pressure, BP)

혈압이란 심장에서 박출된 혈액이 **혈관벽**에 가하는 **압력**으로 심장에서 가까울수록 높고 멀어질수록 낮아진다.

혈압은 심장에서의 박출량, 혈관의 탄력성, 혈관수축 등의 저항에 의해 결정되는데, 심장에서 박출되는 혈액량이 많을수록, 동맥의 지름이 작을수록 높아진다.

좌심실이 수축할 때의 혈압을 **수축기혈압**(최고혈압), 좌심실이 확장(이완)될 때의 혈압을 **확장기혈압**(최저혈압)이라고 한다.

성인의 정상혈압은 수축기혈압이 약 120mmHg, 확장기혈압이 약 70mmHg이며, 수축기혈압과 확장기혈압의 차이를 **맥박압**(pulse pressure)이라고 하며 50mmHg 정도가 정상이다.

(2) 혈압 측정법 (그림 5-18)

일반적으로 혈압의 측정은 위팔에 커프(cuff)를 감고 **상완동맥**의 압력을 측정하는 간접법(압박법)이 실시되고 있다. 커프를 위팔에 감고 그 속의 고무주머니에 공기를 넣어 위팔 부분을 압박해서 주와부에 청진기를 대고 혈관음을 듣고 판단하는 방법이다(청진법).

혈압측정 시 주의할 점은 다음과 같다.

① 커프를 손가락 2개가 편하게 들어갈 정도로 감는다. 너무 느슨하게 감으면 동맥에 압력이 가해지기 전에 고무주머니가 부풀어 측정치가 높게 나타난다.

② 커프의 중심이 상완골 안쪽을 통과하는 상완동맥의 위에 가도록 감는다. 즉 커프의 아랫부분이 주와(팔오금)의 2~3cm 위에 오도록 한다.

③ 측정 시에는 커프의 중심을 심장과 동일한 높이로 한다.

④ 커프압의 가압 수준은 예상수축기압 +30mmHg 정도가 적당하다. 커프압의 감속속도는 측정점 부근에서는 2mmHg/초 정도로 한다.

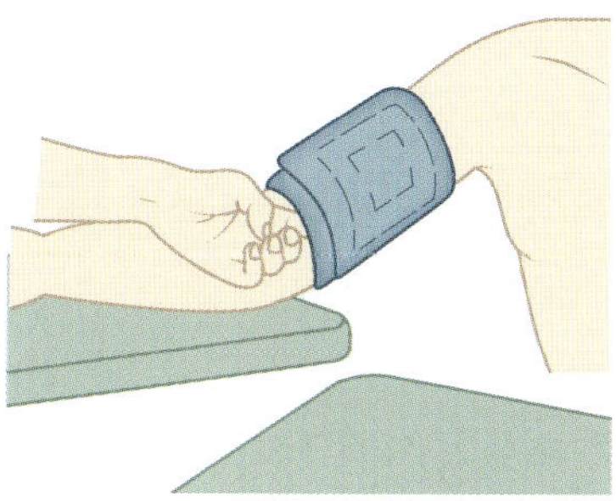

① 커프는 손가락 2개가 들어갈 정도로 감는다.

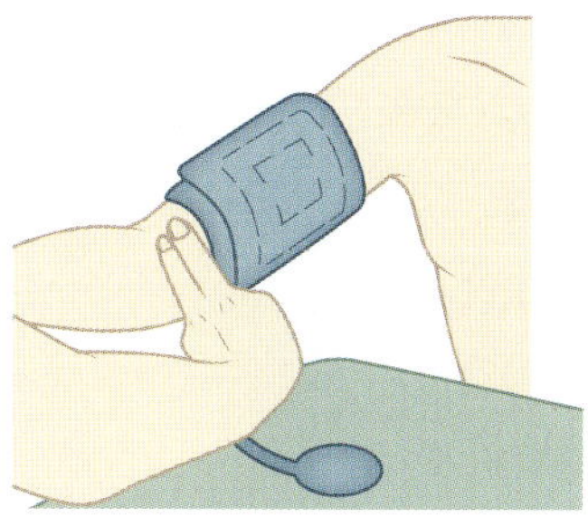

② 커프의 아랫부분이 주와의 2~3cm 위(상완동맥 위)에 오도록 감는다.

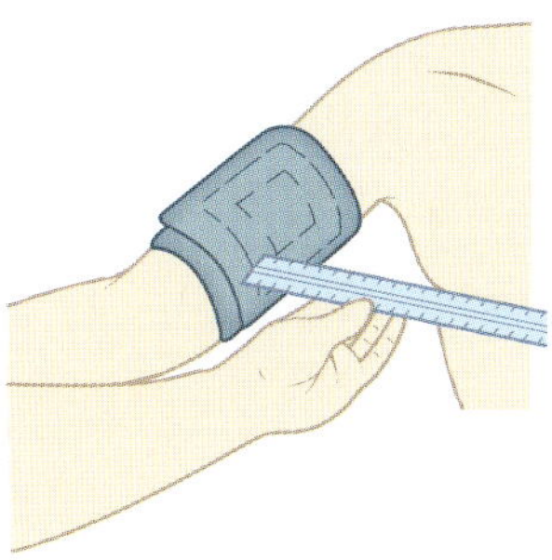

③ 커프의 중심을 심장과 동일한 높이로 한다.

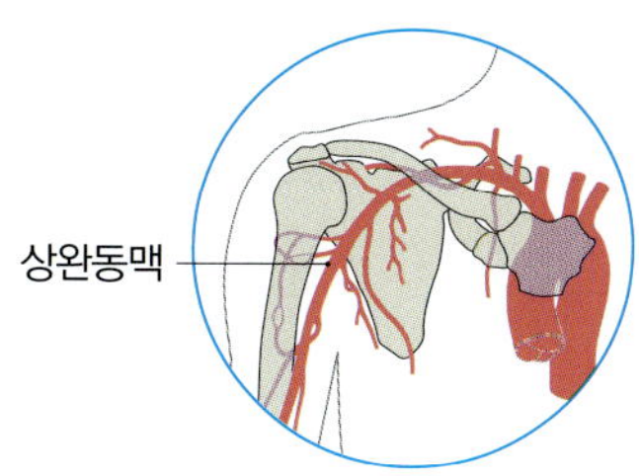

〈상완동맥의 위치〉

그림 5-18 **혈압의 측정**

(3) 정상 혈압과 비정상 혈압 (표 5-4)

혈압의 정상치는 연령과 성별에 따른 차이를 고려해야 하는데, 일반 성인의 수축기혈압(최고혈압)은 120+(Y−20)÷2, 확장기혈압(최저혈압)은 70~85mmHg가 표준치이다(Y는 연령). 또 혈압은 다양한 생리적 요인으로 변하는데, 예를 들어 측정 시의 자세, 시각, 기온, 운동, 식사, 정신적인 동요, 발열 등에 따라 달라진다. 혈압은 일중변동(diurnal variation)을 나타낸다.

① 고혈압(hypertension)

수축기혈압이 140mmHg **이상** 또는 **확장기혈압**이 90mmHg **이상**인 경우를 고혈압이라고 한다(WHO).

고혈압의 원인은 다양한데 대부분은 특정 원인이 밝혀지지 않은 본태성 고혈압(essential hypertension)이 가장 많고, 그 다음으로 신장 질환에 따른 신장성 고혈압(renal hypertension)이 많다.

② 저혈압(hypotension)

수축기혈압이 100mmHg **이하**인 경우를 저혈압이라고 한다. 특별한 증상이 없으면 걱정할 필요가 없는 경우가 많지만 손발 차가움, 피로감 증가, 현기증, 어깨결림 등의 증상이 나타나기도 한다. 규칙적인 생활, 충분한 영양섭취, 운동 등이 권장된다.

병적인 요인에는 자율신경계의 불안정, 내분비계 질환, 소화 · 호흡계의 기능저하 등이 있으며, 출혈, 외상쇼크, 마취, 급성 신부전, 혈압강하제 사용 시에는 급성 저혈압이 나타난다.

표 5-4 성인의 혈압 분류

분류		수축기혈압(mmHg)		확장기혈압(mmHg)
정상혈압		< 120	그리고	< 80
주의혈압		120~129	또는	80~84
고혈압전단계		130~139	또는	85~89
고혈압	1기	140~159	또는	90~99
	2기	≧ 160	또는	≧ 100
수축기단독고혈압		≧ 140	그리고	< 90

(2018 고혈압 진료지침)

핵심포인트

- 혈액의 세포성분은 적혈구, 백혈구, 혈소판이고, 액체성분은 혈장이며, 혈장은 섬유소원(fibrinogen)과 혈청으로 구성된다.
- 혈액에는 산소 및 영양소나 호르몬의 운반작용, 노폐물의 배설작용, 삼투압, 체온, pH의 조절작용, 면역에 의한 생체방어작용, 혈액응고에 의한 생체보호작용 등의 작용이 있다.
- 적혈구의 헤모글로빈은 헴(heme)과 글로빈(globin)으로 구성되어 있고, 주로 산소와 이산화탄소를 운반한다.
- 백혈구의 종류는 호중구, 호산구, 호염기구, 단핵구 및 림프구가 있으며, 주로 식균작용과 면역작용을 한다.
- 혈소판의 주요 기능은 혈액응고와 지혈작용이다.
- 혈장은 혈액에서 세포성분을 제거한 부분으로 약 90%의 물과 다양한 단백질로 구성되어 있고, 혈액의 산염기평형을 유지하는 완충작용 및 혈장삼투압을 유지하는 작용을 한다.
- 혈액응고는 프로트롬빈을 트롬빈으로 전환시키는 1단계, 섬유소원(fibrinogen)을 섬유소(fibrin)로 전환시키는 2단계로 이루어진다.
- 혈액형은 ABO식 혈액형과 Rh식 혈액형으로 분류할 수 있으며, ABO식 혈액형은 응집원의 종류에 따라 A, B, O, AB형의 4가지로 분류되고 Rh식 혈액형은 항원에 따라 Rh^+형, Rh^-형으로 분류된다.
- 심장은 우심방, 우심실, 좌심방, 좌심실의 4개의 공간으로 되어 있으며, 혈액을 박출해서 다양한 기관으로 보내는 역할을 한다.
- 혈관은 혈액을 전신으로 순환시키는 관으로 기능과 형태에 따라 대동맥, 동맥, 세동맥, 모세혈관, 세정맥, 정맥, 대정맥으로 분류된다.
- 혈압이란 심장에서 박출된 혈액이 혈관벽에 가하는 압력으로 심장에서 가까울수록 높고 멀수록 낮아진다. 좌심실이 수축할 때의 혈압을 수축기혈압(최고혈압), 좌심실이 확장할 때의 혈압을 확장기혈압(최저혈압)이라고 한다.

Review Test

01. 감염 시 가장 먼저 나타나 식균작용을 하는 백혈구는?

① 호중구 ② 호염구 ③ 호산구 ④ 단핵구 ⑤ 림프구

02. 다음의 보기에서 ( ) 안에 들어갈 단어는?

혈액은 세포성분인 혈구와 액체성분인 ( )으로 분리된다.

① 혈장 ② 혈소판 ③ 트롬빈
④ 헤모글로빈 ⑤ 프로트롬빈

03. 혈액의 기능으로 옳지 <u>않은</u> 것은?

① 방어 작용 ② 체온 조절 ③ 호르몬 운반
④ 배설물질 운반 ⑤ 신경전달물질 운반

04. 산소를 운반하여 각 세포에 전달하는 역할을 하는 세포는?

① 혈소판 ② 적혈구 ③ 백혈구 ④ 호염기 ⑤ 호산구

05. 백혈구 중 기생충 감염이나 알레르기질환이 있을 때 수치가 올라가는 것은?

① 림프구 ② 단핵구 ③ 호산구 ④ 호중구 ⑤ 호염기구

06. 다음 중 폐순환에 속하지 <u>않는</u> 부위는?

① 우심실 ② 우심방 ③ 폐동맥 ④ 폐모세혈관 ⑤ 폐정맥

07. 심장박동을 일으키는 박동조율기의 역할을 하는 곳은?

① 우각 ② 방실속 ③ 방실결절
④ 동방결절 ⑤ 푸르킨예섬유

08. 다음 중 혈액응고 반응에 관여하는 중요한 섬유 성분은?

① 헤파린 ② 칼시토닌 ③ 피브리노겐
④ 칼슘억제제 ⑤ 구연산나트륨

09. 혈액순환계에 관한 설명으로 옳지 않은 것은?

① 모세혈관에서는 가스교환이 일어난다.
② 폐정맥에는 산소가 많이 함유되어 있다.
③ 폐동맥에는 이산화탄소가 함유되어 있다.
④ 심장에 영양을 공급하는 주요 혈관은 대동맥이다.
⑤ 대정맥을 통해 들어오는 혈액은 이산화탄소가 많다.

10. 백혈구에 관한 설명으로 옳은 것은?

① T림프구는 형질세포를 형성한다.
② 호중구는 백혈구 전체에서 가장 많다.
③ 림프구는 용해효소가 많아 포식작용에 관여한다.
④ 호산구는 비만세포로 바뀌어 히스타민을 방출한다.
⑤ 단핵구는 급성 염증 시 가장 빠르게 증가한다.

정답 01. ① 02. ① 03. ⑤ 04. ② 05. ③ 06. ② 07. ④ 08. ③ 09. ④ 10. ②

Chapter

6 호흡

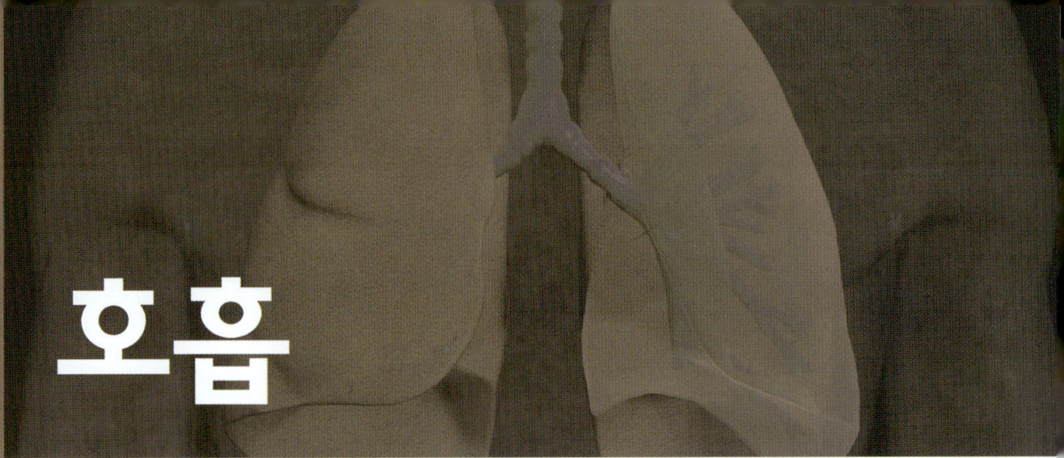

학습목표

1. 호흡에 관련된 용어를 설명할 수 있다.
2. 호흡기의 구조와 기능을 설명할 수 있다.
3. 환기기전에 대하여 설명할 수 있다.
4. 폐포와 조직의 가스교환에 대하여 설명할 수 있다.
5. 혈액 중의 산소 및 이산화탄소의 운반에 대해 설명할 수 있다.

〈핵심용어〉

외호흡 / 내호흡 / 기도 / 폐 / 폐포 / 호흡운동 / 흡기 / 호기 / 흉식호흡 / 복식호흡 / 폐용적 / 일호흡용적 / 흡식예비용적 / 호식예비용적 / 잔기용량 / 폐용량 / 폐활량 / 흡식용량 / 기능적 잔기용량 / 총폐용량 / 사강 / 폐포환기량 / 가스교환 / 분압 / 확산 / 가스운반 / 산소해리곡선 / 호흡중추 / 화학수용기 / 호흡 이상 / 수면무호흡 / 주기성 이상호흡 / 체인-스토크스호흡 / 비오호흡 / 과다환기증후군 / 쿠스마울호흡

Chapter 6

호흡

호흡(respiration)이란 생물이 체내의 유기물을 분해하여 생명활동에 필요한 에너지를 얻는 과정이다. 인체는 영양소를 산화(oxidation)해서 에너지를 만들어 생명활동을 유지하는데 이 영양소의 산화과정에는 **산소**(O_2)가 필요하며 에너지를 만들어내는 반응에서는 **이산화탄소**(CO_2)가 발생한다. 다시 말해 외부로부터 산소를 받아들여 세포로 운반하고 세포에서 생성된 이산화탄소를 몸 밖으로 배출하는 것이 호흡이다.

호흡은 **외호흡**(external respiration)과 **내호흡**(internal respiration) 2단계 과정으로 나눌 수 있다(그림 6-1). 외호흡은 폐(lung)에서 이루어져 **폐호흡**(pulmonary respiration)이라고도 하는데, 외부의 공기와 혈액 사이에서 이루어지는 가스교환을 말한다. 내호흡은 모세혈관과 조직세포 사이에서 이루어지는 가스교환을 말하며, 세포 내에서 일어나므로 **세포호흡**(cell respiration)이라고도 한다.

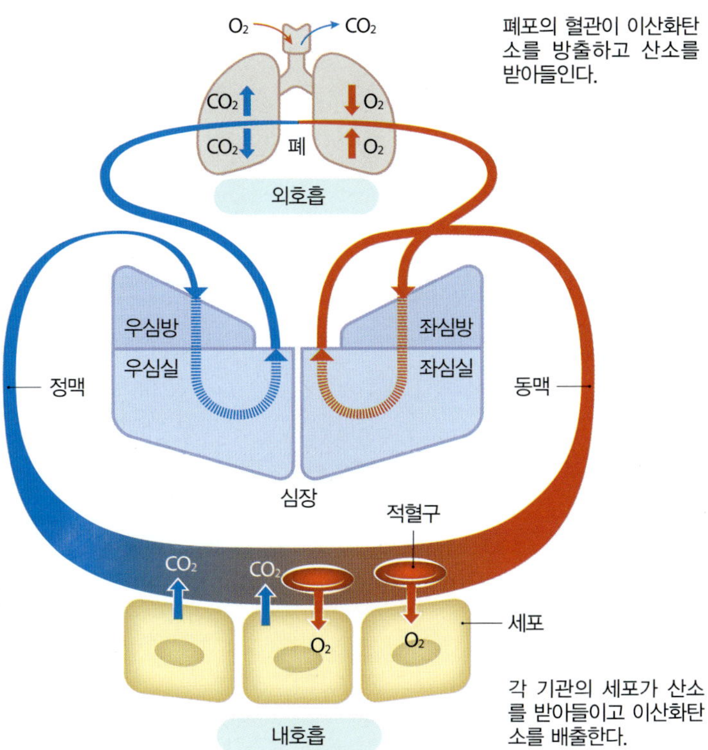

그림 6-1 외호흡과 내호흡

1 호흡기계의 구조와 생리적 기능

호흡기계란 일반적으로 외호흡을 위한 기관계를 가리키며, 공기의 출입과 발성에 관여하는 **기도**(respiratory tract)와 공기와 혈액 사이의 가스교환 장소인 **폐**(lung)로 구성된다(그림 6-2).

기도는 비강(nasal cavity)에서 시작되어 인두(pharynx), 후두(larynx), 기관(trachea)을 거쳐 폐포(pulmonary alveoli)에 이르는 공기의 통로이다. 기관은 좌우 기관지로 나뉘어 폐로 들어가며 그 후 분지를 반복하여 폐포에 도달한다. 기도는 단순한 통로가 아니라 흡입한 공기에 온도와 습기를 부여하며, 점액이나 기도점막세포의 섬모운동으로 공기 중의 먼지나 세균을 제거한다.

폐는 기관지와 동정맥의 출입구(폐문)를 제외하고 전체적으로 폐흉막(visceral pleura)으로 덮여 있다.

폐포는 반구형의 얇은 주머니로 안쪽은 공기로 채워져 있으며, 호흡기관지 끝부분에 포도알 모양으로 밀집해 있다. **폐포상피세포**는 기저막을 사이에 두고 모세혈관 내피세포막과 접해 있으며, 이곳에서 폐포와 혈액 사이의 **가스교환**이 이루어진다.

한편 폐포상피에는 표면활성물질을 분비하는 세포가 있는데, 폐포의 표면장력을 낮추어 폐포가 너무 수축하지 않도록 보호하는 역할을 한다.

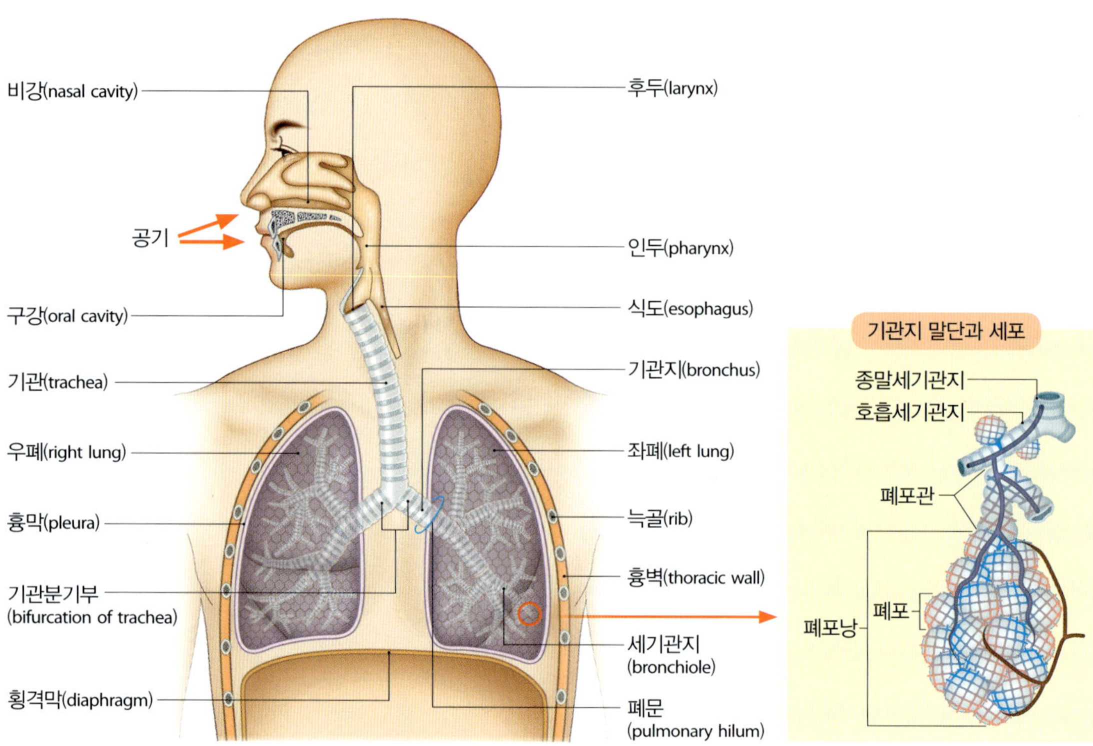

그림 6-2 **호흡기계**

2 호흡운동과 환기

호흡운동이란 흡기와 호기의 운동(그림 6-3)으로 폐포 내를 환기시키는 것을 말하며, 흉강(폐를 둘러싼 흉곽에 의해 만들어진 공간)을 확대, 축소함으로써 이루어진다.

폐포는 스스로 확장될 수 없기 때문에 호흡근의 힘으로 흉강(thoracic cavity) 용적을 넓혀서 흉막강의 압력을 증가시켜 이 압력에 의해 폐포를 바깥쪽으로 당겨 확장시킨다.

안정 시의 흡기(inspiration)에서는 횡격막(diaphragm)과 외늑간근(external intercostal muscle)이 수축하는데, 횡격막은 보통 돔 모양이지만 수축하면 편평해질 정도로 아래로 확장된다. 또, 외늑간근이 수축되면 흉곽을 들어올려 흉강 용적을 확대함으로써 폐가 확장되어 공기의 유입이 일어난다(그림 6-3).

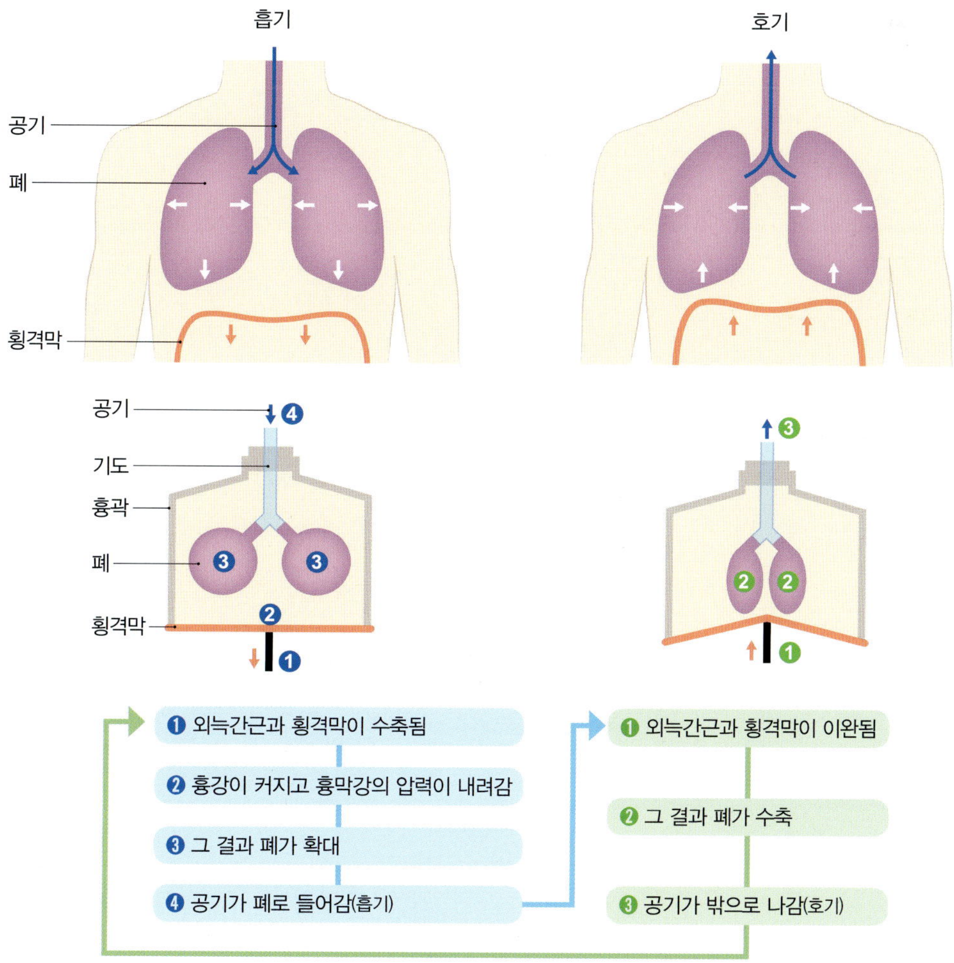

그림 6-3 흡기와 호기

호기(expiration)는 흡기 때 수축되었던 횡격막과 외늑간근이 이완되고 횡격막이 원래의 위치대로 돌아옴으로써 이루어진다. 외늑간근 운동에 의한 호흡을 **흉식호흡**(costal respiration), 횡격막 운동에 의한 호흡을 **복식호흡**(abdominal respiration)이라고 한다. 일반적으로 흉식과 복식을 병용한 **흉복식 호흡**(costo-abdominal respiration)이 이루어지며 환기량의 70~80%는 복식호흡에 의한 것이다.

한편 환기를 하는 힘, 기체를 기도 속에서 움직이는 힘은 압력이다. 흡기에서는 흉막강내압이 −2~−4mmHg에서 −6~−7mmHg로 커지는데, 이로 인해 폐포내압이 음압이 되어 체외에서 공기를 흡입하게 된다. 호기에서는 폐포내압이 흉곽의 압박으로 양압이 되어 폐포에서 공기가 배출된다.

호흡운동은 자율적으로 조절되지만 늑골과 횡격막의 근육이 신경의 지배를 받고 있어 호흡은 **의식적**으로도 **조절**이 된다. **정상적인 호흡**을 하는 사람은 **1분간**에 **약 15회의 호흡운동**을 하며, 1회의 호흡운동으로 출입하는 공기의 양은 약 500mL 정도가 된다. 심한 운동 등으로 혈액 속에 이산화탄소 양이 증가하면 호흡중추인 연수를 자극하여 호흡운동이 빨라지고 이산화탄소 양이 감소하면 반대로 호흡운동이 느려진다.

3 폐용적과 폐용량

폐 내의 공기량(폐용량, 호흡기량)은 그 조건에 따라 **폐용적**과 **폐용량**으로 구분할 수 있다.

1) 폐용적(lung volume)

일반적으로 폐용적 측정법이란 잔기용량이 포함된 폐의 부피를 측정하기 위해 시행되는 검사법을 일컫는다.

① 일호흡용적(tidal volume, TV)

안정 시 자연스럽게 이루어지는 1회 호흡(tidal ventilation)에 의해 팽창 또는 수축되는 폐용적으로 정상 성인은 400~500mL이다.

② 흡식예비용적(inspiratory reserve volume, IRV)

안정 시 숨을 들이마신 뒤 이어서 최대로 더 들이마실 수 있는 공기의 양으로 1,500~2,500mL이다.

③ **호식예비용적**(expiratory reserve volume, ERV)

안정 시 숨을 내쉰 뒤 힘을 주어 최대로 더 내쉴 수 있는 공기의 양으로 800~1,500mL이다.

④ **잔기용량**(residual volume, RV)

최대로 숨을 내쉰 후 폐 속에 남는 공기량으로 약 1,000mL 정도이다.

2) 폐용량(lung capacity) (그림 6-4)

폐용량이란 2개 이상의 폐용적의 합을 말한다.

① **폐활량**(vital capacity, VC)

최대로 숨을 들이마신 상태에서 최대로 내쉬는 공기의 부피 또는 반대로 최대로 내쉰 상태에서 최대로 들이마신 공기의 부피로서 호식예비용적, 일호흡용적, 흡식예비용적을 합한 값이다. 성인의 경우 남성은 3,000~4,000mL, 여성은 2,000~3,000mL이다.

폐활량은 흉곽의 크기와 관계가 깊으므로 체격과도 관련이 있지만 **폐의 활동능력**을 나타내는 지표로 매우 중요하다.

② **흡식용량**(inspiratory capacity, IC)

안정 시 숨을 내쉰 후 최대한 들이마실 수 있는 공기량으로 **일호흡용적**과 **흡식예비용적**을 합한 값이며 약 2,500mL 정도이다.

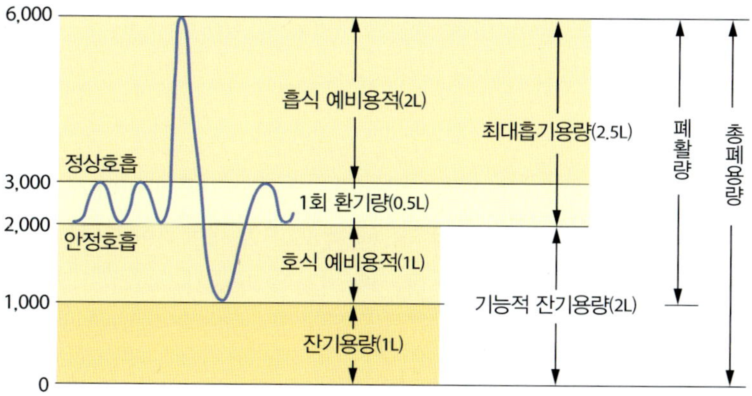

폐활량(VC) = TV + IRV + ERV
흡식용량(IC) = TV + IRV
기능적 잔기용량(FRC) = ERV + RV
총폐용량(TCC) = TV + IRV + ERV + RV

그림 6-4 폐용량

③ **기능적 잔기용량**(functional residual capacity, FRC)

1회 호흡에서 평소처럼 자연스럽게 숨을 내쉴 때 폐에 남는 공기의 양을 말하며 **잔기용량**과 **호식예비용적**을 합한 값으로, 2,000~3,000mL가 되어 총폐용량의 약 45%를 차지한다. 이 기능적 잔기용량이 증가하면 코로 공기가 흡입되어도 폐포에 도달하지 않아 가스교환되지 않는 공기가 증가하므로 호흡부전(respiratory failure)에 빠질 수 있다.

④ **총폐용량**(total lung capacity, TLC)

4가지 폐용적의 값을 합한 값이다. 즉 **폐활량**과 **잔기용량**을 합한 값으로, 건강한 사람의 경우 약 4,000~6,000mL이다.
고령자에서는 호흡근력이나 폐포 · 흉곽의 탄성이 저하되기 때문에 폐활량과 총폐용량은 감소하고 기능적 잔기용량은 약간 증가한다.
한편 폐용량은 폐활량계(spirometer)를 사용하여 측정할 수 있다(그림 6-5). 다만 잔기량은 측정이 불가능하기 때문에 산소를 100% 흡입시킨 후 호기 중의 질소농도를 측정하여 구한다.

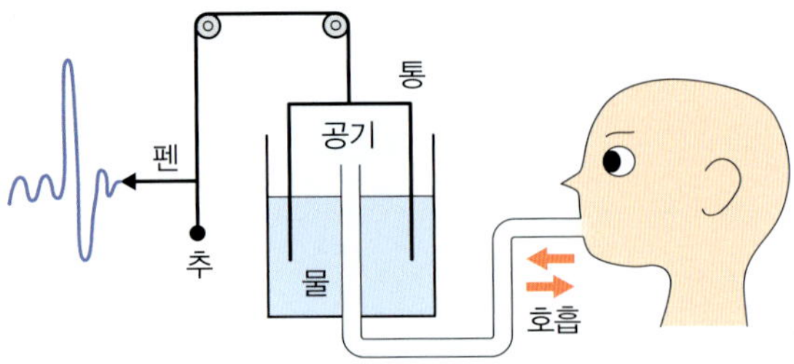

그림 6-5 **폐활량계**

3) 사강과 폐포환기량

① **사강**(dead space)

폐로 출입하는 모든 공기가 가스교환에 사용되는 것은 아니다. 가스교환에 관여하지 않는 기도 용적을 **사강**이라고 하며 사강량은 약 150mL이다. 또한 폐포나 모세혈관에 장애가 있을 경우 그 부분의 폐포는 가스교환에 관여할 수 없게 되는데 이것을 **폐포사강**이라고 한다.

② **폐포환기량**(alveolar ventilation rate)

가스교환에 실제로 관여하는 공기량을 **폐포환기량**이라고 하는데, 1회 호흡량(500mL)에서 사강량(150mL)을 뺀 양으로 약 350mL 정도가 된다. 그리고 여기에 1분간의 호흡수(12~18회/분)를 곱한 것이 1분 폐포환기량이다.

- 폐포환기량 = 1회 호흡량 − 사강량
- 1분 폐포환기량 = 폐포환기량 × 1분간 호흡수

4 가스교환(gas exchange)

공기 중의 산소는 흡기에 의해 폐로 들어와 폐포를 둘러싼 모세혈관벽을 통과해서 혈액 속으로 들어가 각 조직세포로 운반되고 각 조직세포에서 만들어진 이산화탄소는 혈액에 의해 폐로 운반되어 폐포를 통해 호기로 배출된다. 이와 같이 폐포와 혈액 사이, 혈액과 조직세포 사이에서는 산소와 이산화탄소의 교환이 일어나는데 이것은 각 기체의 **분압차**에 따른 **확산현상**에 의해 일어난다.

1) 가스교환의 원리

혼합 기체 속에서 어느 기체가 차지하는 압력을 **분압**(partial pressure)이라고 하며, 이것은 혼합 기체 속에서 그 기체가 차지하는 비율에 비례한다(표 6-1).

폐포와 혈액, 혈액과 조직세포 사이에서는 산소와 이산화탄소의 분압이 각기 다르며, 기체분자는 분압이 높은 곳에서 낮은 곳으로 이동하는데 이러한 현상을 **확산**(diffusion)이라고 한다.

예를 들어 공기의 압력이 760mmHg(1기압)이고 공기 중에 차지하는 산소와 이산화탄소의 비율은 각각 21%와 0.04%이다. 따라서 산소 분압은 760×0.21 ≒ 160mmHg, 이산화탄소 분압은 760×0.0004 ≒ 0.3mmHg가 된다.

공기 중에서 폐포로 받아들인 산소는 산소 분압차에 따라 폐포를 둘러싼 모세혈관벽을 통과하여 혈액 속으로 확산된다. 혈액 속으로 확산된 산소는 적혈구 내의 혈색소(헤모글로빈)에 결합해서 각 조직세포로 운반된다. 혈액 속의 이산화탄소도 마찬가지로 이산화탄소 분압차에 의해 폐포 내로 방출된다.

2) 폐포 내에서의 가스교환

폐포 내에서의 산소 교환은 폐포 내의 산소 분압이 100~105mmHg이고 폐포 모세혈관 내 혈액의 산소 분압이 40mmHg이므로, 약 60~65mmHg의 분압차에 의해 산소가 폐포에서 모세혈관 속으로 확산된다. 폐포 내에서의 이산화탄소 교환은 폐포 내의 이산화탄소 분압이 40mmHg이고 폐포 모세혈관 내 혈액의 이산화탄소 분압 46~60mmHg이므로 약 6~20mmHg의 분압차에 의해 이산화탄소가 폐포 모세혈관에서 폐포 속으로 확산된다.

3) 조직세포 내에서의 가스교환 (그림 6-6)

조직세포 내에서의 산소 교환은 모세혈관 내 혈액의 산소 분압이 72~100mmHg이고 조직세포 내의 산소 분압이 30mmHg이므로, 42~70mmHg의 분압차에 의해 산소가 모세혈관에서 조직세포로 확산된다. 조직세포 내에서의 이산화탄소 교환은 모세혈관 내 혈액의 이산화탄소 분압이 40mmHg이고 조직세포 내 이산화탄소 분압이 46mmHg이므로 6mmHg의 분압차에 의해 이산화탄소가 조직세포에서 모세혈관 속으로 확산된다.

조직세포 내에서의 가스교환은 모세혈관 내와 조직 내의 분압차에 의해 조직세포로 산소가 공급되고 이산화탄소가 배출되는 **내호흡**이다.

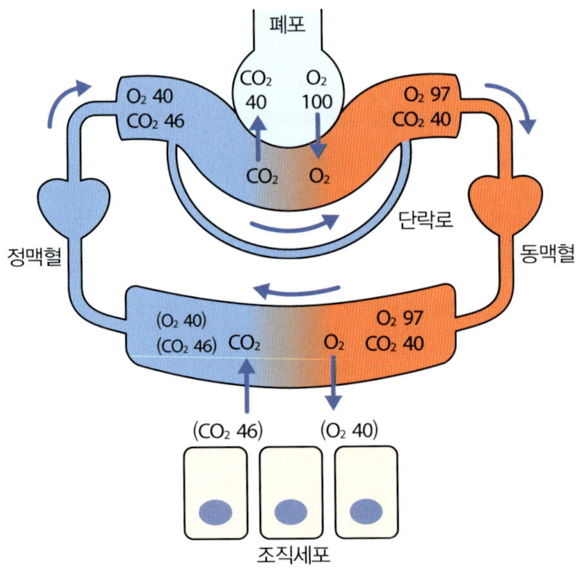

그림 6-6 폐포와 조직세포에서의 가스교환

숫자는 가스분압(mmHg)을 나타낸다.
( ) 안의 가스분압은 편의상 혼합정맥혈의 수치를 나타내는데, 각 조직에 따라 다르다.

표 6-1 가스분압

	용적(%)		분압(mmHg)				
	흡기	호기	흡기	호기	폐포공기	동맥혈	정맥혈
산소(O_2)	21	16	158	116	100	95	40
이산화탄소(CO_2)	0.03	4	0.3	32	40	40	46
질소(N_2)	78	78	596	565	573	573	573
수증기	–	–	5.7	47	47	47	47
계	99	98	760	760	760	755	706

5 혈액의 가스운반

1) 산소의 운반

산소는 물에 잘 녹지 않으므로 조직으로 충분히 운반되기가 어렵다. 그러나 **산소**는 적혈구 속의 **헤모글로빈**과 **친화성**이 있어서 서로 결합된 형태로 운반된다.

동맥혈 100mL에 함유되어 있는 산소를 추출하면 표준상태(0℃, 1기압)에서 약 20mL의 기체가 되는데 이것은 동맥혈 100mL 중 산소의 양이 약 20mL라는 의미이다. 정맥혈 100mL에는 약 15mL의 산소가 포함되어 있다. 다만 이 가운데 물리적 용해, 즉 물에 녹는 산소는 동맥혈에서 0.3mL, 정맥혈에서는 0.1mL에 불과하다. 대부분의 산소는 적혈구의 헤모글로빈(Hb)과 결합한다.

$$Hb + O_2 \rightleftarrows Hb \cdot O_2$$

산소와 결합한 헤모글로빈은 산소화헤모글로빈이라고 하며 산소를 해리한 헤모글로빈은 탈산소화헤모글로빈이라고 한다.

헤모글로빈의 산소 결합능은 혈액의 산소 분압에 따라 다르다. 이 관계를 나타낸 것이 **헤모글로빈의 산소해리곡선**이다(그림 6-7). 곡선은 S자 모양으로 혈액의 산소 분압이 높으면 헤모글로빈은 산소와 결합하고, 산소 분압이 낮아지면 급격하게 산소가 해리된다.

이 곡선에서 헤모글로빈의 산소포화도는 산소 분압이 97mmHg인 동맥혈에서 약 97%, 산소 분압이 40mmHg인 혼합정맥혈에서 약 75%이므로 97−75 = 22% 정도의 산소를 조직으로 공급하게 된다.

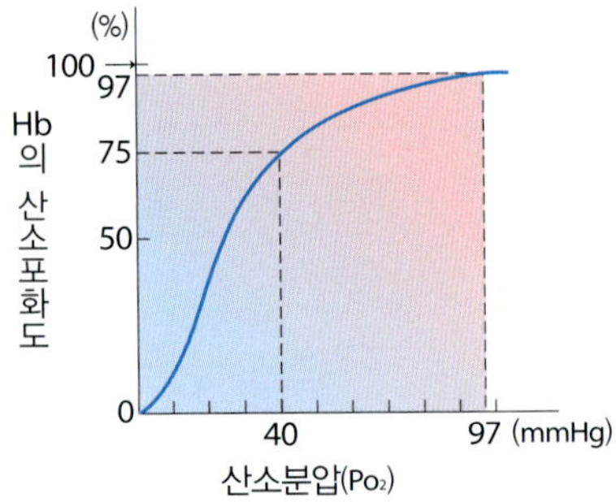

그림 6-7 헤모글로빈의 산소해리곡선

2) 이산화탄소의 운반

이산화탄소는 혈액에서 3가지 형태로 운반되는데 70%는 **중탄산이온**(HCO_3^-)의 형태로 운반되고 20% 정도는 적혈구의 헤모글로빈과 직접 결합하여 카바미노헤모글로빈($HbCO_2$)의 형태로 운반되며, 나머지는 혈장에 용해되어 탄산(H_2CO_3)의 형태로 운반된다.

6 호흡의 조절기전

호흡운동은 무의식적이며 반사적으로 규칙적인 리듬에 의해 이루어진다. 자동조절의 기전은 **연수**에 있는 **호흡중추**의 작용에 의해 이루어진다.

호흡중추는 호흡근을 지배하는 운동신경세포에 일정한 리듬으로 흥분성 자극을 보내 **호흡근**을 **수축**시킨다.

1) 호흡중추(respiratory center) (그림 6-8)

호흡중추는 **연수**에서 **교뇌**에 걸쳐 넓은 부분을 차지하고 있으며 연수망상체에는 흡기근 운동신경세포에 자극을 보내는 흡기 신경세포와 호기근 운동신경세포에 자극을 보내는 호기 신경세포가 있다. 연수의 배측부분에는 흡기 신경세포가 있고 복측 부분에는 흡기 신경세포와 호기 신경세포가 있는데 이들 신경세포가 존재하는 부위를 **호흡중추**라고 한다. 호흡운동을 위한 신경흥분은 연수에 있는 호흡중추 신경세포에서 만들어진다.

호흡중추에 영향을 주는 자극은 **혈액 중**의 **이산화탄소 농도**이다. 혈액 중의 이산화탄소 분압이 정상보다 높아지면 호흡운동이 심해져 환기가 증가한다. 흡기 중의 이산화탄소가 5%를 초과하면 환기가 항진되어 호흡곤란이 일어난다.

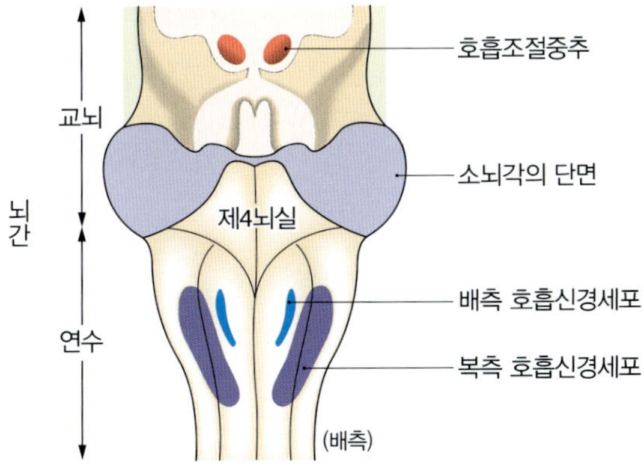

그림 6-8 **호흡중추**

2) 호흡의 화학적 조절

생체에는 호흡 시 가스분압의 변화를 감지해서 호흡중추로 보내고 환기량을 조절하는 수용기가 있는데 이것을 **호흡의 화학수용기**라고 한다.

내경동맥과 외경동맥이 갈라지는 부위인 경동맥동(carotid sinus)에 있는 경동맥소체(carotid body), 상행대동맥과 하행대동맥 사이의 대동맥궁(aortic arch)에 있는 대동맥소체(aortic body)가 화학수용기로, 동맥혈의 산소 분압 저하, 이산화탄소 분압 상승, pH의 저하에 반응해서 흥분을 일으키고 그것을 호흡중추나 순환중추로 전달해서 호흡이나 순환을 촉진한다.

7 호흡 이상 (그림 6-9)

건강한 사람의 1분간 호흡수는 14~20회이며, 여성이 남성보다 약간 많다. 신생아는 40~60회/분이며 연령의 증가와 함께 감소한다. 호흡 이상을 발견하려면 호흡수, 깊이, 형태를 관찰하는 것이 중요하다.

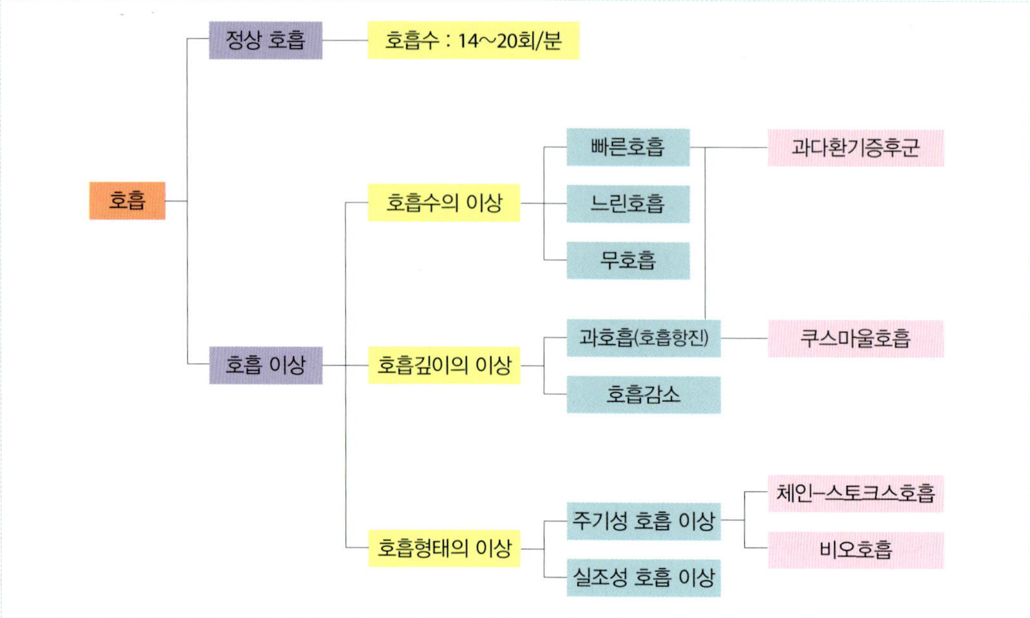

그림 6-9 정상 호흡과 호흡 이상

1) 수면무호흡(sleep apnea)

수면 중 단시간 호흡이 정지되는 것은 건강한 사람에게서도 관찰된다. 그러나 이 빈도가 증가한 상태, 즉 평균 7시간 수면 중 10초 이상의 무호흡이 30회 이상 발생하거나 또는 수면 중 1시간에 10초 이상의 무호흡이 5회 이상 발생하는 것을 **수면무호흡증후군**(sleep apnea syndrome)이라고 한다. 수면무호흡증후군은 수면의 질을 저하시키는 것 외에 고혈압 등의 요인이 되기도 한다.

수면무호흡의 대부분은 구강인두의 근육이 이완되어 기도를 막는 폐쇄형이지만, 호흡중추의 장애 등에 따른 중추형이나 혼합형도 있다. 폐쇄형 수면무호흡은 비만이며 코를 고는 사람에게 주로 관찰되는데 비만인 사람은 기도가 좁아 잘 막히기 때문이다. 또한 폐쇄형에서는 수면 시 인두근은 이완되어도 횡격막의 활동은 유지되고 있기 때문에 기도폐쇄가 불완전한 경우 호흡에 동반하여 **코골이**가 발생하게 된다.

2) 주기성 호흡

(1) 체인-스토크스호흡(Cheyne-Stokes respiration) (그림 6-10a)

호흡이 얕은 상태에서 점차 깊어지고 다시 얕아져 결국 무호흡이 되며, 다시 얕은 호흡에서 깊은 호흡으로 호흡 변화가 비교적 규칙적으로 반복되는 호흡을 말한다. 이 호흡은 어떠한 원인으로 체내의 호흡조절계가 불안정해진 상태에서 나타난다. 예를 들어 울혈성 심부전에서 순환시간이 연장되면 동맥혈의 이산화탄소 분압 정보가 중추화학수용기로 도달하는 것이 느려져 호흡조절계의 균형이 파괴되어 나타나기도 한다.

(2) 비오호흡(Biot's respiration) (그림 6-10b)

체인-스토크스호흡과 같은 1회 환기량의 증가나 감소는 관찰되지 않고 정상 호흡과 무호흡이 주기적으로 반복된다. 발생기전은 명확하지 않지만 수막염 등 두개내압이 항진되었을 때 주로 관찰되며 원인으로 호흡중추기전의 장애를 추측할 수 있다.

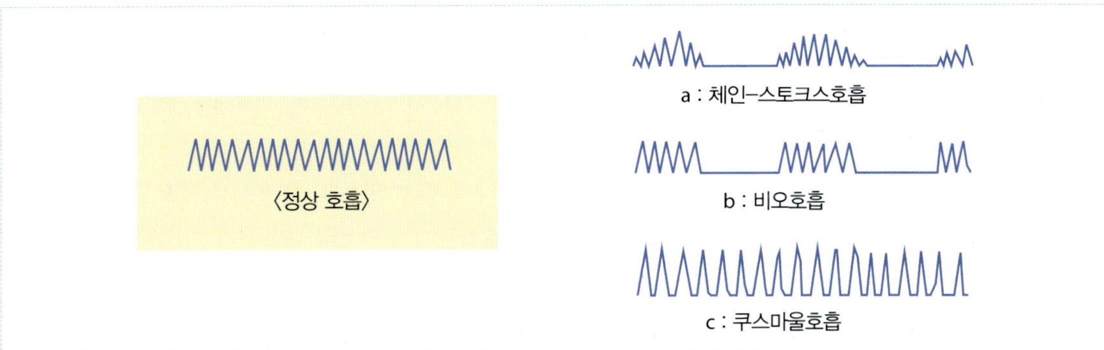

그림 6-10 호흡 이상

3) 기타 호흡 이상

(1) 과다환기증후군(hyperventilation syndrome)

과다환기는 환기에 의한 이산화탄소 배출량이 생체 대사에 의해 발생하는 이산화탄소 양을 넘어선 상태를 말한다. 주로 정신적 스트레스에 의해 발생하는데, 발작성의 깊고 빠른 호흡으로 과다환기 상태가 된다. 호흡곤란감과 함께 동맥혈의 이산화탄소 분압 저하가 호흡성 알칼리증에 동반되는 다양한 중추장애, 운동장애, 순환장애가 나타난다. 천천히 복식호흡을 함으로써 증상이 개선되는 경우가 있다.

(2) 쿠스마울호흡(Kussmaul respiration) (그림 6-10c)

대부분 깊고 완만한 호흡이 계속된다. 중증 당뇨병이나 요독증 등에서 관찰되며 이들 질환에 동반되는 대사성 산증에 대한 보상기전으로서 호흡항진이 일어난다(이산화탄소의 배출을 촉진하여 체액을 알칼리 쪽으로 되돌린다).

• • • 핵심포인트 • • •

◈ 호흡에는 외호흡과 내호흡이 있는데, 외호흡은 폐호흡이라고도 하며 바깥공기와 혈액 사이에서 일어나는 가스교환을 말한다. 내호흡은 세포호흡이라고도 하며 모세혈관과 조직세포 사이에서 일어나는 가스교환을 말한다.

◈ 가스교환이란 폐포와 혈액 사이, 혈액과 조직세포 사이에서 산소와 이산화탄소의 분압차에 의한 확산현상에 의해 산소와 이산화탄소의 교환이 일어나는 현상을 말한다.

◈ 호흡기는 일반적으로 외호흡을 하는 기관으로 기도와 폐로 구성된다.

◈ 기도는 비강에서 인두, 후두, 기관을 거쳐 폐포에 이르는 공기의 통로이다.

◈ 폐는 세기관지, 종말세기관지, 호흡세기관지, 폐포관, 폐포낭, 폐포로 구성된다.

◈ 호흡운동이란 흡기와 호기의 운동으로 폐포 내를 환기시키는 것을 말하며 흉곽을 확대, 축소시킴으로써 이루어진다.

◈ 폐내의 공기량은 조건에 따라 폐용적과 폐용량으로 구분할 수 있는데, 폐용적은 일호흡용적, 흡식예비용적, 호식예비용적, 잔기용량을 말하며, 폐용량은 2개 이상의 폐용적의 합, 즉, 폐활량, 흡식용량, 기능적 잔기용량, 총폐용량을 말한다.

◈ 혈액 중 산소는 적혈구 중의 헤모글로빈과 결합해서 운반되며, 헤모글로빈과 산소의 결합비율은 산소해리곡선으로 나타난다.

◈ 혈액 중 이산화탄소는 중탄산이온(HCO_3^-), 카바미노헤모글로빈($HbCO_2$), 탄산(H_2CO_3)의 형태로 운반된다.

◈ 호흡운동은 무의식적이며 반사적, 규칙적으로 이루어지며, 빈도와 깊이는 연수에 있는 호흡중추에 의해 조절된다.

Review Test

01. 폐활량에 대한 설명으로 옳은 것은?

① 1회 호흡용적과 흡식예비용적을 합한 양을 말한다.
② 안정 시 흡식한 후 최대로 흡식한 공기량을 말한다.
③ 1회 호흡용적과 흡식 및 호식예비용적을 모두 합친 양을 말한다.
④ 안정 상태에서 1회 호흡하는 동안 들어갔다 나오는 공기량을 말한다.
⑤ 호식예비용적과 흡식예비용적을 합친 것으로 호식 후 폐 속에 남아 있는 공기량이다.

02. 헤모글로빈의 산소해리에 영향을 미치는 인자는?

① pH　② 온도　③ DPG 농도
④ O_2 농도　⑤ 질소 농도

03. 폐포 안의 공기와 폐의 모세혈관 사이에서 일어나는 호흡을 무엇이라고 하는가?

① 내호흡　② 외호흡　③ 세포호흡
④ 흉식호흡　⑤ 복식호흡

04. 가스교환이 일어나는 곳은?

① 상피　② 진피　③ 폐포　④ 후두　⑤ 인두

05. 중추신경계 중 호흡조절의 중추가 되는 부분은?

① 대뇌　② 연수　③ 중뇌　④ 시상하부　⑤ 뇌하수체

06. **폐포에서 가스교환이 이루어질 때 산소가 폐포에서 혈액으로 이동할 수 있는 이유는?**

① 폐포를 지나는 혈액에 헤모글로빈이 많기 때문이다.

② 폐포의 산소분압이 모세혈관 혈액의 산소분압보다 높기 때문이다.

③ 폐포의 질소분압이 모세혈관 혈액의 질소분압보다 높기 때문이다.

④ 폐포의 이산화탄소분압이 모세혈관 혈액의 이산화탄소분압보다 높기 때문이다.

⑤ 폐포의 산소분압과 모세혈관 혈액의 산소분압이 같기 때문이다.

07. **호흡기계에서 공기의 통로를 순서대로 나열한 것은?**

① 코 – 기관지 – 후두 – 인두 – 폐

② 코 – 기관지 – 후두 – 기관 – 폐

③ 코 – 기관지 – 기관 – 후두 – 폐

④ 코 – 인두 – 기관지 – 후두 – 폐

⑤ 코 – 인두 – 후두 – 기관지 – 폐

08. **호흡에 대한 설명으로 옳은 것은?**

① 복식호흡은 늑간근에 의한 호흡이다.

② 호기 시에는 내늑간근이 이완한다.

③ 흡기 시에는 외늑간근과 횡격막이 수축한다.

④ 호기 시에는 흉골과 늑골이 바깥쪽으로 이동한다.

⑤ 호흡의 경로는 기관–기관지–세기관지–호흡세기관지–종말세기관지이다.

09. **숨을 들이마실 때(흡식운동) 일어날 수 있는 요인으로 옳은 것은?**

① 흉강이 확장된다.
② 횡격막이 이완된다.
③ 폐의 압력이 증가된다.
④ 외늑골간근이 이완된다.
⑤ 폐를 구성하는 근육이 수축된다.

10. **호흡에 관한 설명으로 옳은 것은?**

① 호흡기는 기도와 횡격막으로 구성된다.
② 폐 자체에는 확장, 수축할 수 있는 근육이 있다.
③ 호흡운동의 빈도는 연수에 있는 호흡중추에 의해 조절된다.
④ 모세혈관과 조직에서 일어나는 가스교환을 외호흡이라 한다.
⑤ 호식예비용적을 내보내고 남아 있는 폐포 속의 공기를 일호흡용적이라 한다.

정답 01. ③ 02. ④ 03. ② 04. ③ 05. ② 06. ② 07. ⑤ 08. ③ 09. ① 10. ③

Chapter 7

에너지대사와 체온

학습목표

1. 에너지 대사와 체온의 관계를 설명할 수 있다.
2. 대사율의 개념과 기초대사율의 조건을 설명할 수 있다.
3. 체열 생산과 손실을 설명할 수 있다.
4. 체온조절 기전을 설명할 수 있다.

〈핵심용어〉

에너지대사 / ATP(아데노신삼인산) / 에너지대사율 / 기초대사량 / 기초대사율 / 체온조절 / 체온의 항상성 / 체온조절중추 / 심부온도 / 피부온도 / 액와체온 / 구강체온 / 직장체온 / 고막체온 / 기초체온 / 체열 / 발한 / 복사 / 증발 / 대류 / 전도 / 불감증산 / 행동성 체온조절 / 생리적 체온조절 / 온열중간대 / 온도수용기 / 온신경세포 / 냉신경세포 / 피드백 조절계 / 피드포워드 조절계 / 발열 / 발열물질 / 고체온 / 울혈 / 저체온

Chapter 7

에너지대사와 체온

사람의 생명, 생체활동을 유지하는 데 있어서 에너지를 얻는 것은 매우 중요하다. 에너지를 얻기 위해서 사람은 음식을 섭취하는데, 생체는 음식에서 얻은 영양소(탄수화물, 단백질, 지방 등)를 그대로 에너지로 쓸 수가 없다. 그래서 생체 내에서는 정교한 시스템을 이용해서 이들 영양소를 대사하여 에너지를 추출해서 이용하고 있다. 또 이렇게 얻은 에너지의 대부분은 열이 되어 몸 밖으로 방출되며 체온은 몸에서 생산되는 열량과 발열되는 열량이 균형을 이룸으로써 유지된다.

1 에너지대사 (그림 7-1)

생체 내의 대사 가운데 ATP(adenosine triphosphate; 아데노신삼인산)의 합성과정에 관여하는 것을 에너지대사(energy metabolism)라고 하며 다양한 생체물질의 합성이나 변환 등에 관한 것을 물질대사라고 한다. 다만 이 2가지는 독립적인 것이 아니며 에너지대사계 일부가 생체물질 합성의 중요한 화합물을 공급한다.

1) ATP

(1) ATP란 무엇인가?

생체활동에 이용되는 에너지의 형태는 근수축 시의 운동에너지와 신경활동 시의 전기에너지, 생체물질 합성 시의 화학에너지 등 다양하다. 이들 에너지는 대사를 통해 얻어진 에너지가 직접 사용되는 것이 아니라 화학에너지로서 저장된 에너지가 사용된다.

에너지는 인산잔기와 특정 유기화합물 사이의 에스테르결합에 저장되어 있다. 가장 중요한 물질은 ATP이다.

ATP는 아데노신에 3개의 인산기가 결합된 물질로 가수분해 시에 큰 에너지를 방출한다. 생체활동에 필요한 에너지의 대부분은 ATP의 가수분해에 의해 얻을 수 있다.

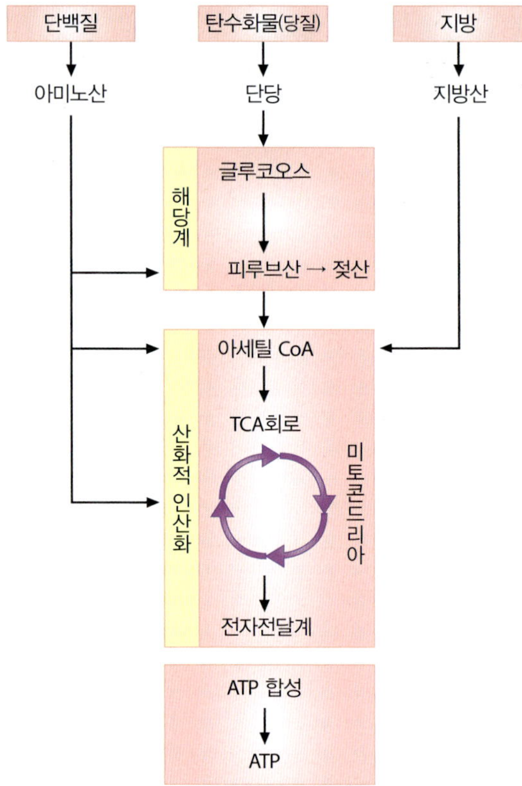

그림 7-1 **에너지대사의 개요**

ATP가 가수분해되어 인산을 1개 빼앗겨 ADP(adenosine diphosphate, 아데노신이인산)가 되고, 2개 빼앗겨 AMP(adenosine monophosphate, 아데노신인산)가 되면 에너지가 방출된다. ATP는 에너지를 필요로 하는 부분에 운반되고 가수분해되어 에너지를 방출하며, 그 에너지가 물질합성, 운동, 능동수송, 조절, 발광(빛에너지) 등에 사용된다. 이처럼 ATP는 생체에너지의 화폐와 같이 작용한다.

(2) ATP의 합성

ATP는 ADP에 인산이 부가되어 만들어진다. 이 ATP 합성의 원천이 되는 것은 **탄수화물**(당질), **단백질**, **지방**의 **3대 영양소**이다. 다시 말해 탄수화물, 단백질, 지방이 대사됨으로써 ATP가 합성되는 것이다.

탄수화물을 이용한 ATP 합성은 **해당계**와 **산화적 인산화 과정**으로 구별할 수 있다(그림 7-1). 글루코오스(포도당)는 세포에 들어가면 우선 해당계에서 혐기적으로 대사되어 피루브산이 된다. 이 사이에 글루코오스에서 2분자의 ATP가 합성되며, 다시 대사가 진행되어 피루브산은 젖산까지 대사된다.

피루브산은 미토콘드리아 내로 운반되어 아세틸 CoA(아세틸코엔자임A)로 대사된다. 미토콘드리아 내에서는 산소를 이용한 ATP 합성이 이루어지는데 이것을 **산화적 인산화**라고 한다. 산화적 인산화는 TCA회로와 전자전달계로 구성되는데, 피루브산에서 대사된 아세틸 CoA는 TCA회로, 전자전달계를 거치면서 38분자의 ATP를 합성한다.

즉 1분자의 글루코오스가 해당계와 산화적 인산화를 거침으로써 38분자의 ATP가 합성되는 것이다.

지방의 구성성분인 지방산은 아세틸 CoA로 변환된다. 또, 단백질의 구성성분인 아미노산도 피루브산, 아세틸 CoA로 변환되어 TCA회로의 중간체가 되어 ATP 합성에 참여한다.

2) 에너지대사량

사람은 활동을 하지 않아도 체온유지, 심장박동, 세포활동 등 **생명유지**에 필요한 최소한의 에너지를 필요로 한다.

사람이 의자에 앉아서 안정을 유지할 때의 대사량은 근육의 긴장에 의한 에너지소비 등으로 기초대사량보다 에너지소비량이 큰데, 이것을 안정시 대사량이라고 한다. 또한 일정한 동작을 취했을 경우 대사량은 안정시 대사량보다 증가하게 되는데, 이것을 운동시 대사량이라고 한다.

운동시 대사량은 사람의 체격 등에 의해 차이가 있으며, 기초대사량에 대한 에너지소비량의 비율을 **에너지대사율**이라고 한다.

에너지대사율 = [(운동시 대사량) − (안정시 대사량)] ÷ (기초대사량)

에너지대사를 측정하는 방법에는 에너지를 방출된 열의 형태로 측정하는 직접열량측정법과 체내에서 소비되는 산소, 배출되는 이산화탄소 및 소변 중의 질소량으로 체내의 에너지발생량을 산출하는 간접열량측정법이 있다.

3) 기초대사량

생체가 살아가는 데 필요한 최소한의 활동을 할 때의 대사량을 **기초대사량**이라고 한다. 즉 기초대사량은 각성 시 안정적으로 누워있을 때의 심장박동, 호흡운동, 체온유지, 체내 장기에서의 에너지대사에 필요한 최소한의 에너지대사를 말한다. 하루의 기초대사량은 성인 남성의 경우 1,400kcal 전후, 성인 여성의 경우 1,100kcal 전후이다.

기초대사량은 체표면적에 비례한다고 알려져 있으나 일반적으로 체표면적을 측정하는 것은 곤란하기 때문에 체표면적 대신 성, 연령, 체중, 신장을 기준으로 표준 기초대사량을 산출한다. 실제의 기초대사량은 **산소소비량**과 **이산화탄소 발생량**을 기준으로 산출한다. 여기에서 표준 기초대사량과 실제 기초대사량의 차를 표준 기초대사량으로 나눈 값(%)을 **기초대사율**(basal metabolic rate, BMR)이라고 한다.

기초대사율은 에너지이용률을 평가하기 위한 자료가 된다. 인체 세포는 ATP 형태의 에너지를 단지 부분적으로만 이용할 수 있으며 쉬고 있을 때에는 열을 발산하여 에너지를 잃는다. 열에 의한 에너지 손실은 항상성을 유지하는 중요한 수단이 되며, 이러한 항상성의 과정을 **체온조절**(thermoregulation)이라고 한다.

이와 같이 체온조절은 열발산과 열생산 사이의 관계를 변화시키는 과정이라고 할 수 있다. 열발산은 주로 몸의 표면에서 일어나지만 열생산은 대사가 활발한 모든 조직에서 일어난다.

2 체온

사람은 항온동물로서 환경온도의 변화에도 불구하고 체내의 **심부온도**는 거의 일정하게 유지된다. 이것을 **체온의 항상성**이라고 한다. 우리는 음식물의 소화 및 흡수로 얻은 영양소를 에너지원으로 생명을 유지하고 있지만 그 에너지의 대부분은 열이 되어 몸 밖으로 방출된다. 체온은 몸에서 생산되는 열량(열생산)과 발열되는 열량(열발산)이 균형을 이룸으로써 유지된다. 열생산이나 열발산에는 내분비계, 자율신경계, 운동계가 관여하며, 이들을 총괄하는 것은 시상하부의 **체온조절중추**이다.

여기에서는 체온을 일정하게 유지하는 구조와 그 항상성의 붕괴, 예를 들면 발열은 어떻게 일어나는지에 대해서 살펴보기로 한다.

1) 심부온도와 피부온도 (그림 7-2)

환경온도에 따라 변화하지 않는 몸의 심부 체온을 **심부온도**라 하고, 몸의 표면부위 체온을 **피부온도**라고 한다. 환경온도에 따라 심부온도와 피부온도의 분포는 다르게 나타난다. 환경온도가 낮으면 심부온도는 몸통과 머리부위로 한정되지만, 환경온도가 높으면 피부 바로 밑까지 확대된다.

체온은 겨드랑이 아래에서 측정하는 **액와체온**(axillary temperature), 구강 내에 체온계를 넣고 측정하는 **구강체온**(oral temperature), 항문에 체온계를 넣어 측정하는 **직장체온**(rectum temperature)이 있다. 직장체온은 심부온도를 나타낸다. 체온은 수은체온계 또는 전자체온계로 측정하는데 직장체온 > 구강체온 > 액와체온의 순서로 낮아진다.

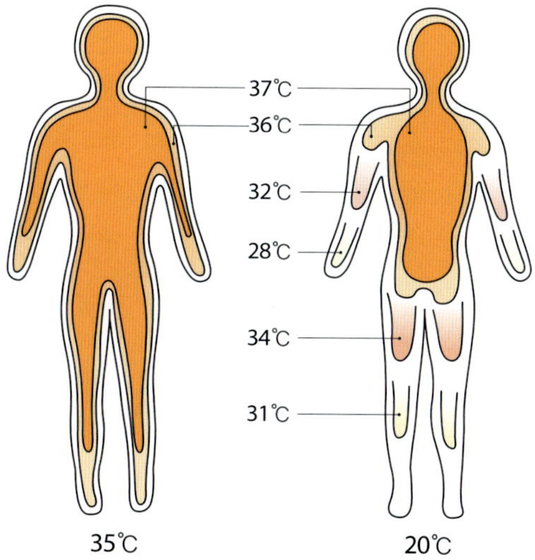

그림 7-2 **심부온도와 피부온도**

환경온도가 높은 경우(좌측 35℃)와 낮은 경우(우측 20℃)의 등온선을 그림으로 나타낸 것이다.
가장 안쪽 부분이 심부온도이다. 환경온도의 변화에도 불구하고 거의 37℃로 유지되고 있다.

2) 체온의 측정

체온을 측정할 경우 환경온도에 주의해야 한다. 가령 액와체온은 측정하기 전 겨드랑이가 닫혀 있는지에 따라 얻을 수 있는 측정값에 오차가 있다. 또 최근에는 고막에서 나오는 전자파를 측정하는 고막체온계를 이용해서 **고막체온**을 측정하기도 한다.

체온계에는 실측식과 예측식이 있다. 실측식 체온계인 수은체온계와 실측식 전자체온계는 측정온도를 그대로 표시하기 때문에 겨드랑이 밑에서 10분 이상, 구강 내에서는 5분 이상 측정해야 한다. 예측식 전자체온계는 체온계에 내장된 마이크로컴퓨터로 온도의 상승을 분석해서 비교적 단시간에 예측치를 측정한다.

3) 체온의 변동 (그림 7-3)

체온은 하루 중에서 새벽에 가장 낮고, 저녁에 가장 높다. 가장 낮은 체온을 **기초체온**(basal body temperature)이라고 하는데, 실제로는 아침에 일어나서 몸을 움직이기 전 측정한 체온을 기초체온이라고 한다. 건강한 성인은 하루 동안에 체온의 변동폭이 1℃ 이하이다. 소아는 체온이 성인보다 0.2~0.5℃ 높으며, 노인은 낮다. 또 여성은 월경주기에 따른 변동도 나타난다. **황체**에서 **프로게스테론**이 분비되는 황체기에는 체온이 약 0.5℃ 높아지는데, 이것은 프로게스테론이 시상하부에 작용하기 때문이다. 임신 초기에도 고온기가 지속된다(11장 참조).

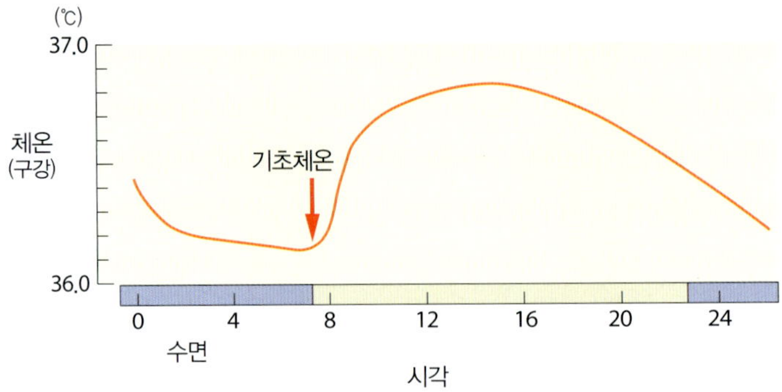

그림 7-3 하루 동안의 체온 변동

3 체열의 생산

열생산에는 기초 열생산, 운동에 의한 열생산, 특이동적 작용에 의한 열생산, 비오한성 열생산 및 오한성 열생산이 있다.

(1) 기초 열생산

기초대사를 하는 동안 발생하는 열로, 내장 52%, 골격근 25%, 뇌 18%의 비율로 열생산이 일어난다.

(2) 운동에 의한 열생산

운동할 때는 운동의 정도에 따라 특히 **골격근**에서 열생산이 증가한다.

(3) 특이동적 작용에 의한 열생산

음식을 먹으면 몸이 따뜻해지는 현상을 말하는데 섭취한 영양소가 몸에 흡수될 때 대사가 항진하기 때문이다. 이것을 '**특이동적 작용**'이라고 한다.

(4) 비오한성 열생산

혈액 속에 분비된 노르에피네프린, 에피네프린, 스테로이드호르몬, 갑상선호르몬, 글루카곤은 간이나 골격근에 작용해서 열을 생산한다. 사람의 경우 신생아나 설치류, 동면동물은 갈색지방 조직이 존재하는데 이 지방을 연소함으로써 열이 생산된다. 이런 대사의 항진에 따른 열생산을 비오한성 열생산이라고 한다. 최근에는 성인의 경우에도 갈색지방세포가 체온조절에 관여한다는 사실이 밝혀졌다.

(5) 오한성 열생산

날씨가 추울 때 부들부들 몸이 떨리는 경우가 있는데 그것은 골격근이 반복적으로 수축함으로써 열이 생산되기 때문이다. 이것은 불수의운동으로 오한성 열생산이라고 한다.

4 체열의 발산

1) 복사, 증발, 대류, 전도 (그림 7-4)

열은 복사, 증발, 대류, 전도에 의해 몸에서 발산되며 체온이 저하된다. 그리고 환경온도나 습도에 따라 이들 물리적 인자가 열발산에 관여하는 비율은 달라진다. 온도차나 습도차가 크면 열 발산량이 많아지게 된다.

열의 복사는 열이 전자파로 발산되는 것이다. 몸에서 발산되는 전자파의 크기를 측정하여 서모그래피(thermography)로 나타낼 수 있다. 증발에 의한 열발산은 발한이나 불감증산으로 수분이 몸에서 방출되어 기화열로 빼앗김으로써 발생한다. 또한 공기나 접해 있는 물체에 열이 전달되어 공기가 대류를 일으키는 경우에도 체온은 저하된다.

체열의 발산량은 피부혈류량이나 발한량, 체표면적을 변화시킴으로써 조절된다. 격렬한 운동 후에는 숨을 헐떡이면서 열을 발산시키게 된다.

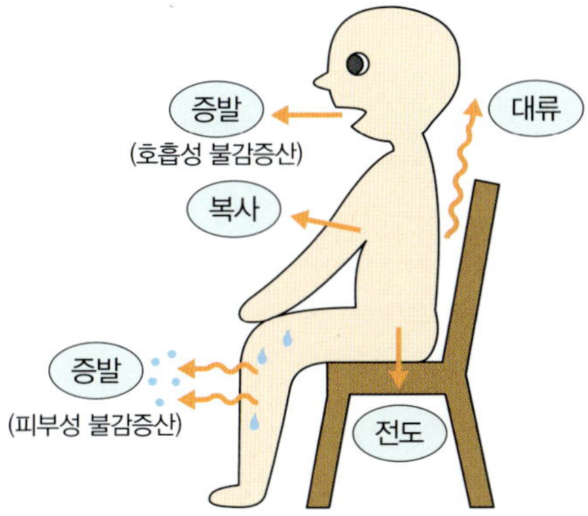

그림 7-4 복사, 증발, 대류, 전도에 의한 열발산

복사 50%, 증발 20%, 대류와 전도 30%

2) 체열 발산에 관여하는 인자

(1) 피부의 혈류조절

진피의 세동맥이나 피하조직의 정맥총 및 동정맥문합(동정맥연결)은 **피부의 혈류량**을 조절하는 데 관여한다. 체열 발산이 필요할 때는 세동맥이 확장되고 동정맥문합이 열리며, 혈액이 정맥총으로 흘러 들어가 피부혈액량이 증가함으로써 체열 발산이 이루어진다. 정맥총은 자동차의 라디에이터와 같은 역할을 한다.

(2) 발한

한선에는 에크린선(eccrine gland)과 아포크린선(apocrine gland)이 있다. **발한**에 의한 체열 발산에 관여하는 것은 **에크린선**이다.

발한은 온열성 발한, 정신성 발한, 미각성 발한으로 분류된다. 체온조절과 관계가 있는 것은 온열성 발한이며, 체온조절중추에 의해 분비가 조절된다. 발한은 교감신경의 흥분에 의해 에크린선의 무스카린수용체를 통해 일어난다.

(3) 불감증산(insensible perspiration)

불감증산은 피부를 통해 일어나는 수분상실(피부성 불감증산)과 호흡에 따라 일어나는 수분상실(호흡성 불감증산)이 있다.

(4) 체표면적의 조절

추울 때는 닭살이 돋으며 몸을 움츠려서 추위를 방어하게 된다. 그리고 사람은 옷을 입음으로써 체온조절을 하고 더울 때는 그 반대의 반응이나 행동이 일어난다.

(5) 천속호흡(panting)

얕고 빠른 호흡으로 기도에서의 **수분증발**을 촉진해 열을 발산시킨다. 땀샘이 발달하지 않은 강아지는 천속호흡을 하며 체온을 조절한다.

생각해 보자

우리 몸은 외적 또는 내적인 여러 변화 속에서도 항상 일정한 상태를 유지하려 한다. 체온이 오르거나 내려갈 때 체온을 항상 일정한 상태로 유지하려는 체열의 생산과 발산에 대하여 논의해보자.

5 체온의 조절

1) 환경온도의 변동과 체온조절 (그림 7-5)

외부 기온이 낮으면 옷을 입거나 실내를 따뜻하게 한다. 반대로 외부 기온이 높으면 옷을 벗거나 냉방기를 가동시켜 체온을 일정하게 유지하려고 한다. 이것을 **행동성 체온조절**이라고 한다.

사람이 나체로 있는 경우 **생리적 체온조절**이 일어나게 된다. 생리적 체온조절은 환경온도에 따라 체열 생산 또는 체열 발산의 상태가 달라진다. 외부 기온이 27~32℃ 전후인 경우 사람은 더위나 추위를 느끼지 못해 체열 생산은 최소가 된다. 이런 환경에서는 피부혈관의 수축과 확장만으로 체온이 조절되는데 이러한 온도영역을 **온열중간대**(thermoneutral zone)라고 한다.

온열중간대보다 온도가 높으면 외부 기온에 비례해서 증발에 의한 체열 발산이 증가하거나 피부혈관이 확장되고 발한이 일어난다. 발한이 항진되면 구갈감이 강해져서 수분 섭취량이 증가한다. 또한 항이뇨호르몬(ADH)의 분비가 증가하여 소변으로 배출되는 수분량은 감소한다(9장, 10장 참조).

한편 온열중간대보다 낮은 온도가 되면 갑상선호르몬이나 부신수질호르몬의 분비가 항진되어 **체열 생산**이 **증가**한다. 또한 체열 발산을 방지하기 위해서 피부혈관이 수축되며 또 신진대사를 활발하게 해서 열에너지를 만드는 생체방어반응이 일어나기 때문에 산소소비량은 증가한다.

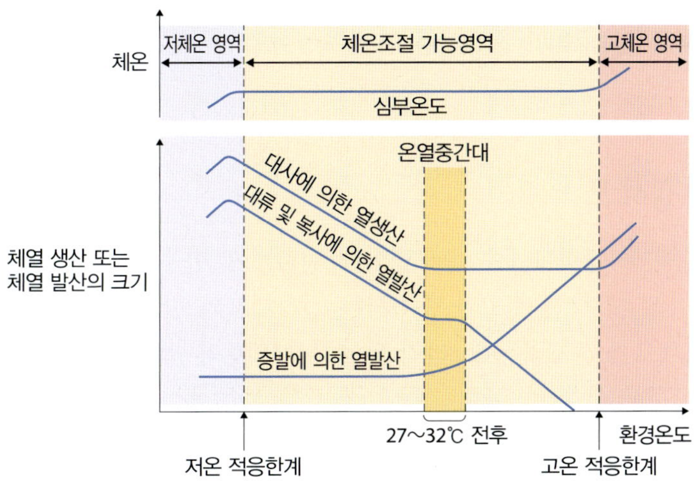

그림 7-5 환경온도와 체온조절반응

환경온도의 변화에 따른 체열 생산, 체열 발산 및 심부온도의 변화를 나타낸다.
사람은 나체로 있을 때 저체온 영역이나 고체온 영역이 되면 체온조절이 불가능해진다.
온열중간대에서는 피부혈관운동만으로 체온이 조절된다.

2) 온도수용과 체온조절기전

(1) 온도수용기

온도의 수용은 피부, 복부내장, 척수, 연수, 중뇌 망상체, 시상하부에서 이루어진다. 피부 및 복부내장에서는 자유신경종말이 온도를 수용한다. 체온 부근에서 온도가 높아질 때 방전 빈도가 증가하는 것을 온수용이라고 하고, 그 수용기를 **온수용기**(warmth receptor)라고 한다. 또 온도가 낮아질 때 방전 빈도가 증가하는 것을 냉수용이라고 하고, 그 수용기를 **냉수용기**(cold receptor)라고 한다(그림 7-6a).

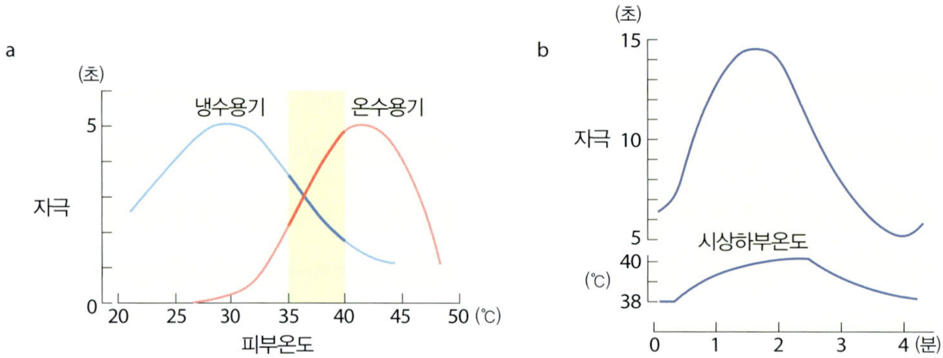

그림 7-6 온도변화에 따른 피부온도수용기와 시상하부 온도감수성 신경세포의 신경활동 변화

a : 체온에 가까운 온도 범위에서 피부온도의 상승에 따라 신경활동이 증가하는 수용기를 온수용기, 하강하는 수용기를 냉수용기라고 한다.
b : 시상하부의 온도를 높임으로써 신경활동이 증가하는 시삭전 영역의 온(溫)신경세포를 나타낸다.

(2) 온도감수성 신경세포

척수, 연수, 중뇌 망상체, 시상하부에는 온도변화에 민감하게 반응하는 **온도감수성 신경세포**가 존재한다. 체온이 높아질 때 방전 빈도가 증가하는 신경세포와 반대로 체온이 낮아질 때 방전 빈도가 증가하는 신경세포가 존재하는데, 각각 **온(溫)신경세포**와 **냉(冷)신경세포**라고 한다(그림 7-6b).

(3) 체온조절중추 (그림 7-7)

체온조절중추는 시상하부의 전시상하 영역, 시삭전 영역에 존재한다. 체온은 피부의 온도수용기나 중추의 온도감수성 신경세포에서 오는 온도에 관한 정보가 체온조절중추에서 통합되어 자율신경계, 내분비계, 체성신경계를 통해 열발산 또는 열생산이 이루어짐으로써 유지된다.

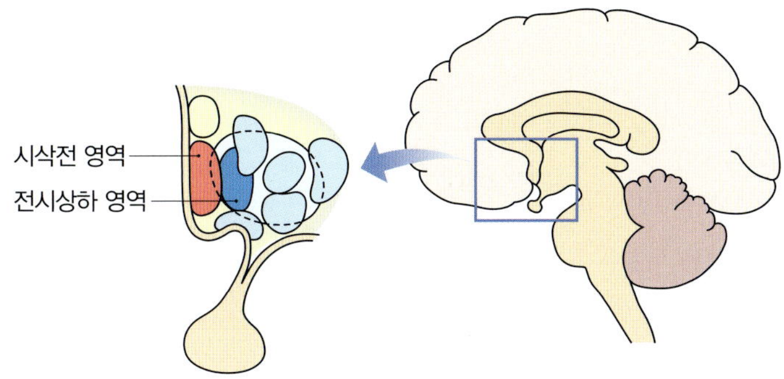

그림 7-7 **시상하부의 체온조절중추**

체온조절중추는 시삭전 영역(빨간색), 전시상하 영역(파란색)에 존재한다. 이 부위에 많은 온도감수성 신경세포가 존재한다.

(4) 체온조절 기전

체온조절 기전에는 두 개의 공학적 조절계인 **피드백 조절계**(되먹임 조절계)와 **피드포워드 조절계**가 이용된다.

① 피드백 조절계(feedback control system)

어떤 대상이 되는 양을 조절하는 경우, 그 양이 전에 설정된 값에서 벗어났을 때 그 설정된 값으로 복구하려는 기전이다. 이것을 체온조절에 적용하면 그림 7-8과 같다. 조절계 속에서 체온이 올라가면 그 정보가 온도수용기를 통해 **체온조절중추**로 보내져 피부혈관을 확장하고 발한량을 증가시켜 체온을 낮추는 열발산 반응이 발생한다. 반대로 체온이 떨어졌을 때는 열생산 반응이 일어난다.

② 피드포워드 조절계(feedforward system)

무더운 여름에 응달에서 양달로 나오면 바로 땀이 흐른다. 반대로 추운 방으로 들어가면 즉시 오한이 발생한다. 이 현상은 피드백 조절계로는 설명할 수 없다. 조절을 혼란시키는 외적인 요인이 발생한 경우 그 영향이 나타나기 전에 이를 조절하는 역할을 하는 것이 피드포워드 조절계이다. 체온조절에서의 피드포워드 조절계는 단시간의 온도변화를 피부에 있는 온도수용기가 감지하여 미리 **체온의 변화를 예측**함으로써 체온을 조절하는 기전이다(그림 7-8).

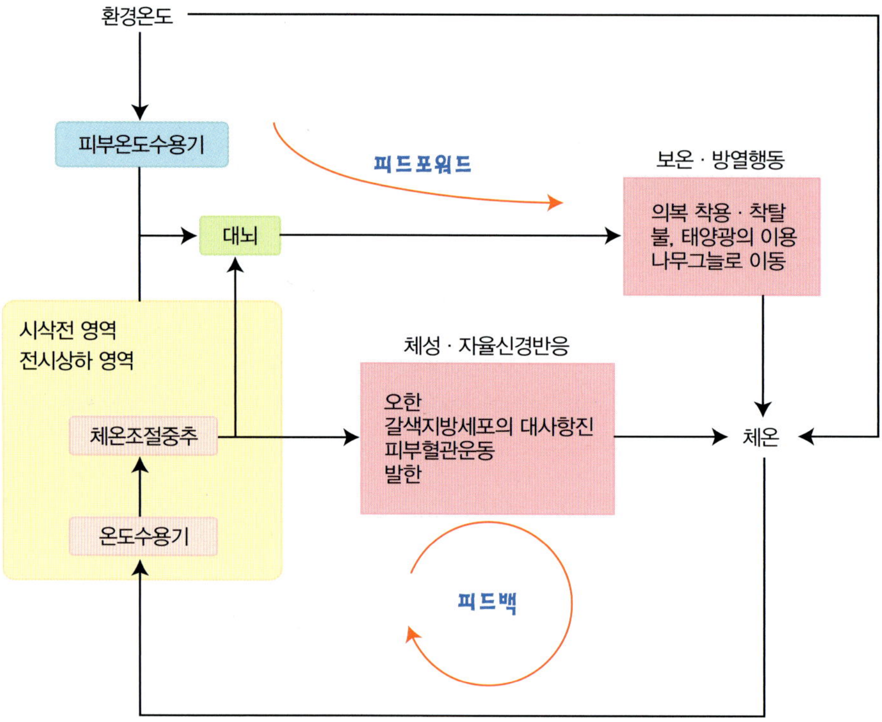

그림 7-8 **체온조절 기전**

3) 체온의 이상

(1) 발열

세균감염 등에 의해 발열물질(pyrogen)이 체온조절중추에 작용하여 체온이 비정상적으로 높게 고정되어 그 수준에서 조절되는 현상이다. 세균이나 바이러스 감염, 종양이나 뇌내 출혈이 발생하면 림프구, 단핵구나 대식세포 등에서 인터루킨(interleukin) 1, 2, 6, 종양괴사물질(TNF), 인터페론(INF) 등(이들을 내인성 발열물질이라고 함)이 생성된다. 이 내인성 발열물질은 뇌 내에서 프로스타글란딘 E_2의 생산을 촉진하며, 프로스타글란딘 E_2는 체온조절중추에 존재하는 온도감수성 신경세포에 작용해서 발열이 일어나게 된다(그림 7-9). 즉 내인성 발열물질에서 유도된 프로스타글란딘 E_2가 온(溫)신경세포의 활동을 억제하고 냉(冷)신경세포의 활동을 촉진한 결과, 체온의 설정온도가 고온 쪽으로 이동한 것이다.

그림 7-10은 인플루엔자에 의한 발열과 해열을 나타낸 것이다. 발열 시에는 설정온도가 이동하여 정상 체온을 낮은 것처럼 느껴, 피부혈관이 수축되거나 오한이 발생한다. 즉 대사가 항진하는 것이다. 이렇게 열생산의 증가나 열발산의 억제가 일어남으로써 체온이 상승한다. 반면 해열 시에는 내인성 발열물질의 작용이 사라져 설정온도가 상온으로 돌아온다. 따라서 피부혈관의 확장과 발한이 발생하여 열발산이 촉진된다.

발열은 세균이나 바이러스 등 외인성 발열물질의 증식을 억제하고, 면역담당세포의 활성화를 촉진하기 때문에 일종의 **생체방어반응**이라고 할 수 있다.

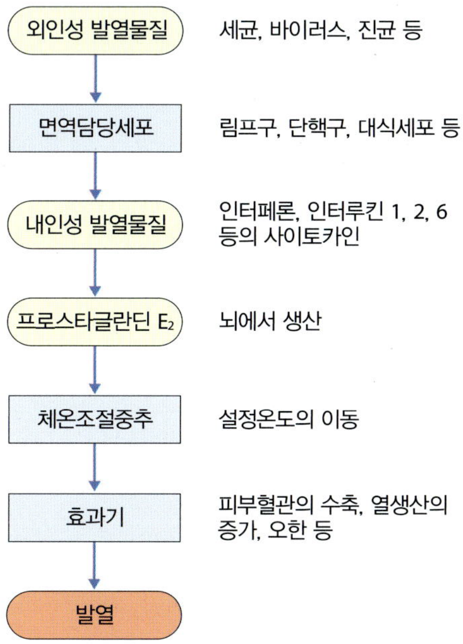

그림 7-9 **발열 기전**

내인성 발열물질은 프로스타글란딘 E_2를 생산한다. 해열제인 아스피린은 프로스타글란딘 E_2 합성효소인 시클로옥시게나아제를 억제하는 작용을 한다.

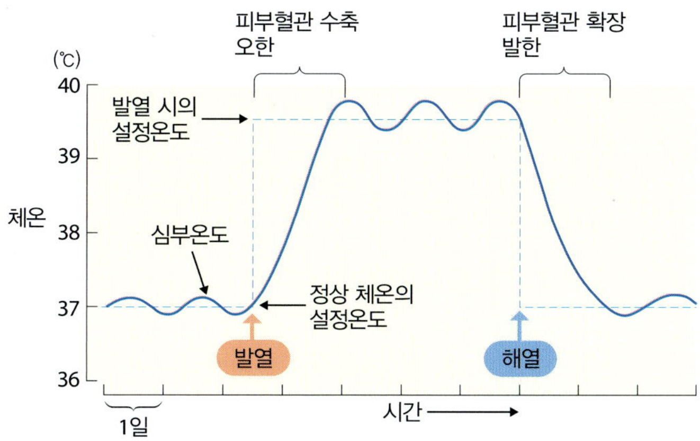

그림 7-10 **설정온도의 변화와 발열, 해열과의 관계**

(2) 고체온과 저체온

건강한 성인은 보통 체온이 40℃ 이상이 되거나 35℃ 이하가 되는 경우가 거의 없다. 그러나 정신적으로 흥분했을 때나 운동 등의 근육활동으로 열생산이 열발산을 상회하면 체온 상승이 나타난다. 또한 뜨거운 햇빛 아래나 밀폐된 더운 공간에 장시간 있게 되면 발한이나 피부혈관의 확장만으로는 열발산이 부족하여 체온이 상승하게 된다.

체내에 열이 정체되어 **고체온**(hyperthermia)이 되는 것을 **울열**(heat retention)이라고 한다. 체내에 열이 정체되면 체온조절중추가 장애를 입고 의식장애를 동반한다. 일사병 또는 열사병(넓은 의미로 열중증)이 일어나는데 체온이 42℃를 넘으면 위험하다. 이 경우 해열제는 효과가 없으며, 옷을 벗기고 수분을 보충하거나 점적주입을 실시한다.

또 외부 온도가 낮은 환경에서 열발산이 열생산을 상회하면 체온은 떨어진다. 직장온도가 35℃ 이하인 것을 **저체온**이라고 하는데 33℃에서는 의식이 소실되고, 30℃ 이하에서는 체온조절 기능이 상실되며, 28℃ 이하에서는 심근에 이상이 나타난다.

• • • 핵심포인트 • • •

◈ 생체 내의 대사 가운데 ATP의 합성과정에 관여하는 것을 에너지대사라고 하는데, ATP 합성의 원천이 되는 것은 탄수화물, 단백질, 지방의 3대 영양소이다.

◈ 생체활동에 이용되는 에너지 중 가장 중요한 물질은 화학에너지로서 저장된 ATP(adenosine triphosphate, 아데노신삼인산)이다.

◈ ATP는 아데노신에 3개의 인산기가 결합된 물질로 가수분해 시 큰 에너지를 방출하여 생체활동에 필요한 대부분의 에너지를 제공한다.

◈ 생체가 살아가는 데 필요한 최소한의 활동을 할 때의 대사량을 기초대사량이라고 하는데, 하루 기초대사량은 성인 남성의 경우 약 1,400kcal, 성인 여성의 경우 약 1,100kcal이다.

◈ 환경온도에 의해 변하지 않는 몸의 심부 체온을 심부온도라고 하며 몸의 표면부위 체온을 피부온도라고 한다.

◈ 환경온도의 변화에도 불구하고 체내의 심부온도는 거의 일정하게 유지되는데 이것을 체온의 항상성이라고 한다.

◈ 체온은 하루 중에서 새벽에 가장 낮고 저녁에 가장 높은데, 가장 낮은 체온을 기초체온이라고 하며, 정상인의 경우 하루 동안의 체온 변동폭은 1℃ 이하이다.

◈ 체온이 내려가면 골격근을 수축하면서 열을 생산하며, 장기간 체온이 내려가면 부신피질호르몬, 갑상선호르몬이 분비되어 물질대사를 촉진시켜 열을 생산한다.

◈ 체온이 올라가면 복사, 전도, 대류, 증발이라는 물리적인 기전에 의해 체열을 발산한다.

◈ 체온조절중추는 온도에 관한 정보를 통합하여 자율신경계, 내분비계, 체성신경계를 통해 열발산, 열생산을 일으킴으로써 체온을 유지시킨다.

Review Test

01. 체열의 손실이 이루어지는 경우가 아닌 것은?

① 복사 ② 증발 ③ 대류
④ 오한 ⑤ 전도

02. 체내 ATP 합성 시 산화적 인산화 과정이 진행되는 장소는?

① 세포막 ② 핵 ③ 골지체
④ 소포체 ⑤ 미토콘드리아

03. 심부 체온을 판단하기 위한 지표로서 측정하는 온도가 아닌 것은?

① 직장체온 ② 피부체온 ③ 구강체온
④ 액와체온 ⑤ 고막체온

04. 체내열을 생산하는 방법으로 옳지 않은 것은?

① 음식물 섭취 ② 운동 ③ 티록신 분비 증가
④ 기초대사 증가 ⑤ 피부 혈류량 증가

05. 사람은 외부 환경이 변화해도 체온을 일정하게 유지시키는 항상성을 가지게 된다. 이처럼 체온을 일정하게 유지하는 체온조절중추가 존재하는 부위는?

① 대뇌 ② 소뇌 ③ 연수
④ 척수 ⑤ 시상하부

06. **외부의 온도가 낮아 체온이 내려갈 때 신체 변화는?**

① 빠른 호흡
② 땀구멍이 열림
③ 증발이 많아짐
④ 복사량이 많아짐
⑤ 골격근이 반복적으로 수축

07. **다음 보기의 괄호 안에 들어갈 단어는?**

> 환경온도에 따라 변화하지 않는 몸의 심부 체온을 (가)(이)라고 하고, 몸의 표면 부위 체온을 (나)(이)라고 한다.

① 가. 고막온도　　나. 직장온도
② 가. 구강온도　　나. 액와온도
③ 가. 기초온도　　나. 변동온도
④ 가. 심부온도　　나. 피부온도
⑤ 가. 액와온도　　나. 구강온도

08. **다음 설명 중 옳은 것은?**

① 기초대사량에 관한 에너지소비량의 비율을 기초대사율(BMR)이라고 한다.
② 실제 기초대사량은 산소 소비량과 이산화탄소 발생량을 기준으로 산출한다.
③ 생명유지를 위해 필요한 최소한의 활동을 할 때의 대사량을 안정시 대사량이라고 한다.
④ 에너지를 방출된 열의 형태로 측정하는 방법을 간접열량측정법이라고 한다.
⑤ 체내에서 소비되는 산소, 배출되는 이산화탄소 및 소변 중의 질소량으로 체내의 에너지발생량을 산출하는 방법을 직접열량측정법이라고 한다.

09. 체온에 관한 설명 중 옳은 것은?

① 정상인의 경우 체온의 하루 변동폭은 1℃ 이상이다.

② 체온이 내려가면 골격근이 수축되면서 열을 생산한다.

③ 체온이 올라가면 복사, 전도, 대류, 증발이라는 물리적인 기전에 의해 열을 흡수한다.

④ 체온은 하루 중 새벽에 가장 낮고 저녁에 가장 높으며, 가장 낮은 체온을 심부체온이라고 한다.

⑤ 연수에 있는 체온조절중추는 온도에 관한 정보를 통합하여 열 발산과 열 생산을 일으킴으로써 체온을 유지시킨다.

10. 체온의 변동에 관한 설명 중 옳은 것은?

① 새벽에 가장 낮고 저녁에 가장 높다.

② 가장 높은 체온을 기초체온이라고 한다.

③ 여성의 경우 임신 초기에 저온기가 지속된다.

④ 정상인의 경우 체온은 하루 동안 3℃ 이상 변동한다.

⑤ 소아의 체온은 성인보다 0.2~0.5℃ 낮고 노인은 높다.

정답 01. ④ 02. ⑤ 03. ② 04. ⑤ 05. ⑤ 06. ⑤ 07. ④ 08. ② 09. ② 10. ①

Chapter

8 소화와 흡수

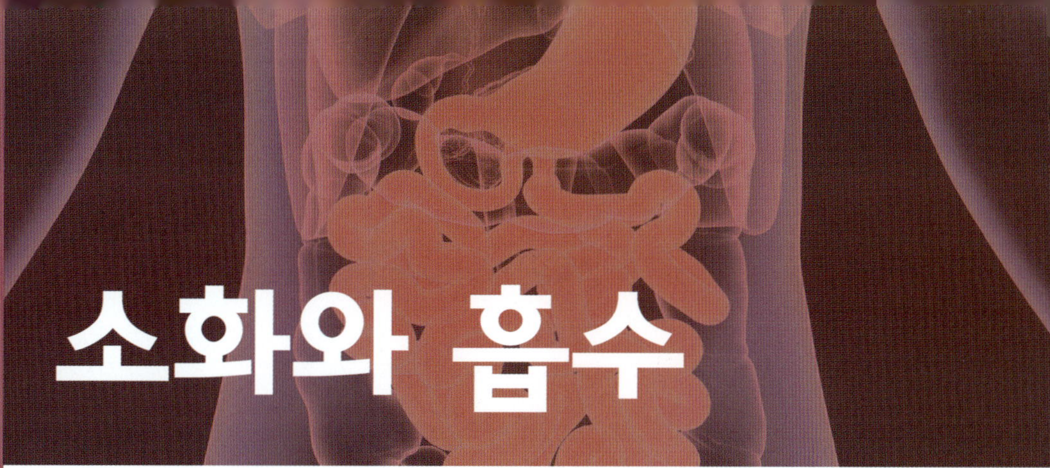

학습목표

1. 위의 운동에 대하여 설명할 수 있다.
2. 위액의 성분과 작용을 설명할 수 있다.
3. 췌장액의 성분과 작용을 설명할 수 있다.
4. 담즙의 성분과 작용을 설명할 수 있다.
5. 장액의 성분과 작용을 설명할 수 있다.
6. 소장의 기능에 대하여 설명할 수 있다.
7. 소장에서의 소화와 흡수작용을 설명할 수 있다.
8. 대장의 기능에 대하여 설명할 수 있다.
9. 대장에서의 소화와 흡수작용을 설명할 수 있다.

〈핵심용어〉

기계적 소화 / 화학적 소화 / 3대 영양소 / 소화액 / 타액 / 위액 / 췌장액 / 장점막액 / 소화효소 / 탄수화물분해효소 / 단백질분해효소 / 지방분해효소 / 소화관 평활근 / 저작운동 / 연하운동 / α-아밀라아제 / 리파아제 / 에브너선(Ebner's gland) / 연동운동 / 염산 / 펩시노겐 / 가스트린 / 아세틸콜린 / 장크롬친화성 세포(ECL세포) / 히스타민 / 프로스타글란딘 / 위산분비조절 / 분절운동 / 장액 / 브루너선 / 리베르퀸움 / 담즙 / 담즙산 / 빌리베르딘 / 빌리루빈 / 역연동운동 / 배변

Chapter 8

소화와 흡수

인체는 생명을 유지하기 위해 음식물을 섭취하고 물리적 · 화학적으로 분해하여 영양분을 흡수하고 찌꺼기는 몸 밖으로 배출하는데 이와 관련된 일련의 기관계를 **소화기계**라고 한다(그림 8-1). 소화란 음식물로서 섭취된 영양물질을 흡수 가능한 구성단위로 분해하는 것을 말한다. 소화에는 소화관에서 분비되는 **소화효소**가 필요하며, 또한 소화되는 물질과 소화액을 혼합하고 운반하기 위한 **소화관운동**이 필수적이다. 또한 소화관에는 물질의 흡수를 촉진하기 위해 **소화액**의 분비, 그리고 이들 기전을 조절하기 위한 신경기전, 국소적 기전, 내분비 기전이 존재한다. 여기에서는 소화액 분비나 소화관 운동이 소화관호르몬이나 신경계에 의해 조절되는 것을 이해하며 또 영양소가 되어 흡수되는 과정을 이해하자.

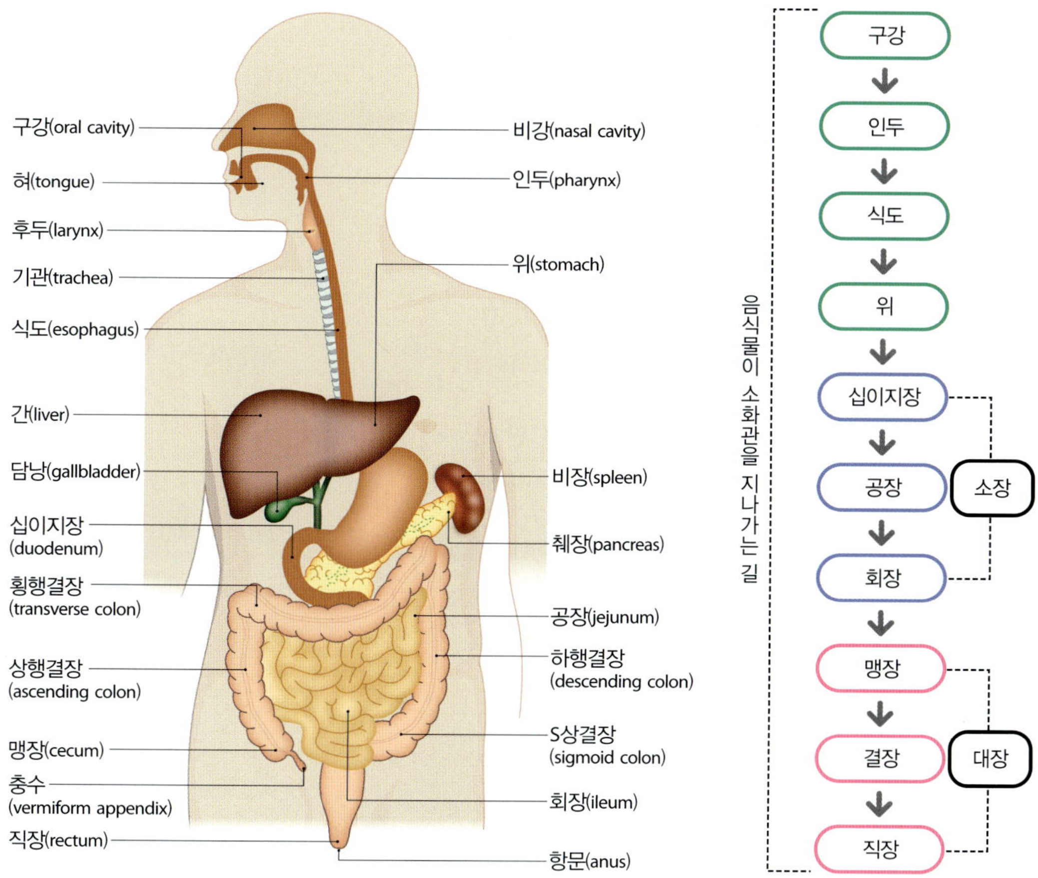

그림 8-1 소화기계의 구성

1 소화(digestion)

에너지의 생산에는 탄수화물, 단백질, 지방의 **3대 영양소**가 이용되는데 이때 영양소는 음식물로서 섭취된다. 소화는 음식물로서 섭취된 크고 복잡한 영양물질이 흡수되고 저분자의 기본적인 구성단위로 분해되는 과정이다. 이 과정에서 **소화효소**에 의해 **탄수화물**은 **단당**, **단백질**은 **아미노산**, **지방**은 **지방산**과 **글리세롤**로 가수분해된다(표 8-1). 주요 소화효소는 표 8-2와 같다.

세포 내 대사에서는 영양소를 구성하고 있는 분자 내에서 변화가 일어난다. 그러나 소화에서는 구성분자에서 만들어진 커다란 성분이 분해되어 구성분자로까지 분해되기만 한다는 것이 특징이다.

표 8-1 3대 영양소의 소화

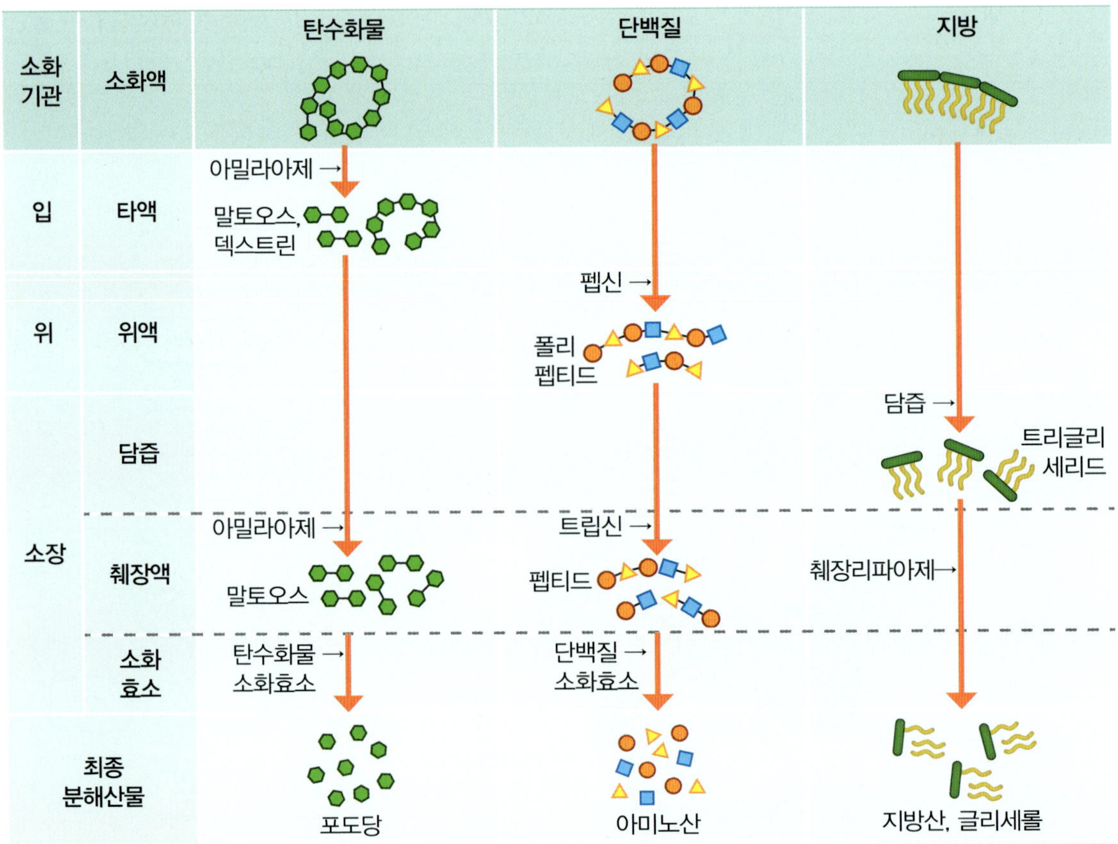

1) 소화의 종류

(1) 기계적 소화

소화액의 도움 없이 이루어지는 소화로 **저작운동**(mastication), **연동운동**(peristalsis), **분절운동**(segmentation movement) 등이 있다. 저작운동은 치아와 턱을 사용하여 음식물을 잘게 부수어 타액과 잘 섞는 운동이고, 연동운동은 식도, 위, 대장, 소장 등에서 음식물을 이동시키거나 섞어주는 역할을 한다. 그리고 분절운동은 주로 소장에서 일어나는데 소화관벽이 일정한 시간을 두고 수축과 이완을 반복하며 음식물을 소화액과 혼합해준다.

(2) 화학적 소화

각 소화선에서 분비되는 **소화효소**에 의해 음식물 속의 영양소가 **화학적**으로 **분해**되는 과정이다. 소화효소에 의해 탄수화물은 포도당으로, 단백질은 아미노산으로, 지방은 지방산과 모노글리세리드로 분해된다. 화학적 소화를 통해 영양소는 소장벽에 흡수 가능한 상태가 된다.

2) 소화효소(digestive enzyme)

소화효소는 소화기관에 분포된 소화선에서 분비되며 음식물의 소화과정이 잘 진행되도록 화학적 변화의 **촉매작용**을 한다. 주성분은 단백질이며 한 가지 소화효소는 한 가지 영양소에만 작용하는 특성이 있다.

소화효소의 작용은 열, 산성도(pH), 자외선의 영향을 받는다. 열에 매우 약하여 온도를 높이면 그 활성이 상실되는데 대개의 소화효소는 60℃ 이상에서 효소의 기능이 없어지며, **체온의 범위**에서 반응속도가 최대가 된다. 또, pH에 따라서도 그 활성이 달라지는데, 대개 소화효소는 pH 7 정도의 **중성**에서 활성이 가장 높다. 그러나 위에서 분비되는 펩신의 경우는 pH 2 정도의 **산성**에서 활성이 가장 높다. 이처럼 소화효소는 그 분비기관과 기능에 따라 최적 활성을 보이는 환경이 다르다.

소화효소는 탄수화물분해효소, 단백질분해효소, 지방분해효소로 나눌 수 있다. 탄수화물분해효소로는 **아밀라아제**, **글리코시다아제**, **덱스트리나아제**, **락타아제**, **수크라아제**, **말타아제** 등이 있고 단백질분해효소로는 **펩신**, **펩티다아제**, **트립신** 등이 있으며 지방분해효소로는 **리파아제**가 있다. 각 소화효소는 분비기관에 따라 그 종류가 다르며 활성화되는 조건도 다르다(표 8-2).

표 8-2 소화효소의 종류와 작용

소화액	소화효소	기질	분해산물
타액	α-아밀라아제	전분	말토오스 말토트리오스 α-한계덱스트린
	리파아제	트리글리세리드	지방산과 글리세롤
위액	펩신	단백질	폴리펩티드
	위리파아제	트리글리세리드	지방산과 글리세롤
췌장액	트립신	단백질, 폴리펩티드	올리고펩티드
	키모트립신	단백질, 폴리펩티드	올리고펩티드
	카르복시펩티다제	단백질, 폴리펩티드	C 말단측 아미노산 유리
	α-아밀라아제	전분	말토오스 말토트리오스 α-한계덱스트린
	췌장리파아제	트리글리세리드	지방산과 글리세롤
	콜레스테롤가수분해효소	콜레스테롤에스테르	콜레스테롤
	리보뉴클레아제	RNA	뉴클레오티드
	디옥시리보뉴클레아제	DNA	뉴클레오티드
장점막액	엔테로키나아제	트립시노겐	트립신
	아미노펩티다아제	폴리펩티드	N 말단측 아미노산 유리
	디펩티다아제	디펩티드	아미노산
	말타아제	말토오스, 말토트리오스	글루코오스
	트레할라아제	트레할로스	글루코오스
	락타아제	락토오스	글루코오스와 갈락토오스
	수크라아제	수크로스(자당)	글루코오스와 프룩토오스
	α-한계덱스트리나아제	α-한계덱스트린	글루코오스
	뉴클레아제	핵산	오탄당과 염기

3) 소화관의 운동

섭취한 음식물은 구강, 식도, 위, 소장, 대장의 각 부위를 통과하는데 그동안 소화 및 흡수가 이루어진다. 음식물의 소화 및 흡수가 효율적으로 이루어지기 위해서는 음식물이 규칙적으로 입에서 항문으로 이행해야 한다. 그리고 소화액과 충분히 혼합되어 소화가 촉진되어야 하며 소화산물과 소화관 점막면의 접촉을 도와 흡수를 촉진시켜야 한다. 이를 위해서 소화관의 운동이 중요한 역할을 한다.

(1) 소화관의 기본구조 (그림 8-2)

소화관은 내부가 공간으로 되어 있는 중공장기로 기본적으로 **점막**, **근육층**(**평활근층**), **장막**으로 구성되어 있다. 점막은 상피와 결합조직으로 이루어지고 점막근판을 경계로 점막하조직이 된다. 근육층은 근섬유의 방향에 따라 **윤주근층**(circular muscle layer)과 **종주근층**(longitudinal muscle layer)으로 구성된다. 장막(serosa)은 내장을 덮는 반투명의 얇은 막으로, 장액을 분비하여 다른 기관과의 마찰을 방지하는 역할을 한다.

한편 간, 췌장, 타액선 등은 내용물이 들어 있는 실질장기로 음식물을 분해 및 흡수하기 위해 효소 등을 함유한 소화액을 분비한다.

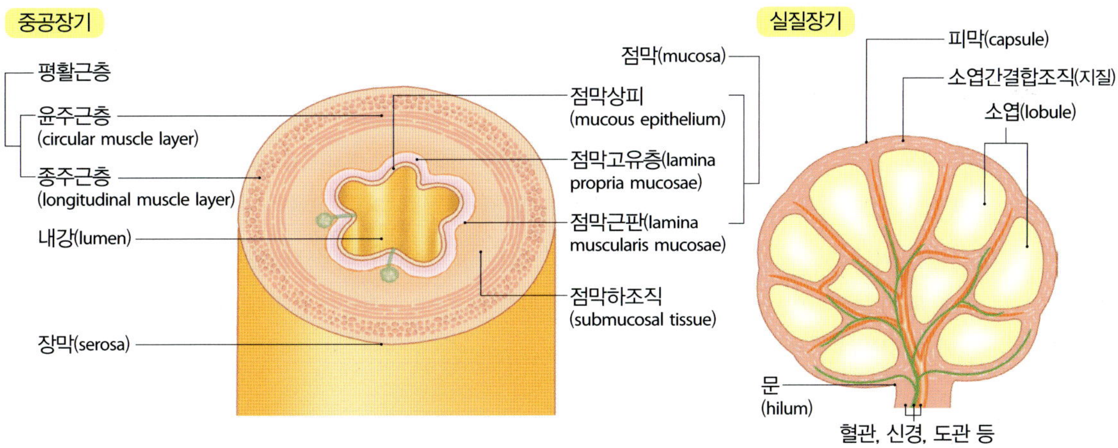

그림 8-2 **소화관의 기본구조**

(2) 소화관 평활근의 수축성

소화관 평활근은 횡문근(striated muscle)에 비해 직경이 짧고(3~4㎛) 수축은 완만하며 **자동성**을 가지고 있다. 정지 시에도 어느 정도의 긴장성 수축이 지속되는데, 이 긴장성 수축은 벽내신경총의 콜린작동성 신경의 지속적인 흥분에 의해 일어난다. 또 소화관 평활근에서는 수축과 이완이 일정한 주기로 반복해서 일어나는 **율동성 수축**이 관찰된다. 소화관의 자동운동인 진자, 분절, 연동운동은 이 율동성 수축을 일으킨다.

수축기전도 골격근과 다른데, 골격근의 경우 액틴에 조절계가 있어 액틴에 Ca^{2+} 결합 단백질인 트로포닌이 부착되어 있고, 여기에 Ca^{2+}이 결합하면 액틴이 미오신과 결합하여 수축이 일어나게 된다. 그러나 평활근의 경우 **미오신**에 **조절계**가 있어서 미오신 구조의 경쇄(light chain)가 인산화되면 액틴이 결합하여 수축이 일어나는 구조이다(그림 8-3).

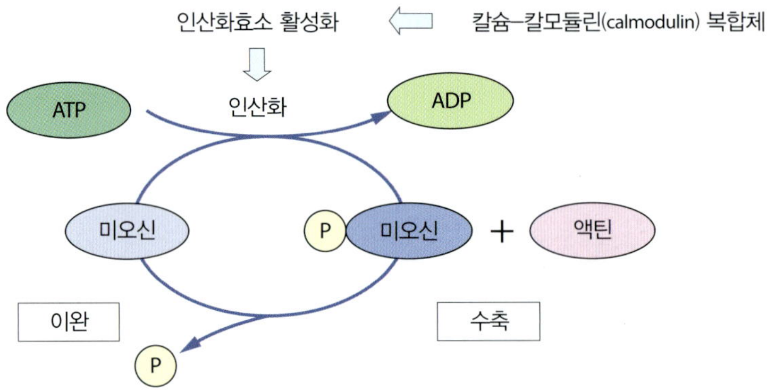

그림 8-3 평활근의 수축기전

(3) 소화관 운동의 조절

소화관 평활근은 **교감신경**과 **부교감신경**의 **이중지배**를 받고 있으며 기본적으로는 이들 지배는 길항하고 있다. 그러나 이들 신경지배를 차단해도 소화관 평활근은 자동적인 운동이 일어나는데 그것은 벽내신경총의 작용 때문이다. 또 소화관 평활근은 소화관 점막의 분비세포에서 분비되는 **소화관호르몬**에 의한 체액성 조절도 받는다. 소화관호르몬의 분비는 섭식에 의한 소화관 자체의 기계적 자극, 자율신경 자극 등에 의해 유발된다.

4) 소화관의 흡수

음식물의 소화는 다음의 2단계를 거쳐 일어난다. 제1단계는 소화관 내에서 일어나 **관강내 소화**라고 하는데, 이 단계에서는 소화관강 내에 분비된 소화효소에 의해 음식물이 분해되며 아직 불완전하다. 따라서 이 단계를 중간소화라고도 한다. 제2단계는 소장상피세포 표면 또는 세포 내에서 일어나며 이 과정에서는 관강내 소화에 의한 분해산물이 다시 분해되는데 이 과정을 **막소화**라고 한다.

(1) 탄수화물의 흡수

음식물 속에 있는 탄수화물은 타액이나 췌장액에 함유된 **α-아밀라아제**에 의해 **올리고당**으로 분해되고 다시 **글루코아밀라아제**에 의해 **이당류**(말토오스)로 분해된다. 이당류는 이당류분해효소(말타아제, 락타아제, 수크라아제 등)에 의해 **단당류**로 분해되어 세포 내로 흡수된다.

(2) 단백질의 흡수

음식물 중에 있는 단백질은 위에서 분비되는 펩신 및 췌장에서 분비되는 트립신, 키모트립신, 엘라스타아제 및 카르복시펩티다제에 의해 **아미노산** 또는 **올리고펩티드**로 분해된다. 올리고펩티드는 올리고펩티다제에 의해 **아미노산**, **디펩티드** 또는 **트리펩티드**로 분해되어 세포 내로 들어간다. 세포 내로 들어간 디펩티드와 트리펩티드는 펩티다제에 의해 **아미노산**으로 분해되어 문맥혈 중으로 유입된다.

(3) 지방의 흡수

음식물 속에 있는 지방은 물에 용해되지 않지만 이것을 소화하는 효소는 수용액 중에 존재하기 때문에 이로 인해 지방과 수용액의 접촉면적이 증가하여 소화작용을 증가시킨다. 음식물 속의 지방에 많이 함유되어 있는 **중성지방**은 췌장 리파아제에 의해 **글리세롤**, **모노글리세리드**, **지방산**으로 분해된다. 이들은 담즙 중의 담즙산의 작용에 의해 미셀(micelle)을 형성하는데, 이 미셀로 인해 지방은 물에 쉽게 용해되어 소장상피세포 내로 흡수된다.

2 구강에서의 소화

1) 저작운동(mastication)

구강 안으로 들어온 음식물은 저작을 통해 분쇄되고 타액과 섞이며 소화가 시작된다. 그 후 타액과 섞인 음식물 덩어리는 **연하운동**에 의해 위로 보내진다. 이 연하운동의 중추는 연수이며, 연하반사에 의해 음식물 덩어리는 식도를 통과하여 위로 보내진다.

2) 연하운동(deglutition movement)

저작에 의해 잘게 부수어진 음식물 덩어리나 액체를 삼키는 운동을 **연하운동**이라고 한다. 연하운동은 음식물 덩어리를 혀의 움직임에 따라 구강에서 인두로 보내는 시기(제1기, 구강인두기), 인두에서 식도 입구까지 보내는 시기(제2기, 인두식도기), 식도 입구에서 위 입구(분문)까지 보내는 시기(제3기, 식도기)로 나누어진다(그림 8-4).

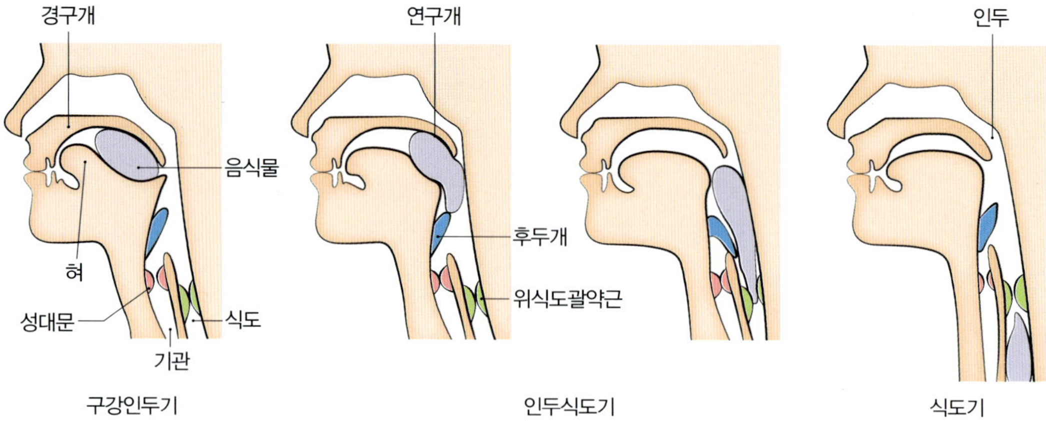

그림 8-4 **연하운동**

3) 타액(saliva)

(1) 타액의 소화효소

타액선(salivary gland)에는 **이하선**, **악하선**, **설하선** 및 구강점막에 많이 존재하는 **소타액선**이 있다. 타액에는 탄수화물분해효소인 **α-아밀라아제**가 들어 있다. 또 타액에는 지방분해효소인 **리파아제**가 들어 있는데, 이것은 소타액선의 하나인 에브너선(Ebner's gland)에서 분비된다.

- **α-아밀라아제** : 주로 이하선(parotid gland)에서 분비되며, 다당류인 전분을 이당류인 말토오스(maltose)로 분해한다.

(2) 타액의 분비조절

타액의 분비는 **자율신경**의 **이중지배**에 의해 조절되며 일반적으로 **부교감신경**이 긴장함으로써 분비가 촉진된다(그림 8-5).

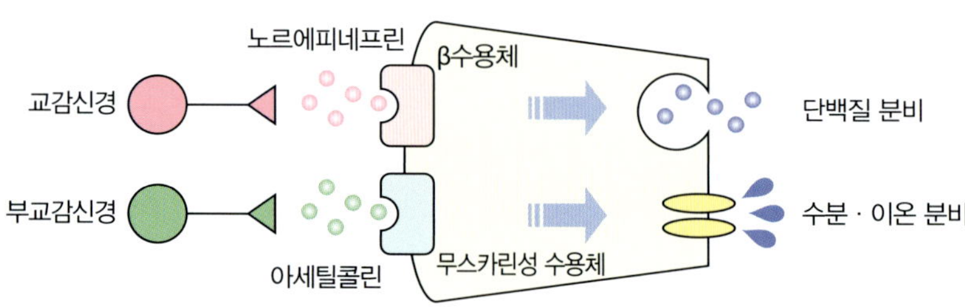

그림 8-5 **타액선에서 자율신경의 이중지배**

(3) 타액의 생리작용

타액은 단순히 음식물을 적셔서 삼키기 쉽게 할 뿐만 아니라 소화효소인 아밀라아제(amylase)를 함유하고 있어서 전분이나 글리코겐을 이당류인 말토오스(maltose)로 분해한다. 또 혈류 중의 성분이나 이물질의 일부가 타액으로 배설된다. 예를 들어 수은(mercury)이나 비스무트(bismuth) 등 중금속에 중독되었을 때는 치은에 특유의 침착이 확인된다. 그 밖에도 타액에는 표 8-3과 같은 생리작용이 있다.

표 8-3 타액의 생리작용

	생리작용
소화작용	음식물 중 전분은 타액에 함유된 전분분해효소인 α-아밀라아제에 의해 덱스트린(dextrin)과 말토오스(maltose)로 분해된다.
발성 · 연하작용	타액 속의 점액은 음식물을 부드럽게 하며 말하는 데에 도움을 주고 음식물을 삼키기 쉽게 한다.
습윤 · 윤활작용	구강 내 점막면을 촉촉하고 미끄럽게 하며, 미뢰를 자극해서 맛을 느끼게 한다.
청정작용	음식물을 씻어내고 세균의 번식을 막는다.
배설작용	다양한 물질(Hg, Zn, Pb 등)이 타액 속으로 배설된다.
체온조절작용	타액 속의 수분을 증발시킴으로써 체열 발산을 돕는다.
수분대사 조절	타액 분비량을 통해 수분의 균형을 돕는다.

3 위에서의 소화

위는 횡격막(diaphragm) 바로 아래의 복강 왼쪽에 있는 커다란 근육주머니로 비어 있을 때의 용적은 50mL정도이지만 음식물을 섭취한 다음에는 1.5mL이상, 최대 4L까지 늘어날 수 있다. 식도를 통해 운반되어 온 음식물 덩어리를 저장하고 위액과 섞는 역할을 한다. 음식물 덩어리가 기계적으로 분쇄되고 화학적으로 변하여 죽 상태가 되면 위는 이 죽을 조금씩 십이지장으로 보낸다. 위의 기능은 미주신경(부교감신경)과 내장신경(교감신경) 및 내재성 신경계의 지배를 받는다.

1) 위의 운동

(1) 연동운동(peristalsis)

위는 음식물이 들어오면 반사적으로 이완되는데 이것을 위의 **반사성 이완**이라고 한다. 반사성 이완은 연하를 시작한 직후 바로 일어나며, 연하가 반복되어 위 내용물이 늘어나더라도 위는 이완되어 위내압이 거의 상승하지 않는다.

위에 음식물 덩어리가 들어오면 잠시 동안 위 중앙부(위체부)의 윤주근이 수축되어 음식물 덩어리는 위의 출구인 유문부(pyloric part) 쪽으로 이동한다. 이와 같이 윤주근의 수축에 의해 소화관의 내용물을 이동시키는 운동을 **연동운동**이라고 한다. 위는 이 연동운동을 반복함으로써 음식물 덩어리와 위액을 잘 섞어 죽 상태로 만든다(그림 8-6).

연동운동이 반복되면서 소화가 진행되면 위벽 전체의 긴장이 높아지고 위내압이 상승한다. 그 결과 죽 상태가 된 내용물은 십이지장으로 밀려나가게 된다.

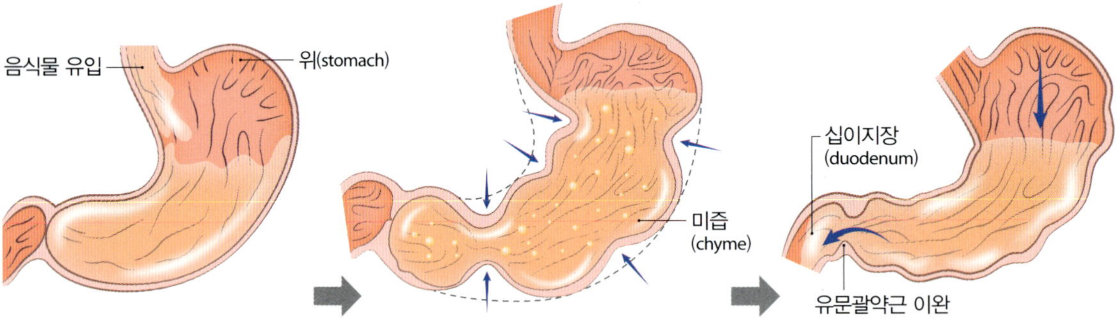

그림 8-6 위의 연동운동과 음식물의 이동

(2) 위운동의 조절

위의 연동운동은 **미주신경**의 자극으로 **활발**해지고, **교감신경**의 자극으로 **억제**된다. 또한 십이지장의 확장이나 pH의 저하, 단백질 소화물에 의해 신경반사를 일으키면 위운동이 억제된다. 한편 소화관호르몬인 모틸린(motilin)은 연동운동을 촉진하고, 세크레틴(secretin)이나 위억제폴리펩티드(gastric inhibitory polypeptide, GIP)는 연동운동을 억제한다.

2) 위액(gastric juice)

위벽은 점막층, 점막하층, 근육층, 장막층으로 구성되며, 음식물이 직접 닿는 위점막에는 많은 주름이 있으며, 이곳에는 약 3,500만 개나 되는 위선(gastric gland)이 있어 하루 약 1,500~2,500mL의 위액이 분비된다.

(1) 위액의 성분과 작용

위선(gastric gland)에서는 1일 기준 1,000~3,000mL의 **위액**이 분비된다. 위액의 주성분은 염산과 단백질분해효소인 펩신, 점액, 당단백질의 내인자이다. 또한 위액은 **염산**이 들어 있기 때문에 pH 1.5~2.0의 산성이다.

① 염산(hydrochloric acid)

염산(위산)은 **살균작용**을 하며 펩시노겐을 펩신으로 변환한다. 또 단백질의 변성을 돕고 단백질의 소화를 촉진함과 동시에 담즙(bile)과 췌장액(pancreatic juice)의 분비를 촉진한다.

② 펩시노겐(pepsinogen)

펩시노겐은 위저선의 주세포에서 분비되며 염산에 의해 활성화되어 단백질분해효소인 **펩신**(pepsin)이 된다. pH 1.6~3.2에서 최대의 분해활성을 보인다.

③ 점액(mucus)

위액(gastric juice)에 들어 있는 당단백질인 **뮤신**(mucin)은 점조성이 높은 점액이다. 또 위의 표면인 상피세포에서는 중탄산이온(HCO_3^-)도 분비되는데, 약알칼리성의 점액으로 펩신으로부터 위점막을 보호한다.

④ 내인자(intrinsic factor)

적혈구 생산에 필요한 비타민 B_{12}는 회장(ileum)에서 흡수되지만 흡수 시 내인자인 당단백질과 복합체를 만들어야 한다. 이 내인자는 위점막에서 합성된다.

(2) 위액의 분비 (그림 8-7)

위액을 분비하는 위선은 분문선(cardiac gland), 위저선(fundic gland), 유문선(pyloric gland)으로 구성되며, 위저선이 위액 분비의 주체가 된다.

위저선은 주세포, 점액세포, 벽세포, 상피세포 등으로 구성되어 있으며, **주세포**는 **펩시노겐**(pepsinogen)을 분비하고, **벽세포**는 **염산**이나 **내인자**를 분비하며, **점액세포**는 **뮤신**을 분비한다. 또한 **상피세포**는 **알칼리성 점액**을 분비한다.

또 위의 세포에는 소화관호르몬인 **가스트린**(gastrin)과 신경전달물질인 **아세틸콜린**(acetylcholine)의 **수용체**가 있으며 자극에 의해 위액분비가 촉진된다.

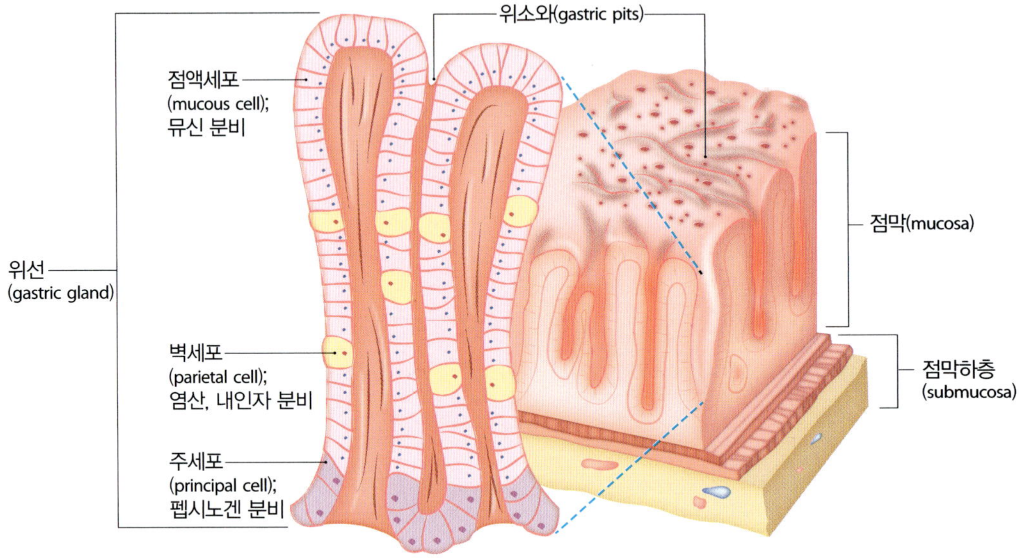

그림 8-7 **위액의 분비**

(3) 위산의 분비

위액 속의 위산 또한 **가스트린**과 **아세틸콜린**에 의해 **촉진**된다. 위점막에 있는 장크롬친화성세포(ECL세포)에도 가스트린과 아세틸콜린수용체가 있어 자극에 의해 **히스타민**(histamine)이 분비된다. 또한 벽세포(parietal cell)에도 히스타민수용체가 있어 자극에 의해 위산분비를 촉진시킨다. 반면 **프로스타글란딘**(prostaglandin)은 위산분비를 **억제**한다(그림 8-8).

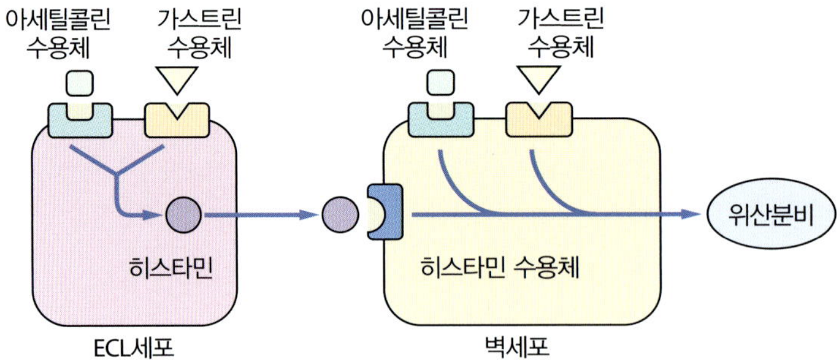

그림 8-8 **위산분비조절**

(4) 위액의 분비 조절

위액의 분비 조절은 뇌상, 위상, 장상의 3단계에 의해 조절된다.

① **뇌상**(cephalic phase) (그림 8-9)

조건반사, 미각, 후각에 의해 **미주신경**을 통해 직접 위산분비 및 펩시노겐분비를 촉진한다. 또 미주신경은 간접적으로도 가스트린분비를 촉진하고 위액분비를 자극한다.

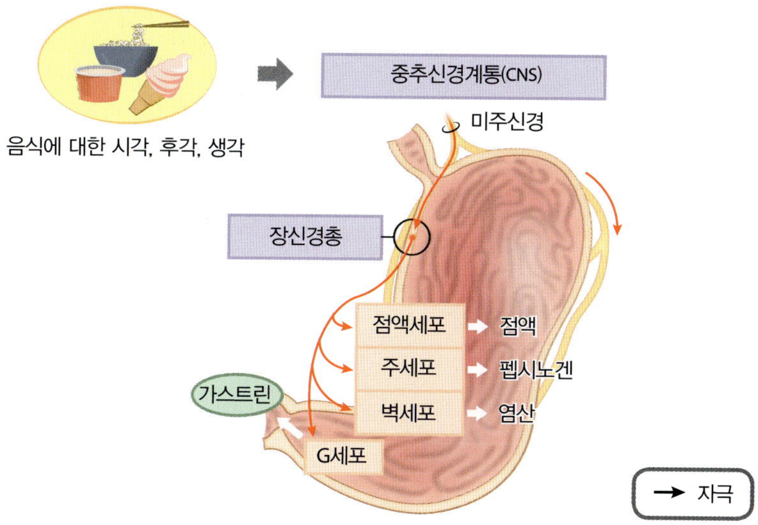

그림 8-9 **뇌상**

② **위상**(gastric phase) (그림 8-10)

음식물 덩어리에 의한 벽세포의 직접 자극이 신경을 통해 반사적으로 위액분비를 촉진한다. 또 위 내용물의 화학적 성분이 가스트린이나 히스타민을 분비시켜 위액분비를 촉진한다.

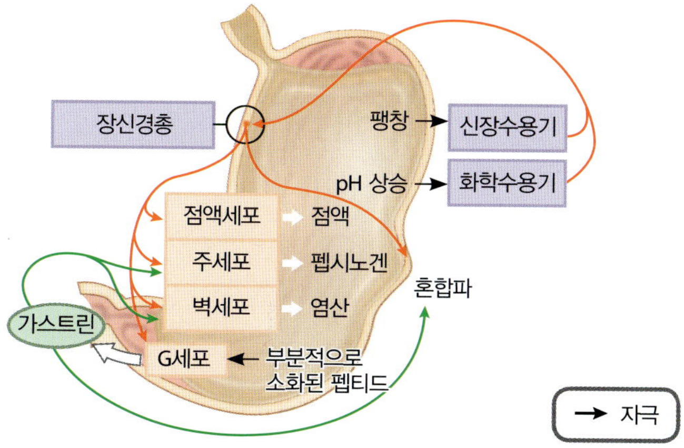

그림 8-10 **위상**

③ **장상**(intestinal phase) (그림 8-11)

죽 상태의 내용물이 십이지장으로 이행하여 십이지장점막에 닿으면 소화관호르몬인 위억제폴리펩티드(gastric inhibitory polypeptide, GIP)를 분비하여 위액분비가 억제된다. 콜레시스토키닌(cholecystokinin, CCK)이나 소마토스타틴(somatostatin)도 위산분비를 억제한다.

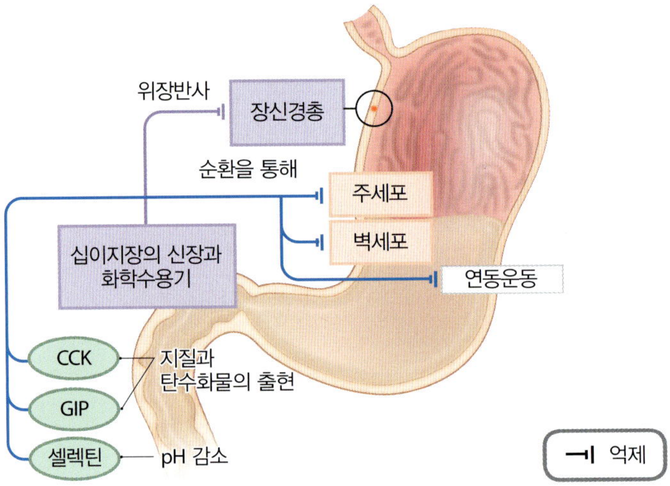

그림 8-11 **장상**

4 소장에서의 소화

위에서 배출된 죽 상태의 내용물은 십이지장으로 들어가 췌장액이나 담즙과 섞인다. 그리고 소장점막에 존재하는 소화효소가 작용하여 소화가 완전히 이루어진다. 소화의 최종산물은 소장에서 흡수되는데 소장의 운동은 소화와 흡수의 효율을 높인다.

1) 소장의 운동 (그림 8-12)

(1) 연동운동(peristalsis)

소장의 연동운동은 위의 연동운동과 마찬가지로 일부의 **윤주근**이 강하게 **수축**되고, 그 수축륜(retraction ring)이 입에서 항문 쪽으로 이동함으로써 장 내용물을 항문 쪽으로 이동시키는 운동이다. 이 연동운동은 입에서 항문 쪽으로 일어나며 여기에는 반사가 관여한다. 즉, 소화관벽의 신전으로 자극부의 구강 쪽 윤주근과 종주근에서 수축(상행수축)이 발생한다. 이때 항문 쪽에서는 이완(하행억제)이 일어나는데 이 반사를 **점막내 반사**라고 한다. 점막내 반사가 연속적으로 일어나면 연동운동이 된다. 이 기전에는 내재성 신경총이 관여하고 있다.

(2) 분절운동(segmentation movement)

일정한 간격을 두고 **윤주근**이 동시에 수축해서 **분절**을 만들고, **수축부**과 **이완부**가 주기적으로 교대로 나타나는 운동이다. 소장 내용물이 소화액과 섞여서 점막과의 접촉효율을 높이고 소화 및 흡수를 돕는다.

(3) 진자운동(pendular movement)

세로근육이 수축하여 발생하는 운동으로 주로 분절운동과 교대로 일어나기 때문에 내용물을 섞는 데 매우 효과적이다.

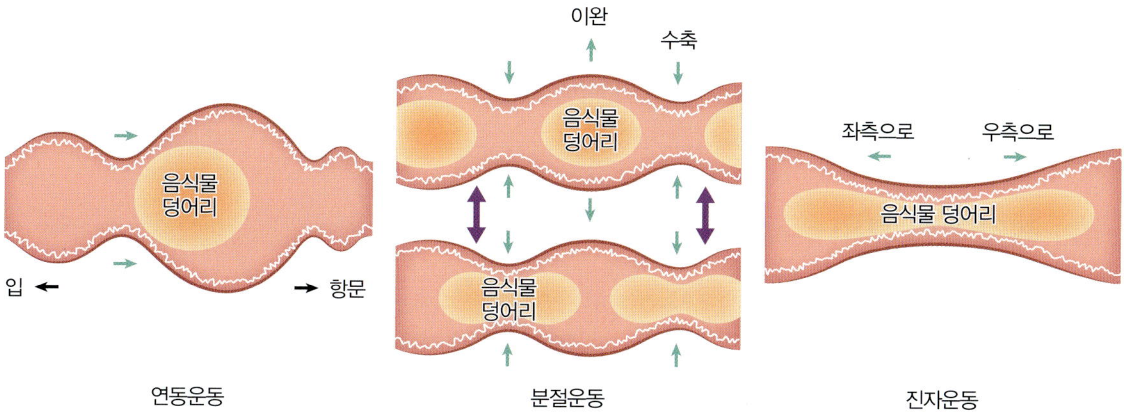

그림 8-12 소장의 운동

(4) 소장운동의 조절

소장의 운동은 식사의 양과 질에 의해 조절되며 **신경성 조절**과 **체액성 조절**로 이루어진다. 신경성 조절은 내재성 신경계와 자율신경인 미주신경, 내장신경의 영향을 받으며, 촉진신경계와 억제신경계의 상반작용으로 이루어진다. 소장벽의 신전과 미주신경의 자극도 소장운동을 촉진시킨다. 한편 내장신경의 자극은 소장운동을 억제한다. 체액성 조절은 다양한 **소화관호르몬**에 의해 장운동이 촉진 또는 억제되는 것을 말한다.

2) 췌장액(pancreatic juice)

(1) 췌장액의 성분과 작용

췌장액은 pH 7.0~8.0의 약알칼리성 소화액으로 1일 기준 약 700~1,000mL가 분비된다.

췌장액은 삼투압이 혈장과 거의 동일하며 물, 전해질, 중탄산염, 소화효소로 구성된다. 중탄산염은 위산의 중화작용을 한다.

췌장액은 3대 영양소를 분해하는 소화효소를 함유하고 있으며 대부분 가수분해효소이다. 췌장액 중에 분비되는 소화효소는 다음과 같다.

① **탄수화물분해효소** : 아밀롭신(amylopsin)이 분비되며 전분을 덱스트린(dextrin), 말토오스(maltose)까지 분해한다.

② **단백질분해효소** : 트립시노겐(trypsinogen), 키모트립시노겐(chymotrypsinogen), 카르복시펩티다제(carboxypeptidase)가 분비된다. 불활성체인 트립시노겐은 엔테로키나제에 의해 활성체 트립시노겐이 되어 단백질을 펩티드까지 분해한다. 또한 불활성체인 키모트립시노겐은 트립신에 의해 활성체 키모트립신이 되어 단백질을 펩티드까지 분해한다. 카르복시펩티다제는 펩티드를 디펩티드까지 분해한다.

③ **지방분해효소** : 리파아제(lipase)가 분비된다. 리파아제는 지방을 지방산과 글리세롤까지 분해한다.

(2) 췌장액의 분비

췌장액은 소화관호르몬인 세크레틴(secretin)이나 콜레시스토키닌(cholecystokinin)에 의해 분비가 촉진된다. 세크레틴은 주로 췌장 도관의 물과 중탄산의 분비를 촉진하고 콜레시스토키닌은 췌장의 선방세포에 작용해 효소의 분비를 촉진하며 담낭(gallbladder)의 수축에도 작용한다. 한편 췌장액의 분비는 신경성 조절로도 이루어지는데 미주신경을 통해 분비가 촉진되어 소화효소의 분비량이 증가한다(그림 8-13).

(3) 췌장액의 분비 조절

췌장액의 분비 조절은 뇌상, 위상, 장상의 3단계로 이루어진다.

① 뇌상(cephalic phase)

음식물에 의한 후각이나 시각 자극에 의해 신경반사성으로 미주신경을 통해 췌장액의 분비가 촉진된다.

② **위상**(gastric phase)

위로 음식물이 운반되어 위벽을 신전시킴으로써 **신경성 반사**가 일어나거나 또는 아미노산 등의 화학자극에 의해 **가스트린**이 분비되며 가스트린은 췌장액의 분비를 촉진한다.

③ **장상**(intestinal phase)

십이지장과 소장점막 상부에 산성 위내용물이 접촉하여 **세크레틴**과 **콜레시스토키닌**이 혈중으로 방출됨으로써 췌장액이 분비된다. 사람의 경우 췌장액 분비의 대부분이 이 단계에서 일어난다.

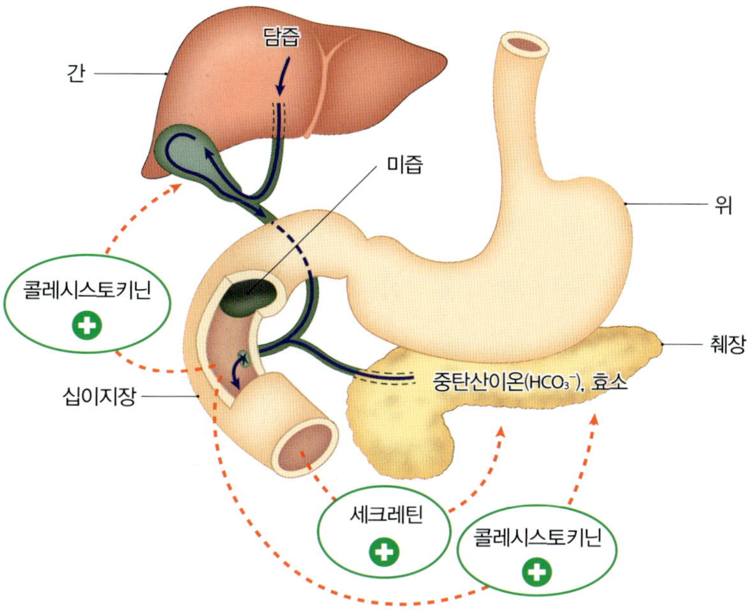

그림 8-13 **췌장액과 담즙의 분비를 조절하는 소화관호르몬**

미즙이 위에서 십이지장으로 유입되면 십이지장은 미즙에 있는 아미노산이나 지방산에 반응하여 소화호르몬인 세크레틴과 콜레시스토키닌을 분비한다. 세크레틴은 췌장을 자극하여 미즙을 중화시키는 중탄산염의 분비를 촉진하고, 콜레시스토키닌은 췌장과 담낭에 작용하여 소화효소의 분비를 촉진한다.

3) 장액(serous fluid)

(1) 장액의 성분과 작용

장액은 점액과 전해질을 포함한 pH 8.3의 알칼리성 소화액으로 1일 기준 분비량은 평균 2.4L이다. 장 내의 소화산물을 희석해서 그 흡수를 촉진한다. 장액은 혈장과 삼투압이 같고, 전해질 농도도 거의 같다.

(2) 장액의 분비

십이지장의 **브루너선**(Brunner's gland)과 소장 전체에 분포하는 **리베르퀸움**(crypt of Lieberkuhn)은 소장의 분비선으로 작용한다.

- **브루너선(Brunner's gland)** : 십이지장 상부의 점막하조직에 밀집해 있다. 알칼리성 점액을 분비해서 산성 위액으로부터 십이지장 상부의 점막을 보호한다. 소화관호르몬인 세크레틴에 의해 분비가 촉진된다.
- **리베르퀸움(crypt of Lieberkuhn)** : 소장 융모의 기저부에 있는 깊이 약 0.2~0.4mm의 패인 곳을 말한다. 이곳 바닥부위의 상피세포는 끊임없이 생성되어 소장 융모의 정상을 향해 이동한다. 융모의 상피에는 영양소를 소화하는 효소가 들어 있어서 막소화가 이루어진다.
  리베르퀸움과 융모의 표면상피는 점액이나 다량의 물과 전해질을 분비하고, 장 표면을 보호하며, 영양소의 흡수를 돕는다.

(3) 장액의 분비 조절

소장액의 분비는 신경성과 체액성으로 조절된다. **신경성 조절**에서는 장관의 확장이나 연동운동의 항진이 자극이 되어 점막하신경총(submucous plexus)을 통해 장내반사로 분비가 촉진된다. 또 미주신경의 자극으로도 분비가 촉진된다. **체액성 조절**에서는 엔테로크리닌(enterocrinin), 빌리키닌(villikinin) 등의 소화관호르몬이 생성되어 혈행을 통해 장액의 분비를 촉진한다.

4) 담즙(bile)

(1) 담즙의 조성

간에서는 간으로 흘러들어온 문맥혈이나 동맥혈에서 필요한 영양분을 흡수하며, 흡수한 후의 혈액으로 담즙을 생성하는데 이것을 **간담즙**(liver bile)이라고 한다. 간에서는 간담즙이 1일 기준으로 200~800mL가 분비되며, 담관(bile duct)으로 들어가서 담낭에 고이는데, 이것을 **담낭담즙**(gallbladder bile)이라고 한다. 이것은 자극에 의해 총담관(common bile duct)을 거쳐 십이지장으로 분비된다. 또한 개구부에는 오디괄약근(oddis sphincter)이 있어 담즙의 유출을 조절한다.

(2) 담즙의 성분과 작용

담즙의 성분은 담즙산, 담즙색소, 지방, 무기염류이다. 담즙산은 **지방**을 세분화하여 **지방산**과 **미셀**을 형성해서, 수용성 복합체로 만들어 지방산의 흡수를 높인다. 담즙산은 배출된 후 회장(ileum)의 종말부에서 재흡수되어 문맥을 거친 후 간에서 다시 담즙으로 분비된다. 이 과정을 **장**

간순환(enterohepatic circulation)이라고 한다.

담즙색소에는 헤모글로빈의 분해산물인 빌리베르딘(biliverdin)이나 빌리루빈(bilirubin) 등이 있다.

(3) 담즙의 분비 조절

담즙 분비는 뇌상과 장상으로 조절된다.

① 뇌상(cephalic phase)

뇌상은 신경성 기전으로 이루어진다. 미주신경의 자극이 연수의 담즙분비중추를 자극하고 오디괄약근을 이완시켜 담즙 분비를 촉진한다.

② 장상(intestinal phase)

체액성 조절이 관여한다. 지방분해산물이 십이지장점막에 닿으면 소화관호르몬인 콜레시스토키닌(cholecystokinin)이 분비된다. 콜레시스토키닌은 담낭을 수축시키고 오디괄약근을 이완시켜 담즙 분비를 촉진한다.

생각해 보자

소화관에서 분비되는 소화액과 소화관호르몬에 대해서 논의해보자.

5 대장에서의 소화

1) 대장의 소화와 흡수

대장은 소화기능이 없으며 소장에서 온 내용물에서 수분을 흡수한 다음 이를 연동운동으로 항문 쪽으로 이동시키는 작용을 한다. 대장에서는 나트륨, 염화물 등의 전해질과 수분의 흡수가 일어나며 그 결과 맹장에서 500mL이던 수분이 분변에서는 100mL로 감소된다. 결장(colon)은 내용물 중의 나트륨과 수분을 90%까지 흡수할 수 있다(그림 8-14).

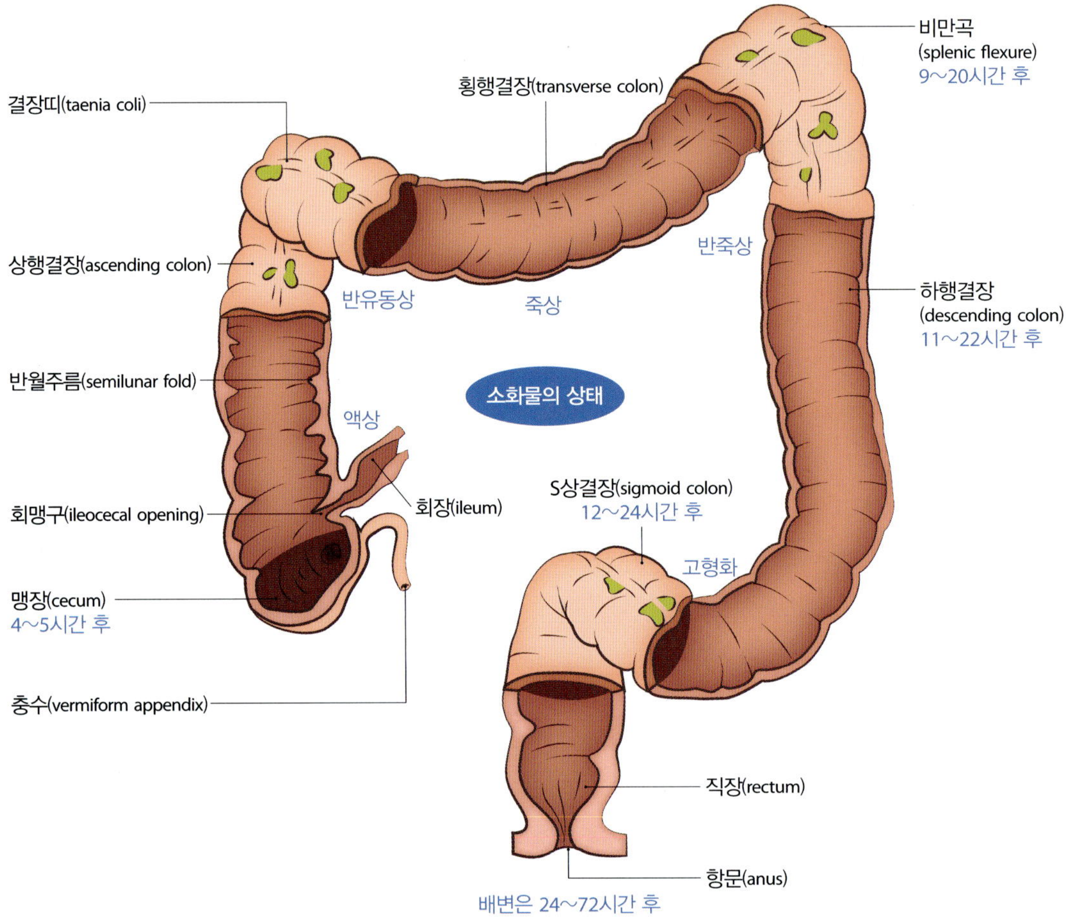

그림 8-14 **대장의 구조와 소화물 상태**

2) 대장의 운동

대장의 운동에는 역연동운동, 연동운동, 분절운동이 있다.

(1) 역연동운동(retrostalsis)

역연동운동은 근위 결장에서 발생하는데 내용물의 운반이 지연되고 정체됨으로써 물의 흡수가 이루어진다.

(2) 연동운동(peristalsis)

역연동운동으로 물의 흡수가 적절하게 이루어진 후 내용물이 체류하면 그것이 자극이 되어 연동운동이 일어나 내용물인 분변이 원위 결장으로 보내진다. 이 연동운동은 음식물의 섭취로 일어나며 위결장반사(gastrocolic reflex)라고 한다.

결장에 쌓인 분변은 강한 연동운동으로 직장(rectum)으로 이행한다. 대장 내용물이 직장으로 빠르게 이행하기 때문에 대연동이라고도 한다. 직장에 분변이 도달하면 직장벽의 신전이 자극이 되어 변의가 일어난다.

(3) 분절운동(segmentation movement)

결장팽대(haustrum)가 수축하는 운동으로 장 내용물을 섞고 수분을 흡수한다. 맹장과 상행 결장에서 주로 일어난다.

(4) 대장운동의 조절

대장의 운동은 신경성 조절만으로 이루어진다.

3) 배변(defecation)

직장벽의 점막 내에는 배변에 관여하는 반사 수용기가 존재한다. 따라서 장 내용물이 결장에 있을 때는 변의가 일어나지 않는다. 장 내용물이 직장 내로 이동해서 직장벽이 늘어나면 내압이 상승하게 되고 내압상승에 의한 구심성 자극이 골반신경을 거쳐 척수로 올라가면 변의를 느끼게 된다.

배변중추는 천수에 있으며 척수배변중추라고 한다. 그 상위에는 교뇌배변반사중추가 있어 척수의 배변중추활동을 촉진한다. 대뇌피질이나 시상하부의 앞부분은 교뇌배변반사중추를 억제시키기 때문에 변의를 참을 수 있다.

항문은 내항문괄약근(internal anal sphincter)과 외항문괄약근(external anal sphincter)으로 구성된다. 내항문괄약근은 평활근으로 윤주근이 비후된 상태이다. 교감신경인 하복신경(hypogastric nerve)의 자극으로 수축되고, 부교감신경인 골반신경의 자극으로 이완된다. 한편 외항문괄약근은 횡문근이며 음부신경(pudendal nerve)에서 수의적으로 수축과 이완을 조절한다.

변의를 느끼게 되면 배변반사가 일어나 내항문괄약근과 외항문괄약근이 이완되고, 항문거근(levator ani muscle)이 수축해서 항문이 위로 올라간다. 그러면 S상결장과 직장이 수축됨으로써 분변이 배설된다.

• • • 핵심포인트 • • •

◈ 소화는 음식물로 섭취된 영양물질이 흡수 가능한 작은 구성단위로 분해되는 과정이다.

◈ 소화에는 기계적 소화와 화학적 소화가 있으며, 기계적 소화는 소화액의 도움 없이 저작운동, 연동운동, 분절운동 등에 의해 음식물이 부서지고 이동되어 섞이는 과정이고, 화학적 소화는 소화효소에 의해 영양소가 화학적으로 분해되는 과정이다.

◈ 소화효소는 소화선에서 분비되고 음식물의 소화과정에서 촉매작용을 하며, 탄수화물분해효소, 단백질분해효소, 지방분해효소로 분류된다.

◈ 소화관은 내강쪽부터 점막, 근육층(평활근층), 장막으로 구성되며, 기본적으로 공통된 구조를 가지고 있다.

◈ 타액은 타액선에서 분비되며 탄수화물분해효소인 α-아밀라아제와 지방분해효소인 리파아제가 함유되어 있다.

◈ 위는 음식물이 들어오면 반사성 이완을 하고, 위체부의 윤주근이 수축됨으로써 음식물을 이동시키는 연동운동을 하여 음식물 덩어리와 위액을 잘 섞어 죽상태로 만든다.

◈ 위액은 염산과 펩신, 점액, 당단백질 내인자로 구성되며, pH 1.5~2.0의 강산성을 나타낸다.

◈ 위액의 분비는 소화관호르몬인 가스트린과 신경전달물질인 아세틸콜린에 의해 촉진되며, 뇌상, 위상, 장상의 3단계에 의해 분비가 조절된다.

◈ 소장의 운동에는 연동운동과 분절운동이 있는데, 연동운동은 윤주근이 강하게 수축됨으로써 장내용물이 항문 쪽으로 이동하는 운동이고, 분절운동은 일정한 간격을 두고 윤주근이 동시에 수축해서 분절을 만들고 수축부와 이완부가 교대로 나타나는 운동으로 장 내용물의 소화, 흡수를 돕는다.

◈ 췌장액은 pH 7.0~8.0의 약알칼리성 소화액으로 위산의 중화작용을 하며, 탄수화물, 단백질, 지방을 분해하는 소화효소를 함유하고 있다.

◈ 췌장액은 소화관호르몬인 세크레틴 또는 콜레시스토키닌에 의해 분비가 촉진되며, 뇌상, 위상, 장상의 3단계에 의해 분비가 조절된다.

◈ 장액은 점액과 전해질이 함유된 pH 8.3의 알칼리성 소화액으로 장 내의 소화산물을 희석해서 그 흡수를 촉진한다.

◈ 담즙은 담즙산, 담즙색소, 지방, 무기염류로 구성되며, 담즙산은 지방을 세분화하여 지방산과 미셀을 형성하여 지방산의 흡수를 높인다.

◈ 대장은 소화기능이 없으며 소장에서 온 내용물에서 전해질과 수분을 흡수하는 작용을 하며, 대장의 운동에는 역연동운동, 연동운동, 분절운동이 있다.

Review Test

01. 위에서 분비되는 단백질분해효소는?

① 아밀라아제 ② 리파아제 ③ 펩신
④ 염산 ⑤ 라이소자임

02. 위액의 분비를 촉진하는 소화호르몬은?

① CCK ② GIP ③ 펩신
④ 가스트린 ⑤ 세크레틴

03. 위에서 분비되는 염산의 작용으로 옳은 것은?

① 살균작용 ② 리파아제 활성화
③ 단백질 가수분해 ④ 탄수화물 가수분해
⑤ 아밀라아제 활성화

04. 소화기관과 그 기능이 잘못 연결된 것은?

① 간 – 해독작용
② 소장 – 영양흡수
③ 담낭 – 담즙의 생성과 저장
④ 구강 – 저작과 삼키기
⑤ 췌장 – 인슐린 및 소화효소 생성

05. 분해된 당질, 지방질, 단백질 등의 소화물이 최종적으로 흡수되는 기관은?

① 위 ② 십이지장 ③ 소장
④ 간 ⑤ 췌장

06. 탄수화물, 지질, 단백질 등 영양물질의 합성과 저장을 담당하며 해독작용을 하는 기관은?

① 위　② 십이지장　③ 소장
④ 간　⑤ 췌장

07. 음식물에 관한 시각, 후각, 생각의 자극이 연수에 가해지면 소화액의 분비를 촉진하는 단계는?

① 뇌상　② 위상　③ 장상
④ 식도시기　⑤ 인두시기

08. 소화관벽의 구조를 내강 안쪽에서부터 순서대로 나열한 것은?

① 장막층 – 근육층 – 점막하층 – 점막층
② 장막층 – 점막하층 – 근육층 – 점막층
③ 점막층 – 근육층 – 점막하층 – 장막층
④ 점막층 – 점막하층 – 근육층 – 장막층
⑤ 점막하층 – 점막층 – 근육층 – 장막층

09. 위액 성분과 위의 분비샘에 관한 설명 중 옳지 않은 것은?

① 점액세포는 점액을 분비한다.
② 주세포는 펩시노겐을 분비한다.
③ 위액인 염산은 강한 알칼리성이다.
④ 벽세포는 염산과 내인자를 분비한다.
⑤ 소화관호르몬인 가스트린의 자극에 의해 위액분비가 촉진된다.

10. **췌장액과 담즙의 분비를 조절하는 물질이 옳게 짝지어진 것은?**

① 히스타민 – 세크레틴

② 가스트린 – 아세틸콜린

③ 히스타민 – 가스트린

④ 아세틸콜린 – 히스타민

⑤ 세크레틴 – 콜레시스토키닌

정답 01. ③ 02. ④ 03. ① 04. ③ 05. ③ 06. ④ 07. ① 08. ④ 09. ③ 10. ⑤

Chapter 9

배설

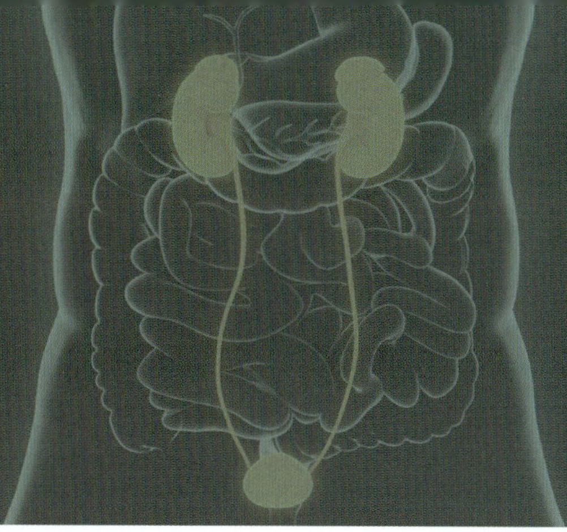

학습목표

1. 신장의 구조와 기능을 설명할 수 있다.
2. 신장의 소변 생성과정을 설명할 수 있다.
3. 배뇨반사에 대하여 설명할 수 있다.

〈핵심용어〉

신피질 / 신수질 / 신배 / 신우 / 요관 / 네프론 / 신소체 / 세뇨관 / 사구체 / 사구체낭 / 배뇨 / 집뇨 / 다뇨 / 우로크롬 / 사구체 여과 / 원뇨 / 세뇨관 재흡수 / 소변 농축 / 항이뇨호르몬 / 요붕증 / 알도스테론 / 심방성나트륨이뇨펩티드 / 체액삼투압 / 체액량 조절 / 청소율 / 배뇨기전 / 축뇨 / 배뇨반사 / 배뇨 / 빈뇨 / 요실금

Chapter 9

배설

신장(kidney)은 **소변**을 **생성**하고 체내에서 발생한 **대사산물**과 **노폐물**을 **배설**하는 기관이다. 또 소변으로 배설하는 물, 전해질, 산의 양을 조절함으로써 체액의 양과 조성, 삼투압, pH 등을 적절하게 유지한다. 따라서 신장은 **체액의 항상성**을 **유지**하는 기관이기도 하다. 신장은 이러한 기능을 네프론(신장단위, nephron)에서의 여과, 재흡수, 분비라는 기전을 통해 수행하고 있다. 또 신장은 혈압조절이나 조혈, 비타민 D_3의 활성화에도 관여한다. 신장의 구조와 기능에 대해 살펴보기로 한다.

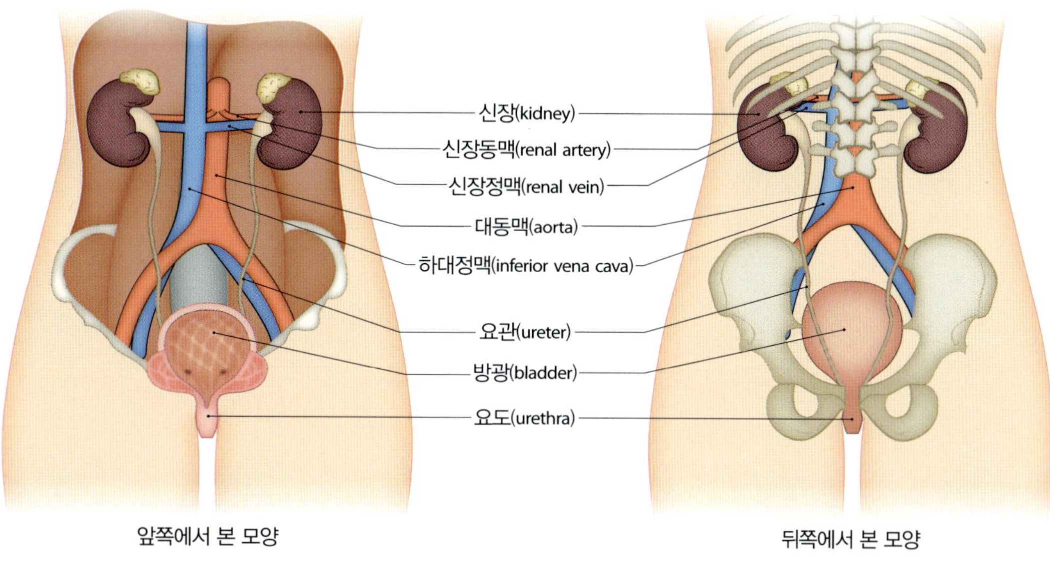

그림 9-1 비뇨계통의 구조

1 신장의 구조 (그림 9-2)

1) 신장과 배뇨로

신장은 척주의 좌우에 1쌍 있는, 무게 150g 정도의 누에콩 모양 기관이다. 척주 쪽으로 움푹 파인 곳을 신문(renal hilus)이라고 하는데 여기에는 동정맥과 요관(ureter)이 드나든다. 신장의 실질은 외측의 **피질**(cortex)과 내측의 **수질**(medulla)로 구성되고 이곳에서 생성된 소변은 신배(renal calyx), 신우(renal pelvis)를 거쳐 요관으로 들어간다.

신문에서 들어온 신동맥(renal artery)은 분지하여 엽간동맥(interlobar artery)이 되고, 다시 피질과 수질의 경계를 가로로 주행하는 궁상동맥(arcuate artery)이 된다. 이 동맥에서 피질을 향해 소엽간동맥(interlobular artery)으로 분지되며 이것은 또 다수의 수입세동맥(afferent glomerular arteriole)으로 분지되어 사구체(glomerulus)로 이어진다.

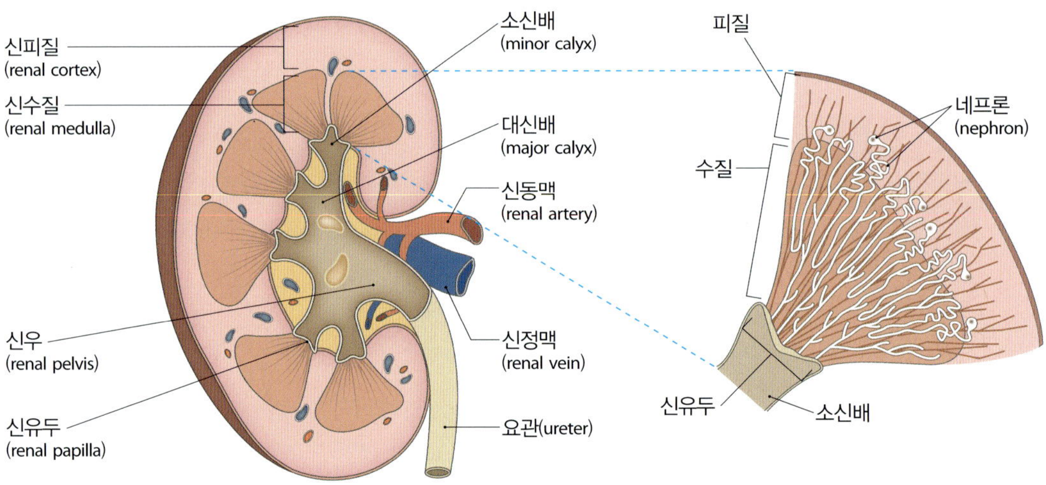

그림 9-2 신장의 구조

2) 네프론(nephron) (그림 9-3)

신장의 실질은 **네프론**과 그것을 둘러싼 **혈관**으로 이루어져 있다. 네프론은 신장의 최소기능단위로 한쪽 신장에 약 100만 개가 있다. 네프론은 혈장을 여과하는 신소체(renal corpuscle)와 여과된 액체를 운반하는 세뇨관(tubule)으로 이루어진다. 신소체는 모세혈관 덩어리인 사구체와 이것을 싸고 있는 사구체낭(보우만낭)으로 구성되어 있다.

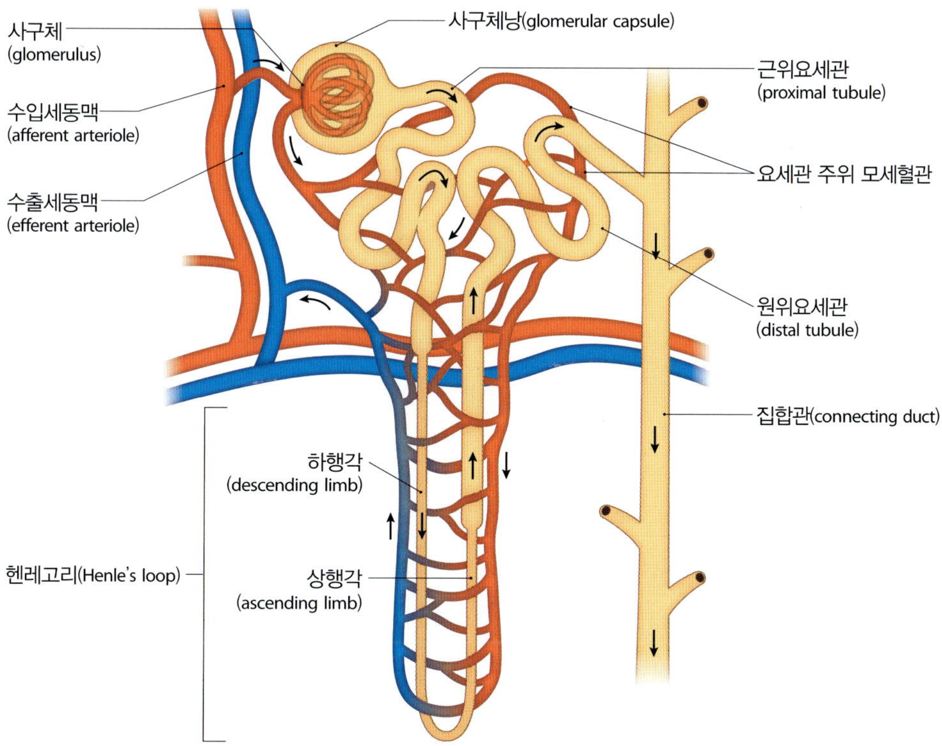

그림 9-3 네프론의 구조와 혈관의 주행

2 소변의 생성

성인의 1일 소변량은 평균 1,000~1,500mL이다. 그러나 이것은 음수량이나 발한에 따라 달라진다. 하루 400mL 이하를 **핍뇨**(oliguria), 2,000mL 이상을 **다뇨**(polyuria)라고 한다. 체내의 노폐물을 배설하거나 체액의 항상성을 유지하기 위해서는 1일 500mL 이상의 배뇨(micturition)가 필요하다.

소변의 비중은 보통 1.015~1.025 정도이고 pH는 4.8~7.5이다. 소변의 색이 담황색 또는 황갈색인 것은 소변에 들어있는 **우로크롬**(urochrome) 때문이다. 소변은 95%가 물, 5%가 고형성분(하루 50~70g)으로 이루어져 있다(표 9-1).

소변의 생성과정은 **사구체 여과**와 **세뇨관 재흡수**라는 2단계로 이루어지는데 혈액이 신장을 통과하는 동안 여과, 재흡수되어 생성된다. 혈액이 신장 내의 사구체를 흐르는 사이에 여과되어 원뇨가 만들어지고, 원뇨가 세뇨관을 통과하는 사이에 필요한 물질이 재흡수된 다음 소변으로 배출된다(그림 9-4).

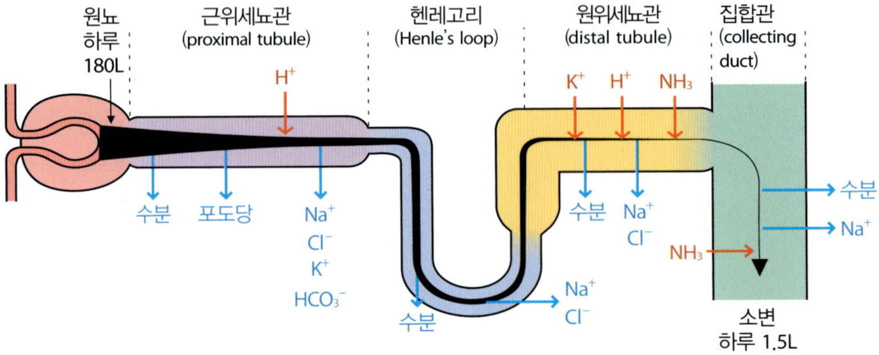

그림 9-4 소변의 생성기전

표 9-1 소변 중 고형성분의 배설량 (g/일)

유기성분	30~45	무기성분	20~25
총 질소	6~21	식염	15~20
요소	14~35	이온	0.8
요산	0.5~0.8	아황산(SO_3)	1~3
크레아티닌	1~1.5	인(P)	0.5~2.0
마뇨산	0.1~0.7	나트륨(Na)	4.8
인디칸	0.005~0.02	칼륨(K)	2.5
고급지방산	0.002~0.003	암모니아(NH_3)	0.5~0.7
우로크롬	0.4~0.7	칼슘(Ca)	0.09~0.2
		마그네슘(Mg)	0.03~0.24
		철(Fe)	0.005

1) 사구체 여과(원뇨 생성) (그림 9-5)

혈액이 사구체를 통과하는 사이 혈구와 단백질 이외의 성분인 수분, 요소, 요산, 크레아티닌, 전해질, 당 등이 여과되어 **원뇨**가 만들어진다.

신장에는 항상 심박출량의 1/4에 해당되는 혈액(약 1,200mL)이 흐르며, 하루 약 180L의 원뇨가 만들어진다. 사구체에서 여과된 원뇨에는 단백질이 거의 함유되어 있지 않다.

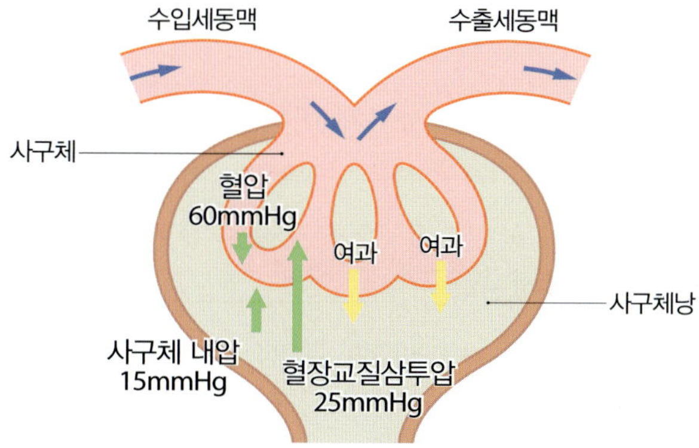

그림 9-5 **사구체 여과**

여과압 = 혈압 - 사구체 내압 - 혈장교질삼투압

2) 세뇨관 재흡수와 분비

사구체에서 여과된 원뇨는 세뇨관을 지나는 동안 물, 나트륨이온(Na^+), 포도당, 아미노산 등이 재흡수되어 주변의 모세혈관 내 혈액으로 되돌아간다. 하루에 만들어지는 약 180L의 원뇨 중 물의 99%는 재흡수되고 나머지 1%가 소변으로 배설된다. 또한 원뇨가 세뇨관을 지나는 동안 신체가 필요로 하지 않는 성분[PAH(para-aminohippuric acid, 파라아미노마뇨산), K^+, H^+, NH_3] 등은 세뇨관 주위의 모세혈관으로 분비되어 소변으로 배설된다(표 9-2).

MEMO

세뇨관 재흡수

① 영양물질의 재흡수 : 포도당, 아미노산, 비타민 C
② 전해질의 재흡수 : 나트륨이온(Na^+), 칼륨이온(K^+), 염소이온(Cl^-)
③ 물의 재흡수 : 사구체 여과액의 99%

표 9-2 **원뇨에서 혈액으로의 재흡수율** (%)

물	99	아미노산	98
포도당	99	요산	90
나트륨이온	99	요소	60
칼륨이온	99	크레아티닌	0
염소이온	99	암모니아	0
인산이온	90	마뇨산	0
황산이온	80		

3) 세뇨관에서의 소변 농축 (그림 9-6)

대부분의 물은 세뇨관에서 재흡수된다. 사구체 여과량은 1일 160~180L이므로 최종적으로 몸 밖으로 배설되는 양은 1% 이하이다. 60~70%는 **근위세뇨관**에서 **나트륨이온(Na^+)의 재흡수**에 따라 재흡수되고, 나머지는 헨레고리부터 집합관에서 재흡수된다. 헨레고리 이하의 재흡수는 신수질의 높은 삼투압을 이용해서 이루어진다.

집합관의 물투과성은 **항이뇨호르몬**[(antidiuretic hormone, ADH), 바소프레신]에 의해 조절된다. 항이뇨호르몬이 작용하면 고장뇨가 소량 배설되고, 항이뇨호르몬이 작용하지 않으면 저장뇨가 대량으로 배설된다. 따라서 사람의 요삼투압은 80~1,400mOsm/kgH_2O의 범위에서 크게 변화한다. 항이뇨호르몬 분비가 저하되는 **요붕증**(diabetes insipidus)에서는 1일 소변량이 20L에 달하는 경우도 있다.

세뇨관에서 물의 재흡수는 부신피질(adrenal cortex)에서 분비되는 알도스테론(aldosterone)이나 심방에서 분비되는 심방성나트륨이뇨펩티드(atrial natriuretic peptide, ANP)에 의해서도 조절된다. 알도스테론은 원위세뇨관과 집합관에서 나트륨이온(Na^+) 재흡수를 촉진하고 물의 재흡수 또한 증가시킨다. 심방성나트륨이뇨펩티드는 신장의 혈관을 확장시키고, 사구체 여과량을 증가시킴에 따라 이뇨효과를 나타낸다.

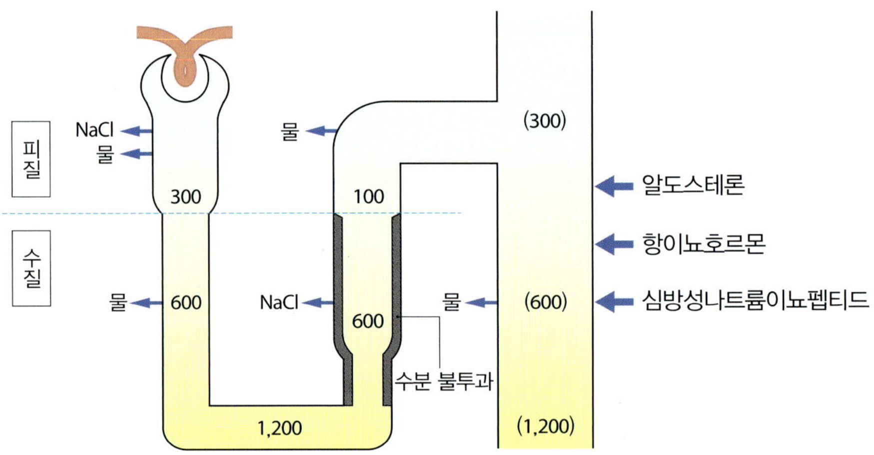

그림 9-6 세뇨관에서의 소변 농축

그림의 수치는 각 부위에서의 삼투압(mOsm/kgH_2O)을 나타낸다. 다만, ( ) 안의 수치는 호르몬의 작용에 따라 큰 폭으로 변화한다. 수질이 고삼투압을 유지하는 데는 염화나트륨(NaCl) 외에 요소도 관여한다.

3 신장기능의 조절

체액의 삼투압과 양은 신장에서의 물과 나트륨 배설량, 수분섭취량에 의해 조절된다.

1) 체액삼투압 조절

체액삼투압은 항이뇨호르몬(anti-diuretic hormone, ADH)에 의해 조절된다.

세포외액의 삼투압이 상승하면 간뇌(diencephalon)의 시상하부 앞쪽에 있는 삼투압수용기(osmoreceptor)를 통해 항이뇨호르몬이 방출된다. 항이뇨호르몬이 혈액에 의해 신장으로 운반되면 집합관의 물 투과성을 높여 물의 재흡수를 증가시킴으로써 소변량이 감소하게 된다. 체액(세포내액과 세포외액)의 삼투압이 상승하면 구갈감에 의해 물을 마시게 되고 물을 지나치게 섭취하게 되면 체액삼투압이 낮아지며 항이뇨호르몬의 분비가 감소하게 되어 소변량이 증가하게 된다.

2) 체액량 조절

염분(NaCl)을 섭취하면 삼투압농도를 유지하기 위해 수분을 유지해야 하기 때문에 세포외액량이 증가한다. 반대로 염분이 감소하면 수분배설량이 증가하여 체내의 수분이 감소한다. 세포외액량은 주로 염분의 양에 따라 달라진다.

나트륨이온(Na^+)의 재흡수는 원위세뇨관이나 집합관에서 이루어지며 알도스테론에 의해 촉진된다. 또 배설은 심방성나트륨이뇨펩티드(ANP)에 의해 촉진된다.

3) 신경성 조절

교감신경계는 신장 또는 사구체로 가는 혈관에 영향을 준다. 그 외에 뇌간이나 소뇌에서 조절되기도 한다.

4 청소율(신장기능측정) (그림 9-7)

소변생성의 기본은 사구체 여과와 세뇨관 재흡수 및 배설(분비)이지만 이들 과정을 전체로 파악하는 데에 유용한 개념이 **청소율**(clearance)이다. 청소율은 어떤 물질이 1분간에 소변 중으로 배설되는 양이 원래 몇 mL의 혈장에 포함되어 있었는가를 나타낸다.

어떤 물질이 소변 중으로 배설될 때 소변 중 농도를 U, 1분간 소변량을 V라고 하면 1분간 배설되는 물질의 양은 U×V이다. 이 물질의 혈장 중 농도를 P라고 하면, 다음과 같은 식이 성립된다.

$$\text{청소율(C)} = \frac{\text{소변 중 농도(U)} \times \text{1분간 소변량(V)}}{\text{어떤 물질의 혈장 중 농도(P)}}$$

따라서 **청소율 수치**가 **크면** 혈장이 신장을 통과하는 동안 효율적으로 어떤 물질이 **배설**된다는 의미이고 **수치**가 **작으면** 재흡수가 많고 **배설률**이 **낮다**는 의미이다.

포도당(glucose)은 세뇨관에서 완전히 재흡수되기 때문에 소변 중으로 배설되지 않는다. 따라서 포도당의 청소율은 '0'이 된다.

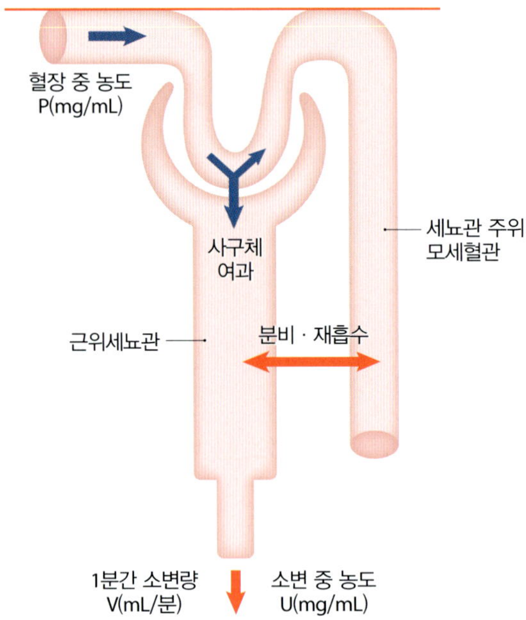

그림 9-7 청소율의 개념

예를 들어 어떤 물질의 소변 중 농도가 10mg/mL, 혈장 중 농도가 0.5mg/mL, 1분간 소변량이 1mL라면 이 물질의 청소율은 다음과 같다.

$$\frac{10\text{mg/mL} \times 1\text{mL/분}}{0.5\text{mg/mL}} = \frac{10\text{mg/분}}{0.5\text{mg/mL}} = 20\text{mL/분}$$

즉, 1분간에 소변 중으로 배설된 10mg은 20mL의 혈장에서 유래한 것이 된다. 즉, 어떤 물질이 소변 중으로 배설되어 혈장이 정화된다는 의미에서 청소율을 혈장정화치라고도 한다.

5 배뇨기전 (그림 9-8)

방광은 교감신경과 부교감신경의 지배를 받는다. 교감신경은 배뇨근을 이완시키고 내요도괄약근(internal sphincter; 평활근)을 수축시켜 축뇨를 촉진하고, 부교감신경은 배뇨근을 수축시키고 내요도괄약근을 이완시켜 배뇨를 일으킨다. 체성운동신경은 외요도괄약근(external sphincter; 골격근)을 수축시켜 소변이 요도에서 누출되는 것을 방지한다.

소변이 방광으로 유입되어 방광내압이 높아지면 강한 요의를 일으키게 되지만, 대뇌, 교뇌에 있는 상위 배뇨중추에 의해 부교감신경이 억제되고 체성운동신경이 작용해서 소변이 즉시 배출되지는 않는다. 배뇨는 부교감신경의 억제가 제거되어 배뇨근이 수축하고, 내요도괄약근 및 외요도괄약근이 이완되어야 일어난다. 이때 횡격막(diaphragm), 복근(abdominal muscle)은 수축해서 복압을 높이고, 방광을 압박하여 배뇨를 촉진한다. 외요도괄약근은 수의근이기 때문에 배뇨를 도중에 중단할 수도 있다. 배뇨가 이루어지는 과정을 살펴보자.

(1) 신장에서 방광으로의 소변이동

신장의 집합관을 나온 소변은 신우로 유입되고, 요관(ureter)의 연동운동에 의해 방광으로 보내진다. 요관은 좌우의 신장에서 1개씩 나오고, 1분당 4~5회의 빈도로 연동운동을 한다. 방광은 끊임없이 생성되는 소변의 일시적 저장소이며, 축적된 소변은 요도로 배출된다. 방광벽의 평활근(smooth muscle)은 배뇨근(detrusor muscle)으로 작동하지만 방광 출구 부근의 평활근은 내요도괄약근으로 소변배출을 억제한다. 또 요도 주위에는 골격근인 외요도괄약근이 있어 소변이 새어나오는 것을 방지한다.

(2) 방광에서의 소변 축뇨

방광에 소변이 유입되면 용량이 100mL가 될 때까지는 내압이 5~10cmH_2O 상승하고, 그 후 잠시 압력의 현저한 상승 없이 배뇨근이 이완되어 소변이 축적된다(**축뇨반사**). 방광 내 용량이 150~200mL가 되면 요의를 느끼고, 용량이 300~400mL가 되고 내압이 15~20cmH_2O로 상승하면 강한 요의를 느끼게 된다.

(3) 배뇨반사 및 배뇨

방광 속 소변량이 400mL 정도가 되면 방광내압이 급격히 상승하여 방광벽의 평활근이 늘어나 벽에 분포한 감각신경의 자극이 강해져 반사적으로 방광벽의 수축이 일어나(**배뇨반사**) 배뇨가 이루어진다.

방광 속 소변량이 600~800mL가 되면 하복부통(lower abdominal pain)이 일어난다.

하루에 10회 이상 배뇨가 일어나는 것을 **빈뇨**(urinary frequency)라 하고, 불수의적으로 배뇨가 일어나는 것을 **요실금**(urinary incontinence)이라고 한다.

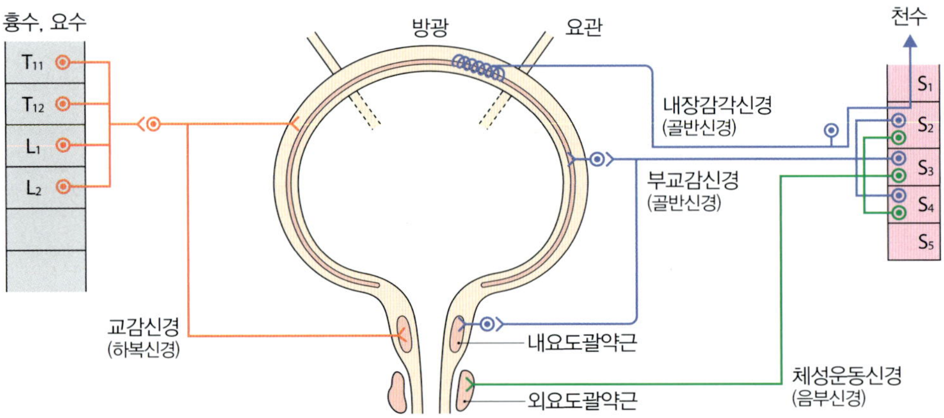

그림 9-8 배뇨기전

• • • 핵심포인트 • • •

- 신장은 피질, 수질, 신배, 신우 등으로 구성되며, 신장의 최소기능단위인 네프론은 신소체와 세뇨관으로 구성된다.
- 신장은 소변을 생성하고 체내에서 발생한 대사산물과 노폐물을 배설하는 기관이며 수분과 전해질, 산의 양을 조절함으로써 체액의 항상성을 유지한다.
- 소변은 혈액이 신장을 통과하면서 사구체 여과(원뇨 생성)와 세뇨관 재흡수의 2단계를 통해 생성된다.
- 원뇨는 하루에 약 180L가 만들어지며, 세뇨관을 통과하는 사이에 99%가 재흡수되고 1%가 소변으로 배출된다.
- 체액의 삼투압과 양은 신장에서의 물과 나트륨 배설량, 수분섭취량에 의해 조절된다.
- 청소율이란 어떤 물질을 포함한 혈장이 1분 동안 신장에서 몇 mL 정화되는가를 나타낸 수치이다.
- 방광은 교감신경과 부교감신경의 지배를 받는데 교감신경은 배뇨근을 이완시키고 내요도괄약근을 수축시켜 축뇨를 촉진하고, 부교감신경은 배뇨근을 수축시키고 내요도괄약근을 이완시켜 배뇨를 촉진한다.
- 배뇨는 방광 속 소변량이 400mL 정도가 되면 방광내압이 상승하여 방광벽에 분포한 감각신경의 자극으로 방광벽이 수축됨으로써 일어난다.

Review Test

01. 소변을 형성하는 첫 과정인 여과가 일어나는 부위는?

① 요관 ② 신우 ③ 사구체
④ 헨레고리 ⑤ 사구체낭

02. 체액 삼투압을 조절하는 호르몬은?

① 소마토스타틴 ② 가스트린 ③ 세크레틴
④ 콜레시스토키닌 ⑤ 항이뇨호르몬

03. 다음 중 하루 소변량이 400mL 이하인 질환은?

① 무뇨 ② 다뇨 ③ 혈뇨
④ 핍뇨 ⑤ 배뇨곤란

04. 소변 생성과정에서 세뇨관에서 흡수되지 않고 분비되는 물질은?

① 수분 ② 적혈구 ③ 포도당
④ 아미노산 ⑤ 암모니아

05. 혈액이 신장을 통과하면서 소변이 생성되는 과정에서 일어나는 현상은?

① 삼투 – 재흡수 ② 확산 – 삼투 ③ 여과 – 재흡수
④ 확산 – 재흡수 ⑤ 삼투 – 확산

06. 사구체에서 보우만낭으로 혈장과 비슷한 성분이 통과하는 현상을 무엇이라고 하는가?

① 여과　② 분비　③ 배출
④ 재흡수　⑤ 능동운반

07. 소변의 배설과정을 옳게 연결한 것은?

가. 방광	나. 요관	다. 요도
라. 집합관	마. 세뇨관	바. 사구체낭

① 나 – 가 – 마 – 라 – 다 – 바
② 가 – 나 – 다 – 라 – 마 – 바
③ 바 – 라 – 가 – 나 – 다 – 가
④ 바 – 마 – 라 – 나 – 가 – 다
⑤ 라 – 가 – 나 – 다 – 바 – 마

08. 신장의 구조와 기능의 기본단위로, 1개의 신장소체와 세뇨관으로 구성되는 것은?

① 신우　② 신장실질　③ 신장피질
④ 신장속질　⑤ 네프론

09. 소변을 생성하는 과정에서 항이뇨호르몬(ADH)이 작용하여 대부분의 물을 흡수하는 주요 부위는?

① 요관　② 신우　③ 헨레고리
④ 근위세뇨관　⑤ 원위세뇨관

10. 다음 보기 중 괄호 안에 들어갈 단어를 순서대로 연결한 것은?

> 신장의 구조에서 가장 중요한 곳은 순환혈액을 여과하는 (　　)와/과 여과한 소변을 받아들이는 (　　), 그 소변을 모아 배설하는 (　　)이다.

① 신장단위 – 방광 – 요로
② 사구체 – 세뇨관 – 집합관
③ 방광 – 요관 – 요로
④ 세뇨관 – 집합관 – 방광
⑤ 신장단위 – 세뇨관 – 요관

정답 01. ③ 02. ⑤ 03. ④ 04. ⑤ 05. ③ 06. ① 07. ④ 08. ⑤ 09. ④ 10. ②

Chapter

10 내분비

학습목표

1. 내분비에 대해 설명할 수 있다.
2. 내분비선의 위치와 종류를 구분할 수 있다.
3. 뇌하수체호르몬의 생리작용을 설명할 수 있다.
4. 갑상선호르몬의 생리작용과 관련 질환을 설명할 수 있다.
5. 부갑상선호르몬의 생리작용과 관련 질환을 설명할 수 있다.
6. 부신수질호르몬의 생리작용과 관련 질환을 설명할 수 있다.
7. 부신피질호르몬의 생리작용과 관련 질환을 설명할 수 있다.
8. 췌장호르몬의 생리작용과 관련 질환을 설명할 수 있다.

〈핵심용어〉

항상성 / 호르몬 / 내분비작용 / 표적세포 / 주변분비작용 / 자가분비작용 / 갑상선자극호르몬방출호르몬 / 성선자극호르몬방출호르몬 / 황체형성호르몬방출호르몬 / 성장호르몬방출호르몬 / 부신피질자극호르몬방출호르몬 / 프로락틴방출호르몬 / 성장호르몬억제호르몬 / 프로락틴억제호르몬 / 뇌하수체 전엽 / 성장호르몬 / 거인증 / 왜소증 / 프로락틴 / 난포자극호르몬 / 황체형성호르몬 / 갑상선자극호르몬 / 부신피질자극호르몬 / 뇌하수체 후엽 / 항이뇨호르몬 / 요붕증 / 옥시토신 / 송과선 / 멜라토닌 / 티록신 / 칼시토닌 / 갑상선기능항진증 / 갑상선기능저하증 / 부갑상선호르몬 / 골다공증 / 강직 / 인슐린 / 당뇨병 / 저혈당증 / 글루카곤 / 소마토스타틴 / 전해질코르티코이드 / 당질코르티코이드 / 부신성 안드로겐 / 쿠싱증후군 / 알도스테론증 / 애디슨병 / 에피네프린 / 노르에피네프린 / 에스트로겐 / 프로게스테론 / 테스토스테론 / 소화관호르몬 / 가스트린 / 세크레틴 / 콜레시스토키닌 / 위억제폴리펩티드

Chapter 10

내분비

생체의 항상성은 **신경계**와 **내분비계**에 의해 조절되고 유지된다. **신경계**에서는 신경세포가 흥분되면 **신경전달물질**이 방출되어 다양한 세포기능의 조절에 관여한다.

내분비계에서는 생체의 요구에 따라 내분비세포에서 **호르몬**이 분비되어 다양한 세포기능의 조절에 관여한다. 호르몬에는 **세포막**에 **수용체**가 존재하여 세포 내 전령물질(messenger)을 통해 작용을 발휘하는 것과 **세포 내**에 **수용체**가 있어 핵으로 정보를 보내 작용을 발휘하는 것이 있다.

여기에서는 생체기능이 내분비계에 의해 조절되는 구조를 살펴보기로 한다.

1 호르몬(hormone)

1) 호르몬의 정의

호르몬은 특정한 **내분비선**(endocrine gland)에서 생산되는 **생리활성**을 가진 물질로 혈액으로 분비된다. 혈액으로 분비된 호르몬은 혈액에 의해 원격 부위에 있는 세포로 운반되어 그 **세포의 기능**을 **조절**한다. 그러나 내분비선뿐만 아니라 다양한 조직에도 호르몬 생산세포가 산재하여 호르몬을 분비한다. **시상하부**, **소화관점막**, **심방** 등에서도 호르몬이 생산된다. 또 기능조절을 받는 세포가 생산세포 근처에 존재하는 경우도 있고, 생산세포에서 먼 곳에 존재하여 세포외간극을 통해 운반되는 경우도 있다.

① **내분비**(endocrine) **작용** (그림 10-1a)

호르몬 생산세포에서 생산된 호르몬이 혈액으로 분비되어 혈류를 타고 표적세포(target cell)에 작용하는 것을 **내분비 작용**이라고 한다. 표적세포란 호르몬이 작용을 발휘하는 세포를 말한다.

② **주변분비(paracrine) 작용** (그림 10-1b)

생산된 호르몬이 간질액(interstitial fluid) 속에서 확산되어 국소 주변의 표적세포에 작용하는 것을 **주변분비 작용**이라고 한다.

③ **자가분비(autocrine) 작용** (그림 10-1c)

생산된 호르몬이 자신의 세포를 표적세포로 삼는 것을 **자가분비 작용**이라고 한다.

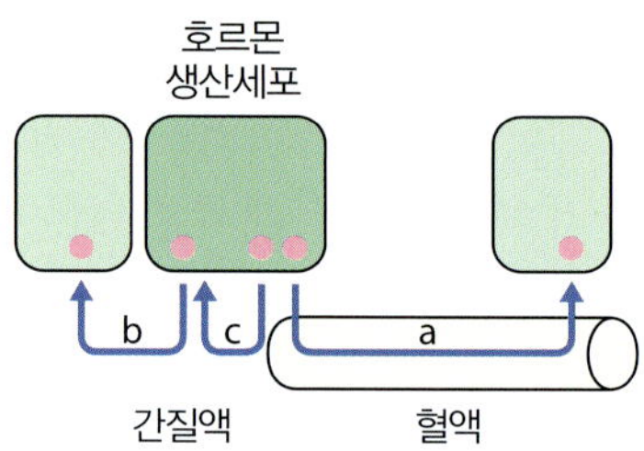

그림 10-1 **호르몬의 작용**

a : 내분비 작용 b : 주변분비 작용 c : 자가분비 작용

2) 호르몬의 기능

생체를 구성하는 많은 기관들은 각각 독자적인 기능을 가지고 있으며 서로 긴밀한 연대를 유지하며 활동하고 있다. 호르몬 또한 다양한 신체 안팎의 변화에 적응하도록 서로 협조하여 **생체의 항상성**을 유지한다.

① **대사조절**

당질대사, 지질대사, 단백질대사, 전해질대사 등 대사의 **항상성 유지**는 생체의 기능 유지에 중요하다. 대사조절은 호르몬에 의한 조절에 따라 균형있게 기능하고 있다.

② **스트레스에 적응**

외부로부터의 급격한 스트레스에 적응하는 생체반응을 일으키기 위해서 스트레스에 의해 분비가 촉진되는 호르몬이 존재한다. 그 예로 **부신피질호르몬**이 있다.

③ **적응 반응**

환경변화로 발생하는 스트레스 환경에 적응하도록 **생리변화**를 촉진하는 작용을 한다.

④ **개체의 발달과 성장**

호르몬은 태생기부터 성숙한 개체로 성장할 때까지 중요한 역할을 한다.

⑤ **종의 유지와 번식**

호르몬은 생식기능에 깊이 관여하며 종의 유지와 번식에 중요한 역할을 한다.

⑥ **섭식과 음수 행동**

섭식이나 음수행동에도 뇌 내에서 호르몬이 작용한다.

3) 호르몬의 분비 조절

생체의 항상성을 **유지**하기 위해서 필요한 다양한 기능의 조절은 **호르몬의 협동작용**으로 이루어진다. 따라서 호르몬 작용의 항상성 유지에도 엄밀한 조절이 필요하다. 호르몬 작용은 호르몬의 생성, 분비, 혈중농도, 표적세포에서의 수용 등에 의해 조절된다.

또한 **호르몬**의 **분비**는 외부에서의 **체액성 인자** 및 **신경성 정보**에 의해 조절된다.

(1) 자극인자

호르몬 분비를 촉진하는 인자가 나타나면 그것을 감지해서 호르몬이 분비된다. 예를 들어 혈당치가 상승하면 **글루코오스**는 **인슐린분비**를 자극한다. 또 혈당치가 저하되면 **글루카곤**이 분비되어 혈당치를 상승시킨다. 그리고 혈중 칼슘농도가 저하되면 그에 반응해서 **부갑상선호르몬**(parathormone)이 분비되어 칼슘농도를 일정하게 유지시킨다.

(2) 촉진 및 억제호르몬

다른 호르몬이 호르몬 분비세포에 정보를 제공하는 경우가 있다. **뇌하수체전엽호르몬**은 **시상하부**에서 분비되는 호르몬에 의해 분비가 조절된다. 예를 들면 뇌하수체 전엽에서 성장호르몬이 분비될 경우, 시상하부에서는 성장호르몬방출호르몬과 성장호르몬(방출)억제호르몬이 분비된다.

(3) 중추신경계

시상하부에서의 호르몬 분비는 시상하부와 연결된 다양한 신경계의 영향을 받는다. 환경변화나 스트레스가 정보가 된다. 또 **뇌하수체후엽호르몬**은 **시상하부**에서의 정보를 바탕으로 신경 자체가 호르몬을 분비한다.

(4) 자율신경계

부신수질에서는 교감신경의 흥분으로 **에피네프린**의 분비가 촉진된다. 또 췌장(pancreas)의 **랑게르한스섬**은 우측 미주신경의 지배를 받아 자극에 반응하며 **인슐린**을 분비한다.

(5) 되먹임(feedback) 조절 (그림 10-2)

호르몬의 혈중농도가 엄밀하게 유지될 때 호르몬 자신의 작용으로 분비가 조절된다. 뇌하수체 전엽호르몬의 혈중농도가 높아지면 시상하부에 작용하여 방출호르몬의 분비를 억제한다. 분비 억제에 작용하는 경우를 **음성되먹임**(negative feedback)이라고 한다. 반면 호르몬 자신이 호르몬 분비를 촉진하는 경우도 있는데 이것을 **양성되먹임**(positive feedback)이라고 한다.

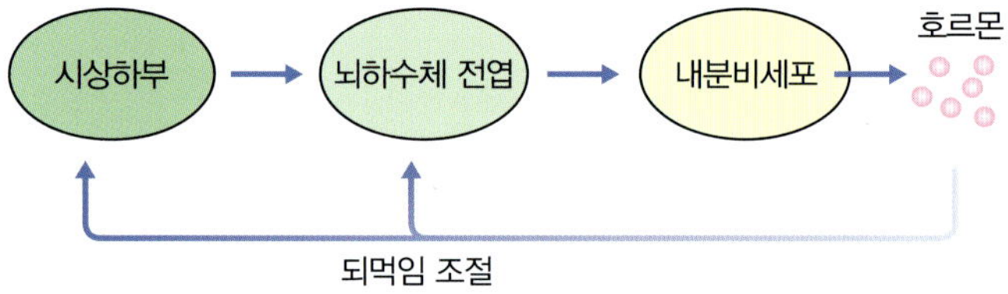

그림 10-2 **되먹임(feedback) 조절**

4) 호르몬의 작용기전

호르몬 생산세포에서 생산된 호르몬은 자극에 의해 분비된다. 분비된 호르몬은 **표적세포**에서 **생리작용**을 발휘한다. 표적이 되는 세포에는 호르몬에 특이적인 결합단백질 수용체가 존재한다. 수용체에 호르몬이 결합하는 것이 생리작용을 일으키는 최초의 단계가 된다. 수용체 결합 후에는 세포 내에서 신호의 활성화가 일어나고 생리작용으로 이어진다.

5) 호르몬의 종류

호르몬은 다양한 종류가 있지만 구조적으로 분류하면 다음과 같이 3개의 군으로 분류된다.

(1) 펩티드호르몬

여러 개부터 수백 개의 아미노산이 **펩티드결합**으로 연결된 호르몬이다. 시상하부호르몬, 뇌하수체호르몬, 인슐린이나 부갑상선호르몬 등 많은 호르몬이 포함된다.

(2) 스테로이드호르몬

콜레스테롤을 원료로 합성되는 지용성 호르몬이다. 부신피질호르몬, 성호르몬, 활성형 비타민 D_3가 여기에 속한다.

(3) 아미노산 유도체 호르몬

아미노산에서 합성되는 호르몬이다. 페닐알라닌(phenylalanine)이나 티로신(tyrosine)에서 합성되는 부신수질호르몬, 티로신에서 합성되는 갑상선호르몬, 트립토판(tryptophane)에서 합성되는 멜라토닌(melatonin) 등이 있다.

2 내분비기관과 호르몬의 생리

호르몬을 분비하는 기관을 내분비선 또는 내분비기관이라고 한다(그림 10-3). 외분비기관에는 분비물을 도출하는 도관이 있는 데 비해 내분비기관은 도관을 가지고 있지 않다. 따라서 호르몬은 혈액 중으로 분비되어 혈액순환을 통해 그 호르몬의 작용 대상이 되는 기관이나 조직, 표적기관이나 표적세포에 도달한다.

내분비기관에는 시상하부, 뇌하수체, 갑상선, 부갑상선, 췌장, 부신, 성선, 송과선 등이 있다.

1) 시상하부(hypothalamus)

시상하부와 뇌하수체 전엽은 뇌하수체문맥계라는 특수한 혈관계로 연결되어 있다. 뇌하수체전엽호르몬의 분비는 문맥계에서 분비되는 시상하부호르몬에 의해 조절된다. 시상하부호르몬에는 방출호르몬과 억제호르몬이 있다(그림 10-4, 10-5).

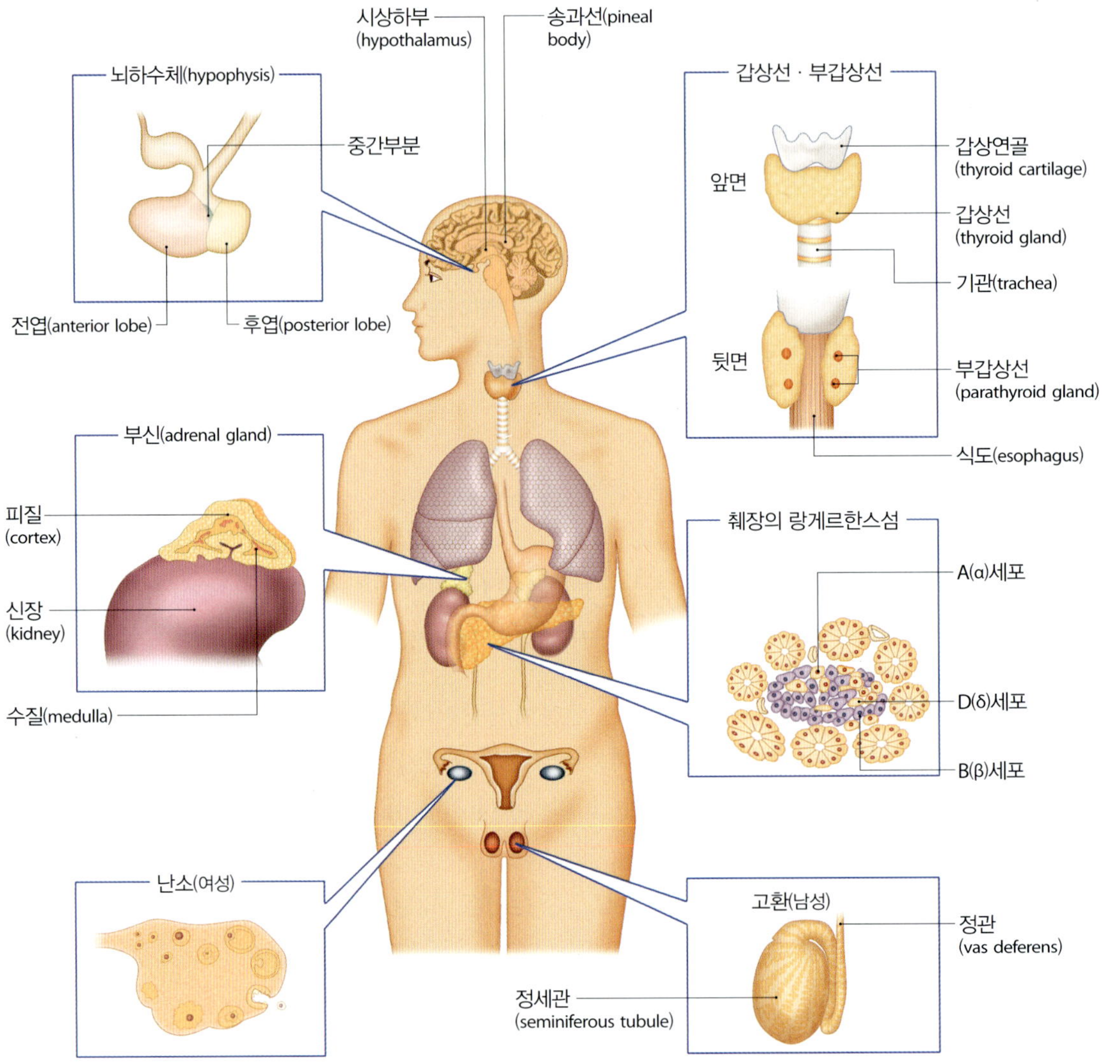

그림 10-3 내분비기관의 위치

(1) 방출호르몬

① **갑상선자극호르몬방출호르몬(thyrotropin-releasing hormone, TRH)** : 갑상선자극호르몬(TSH)의 분비를 촉진한다.

② **성선자극호르몬방출호르몬(gonadotropin releasing hormone, GnRH)** 또는 **황체형성호르몬방출호르몬(luteinizing hormone-releasing hormone, LHRH)** : 성선자극호르몬의 분비를 촉진한다.

③ **성장호르몬방출호르몬(growth hormone releasing hormone, GHRH)** : 성장호르몬의 분비를 촉진한다.

④ **부신피질자극호르몬방출호르몬(corticotrophin releasing hormone, CRH)** : 부신피질자극호르몬의 분비를 촉진한다.

⑤ **프로락틴방출호르몬(prolactin-releasing hormone, PRH)** : 프로락틴의 분비를 촉진한다.

(2) 억제호르몬

① **성장호르몬억제호르몬(somatostatin)** : 성장호르몬의 분비를 억제한다.

② **프로락틴억제호르몬(dopamine)** : 프로락틴의 분비를 억제한다.

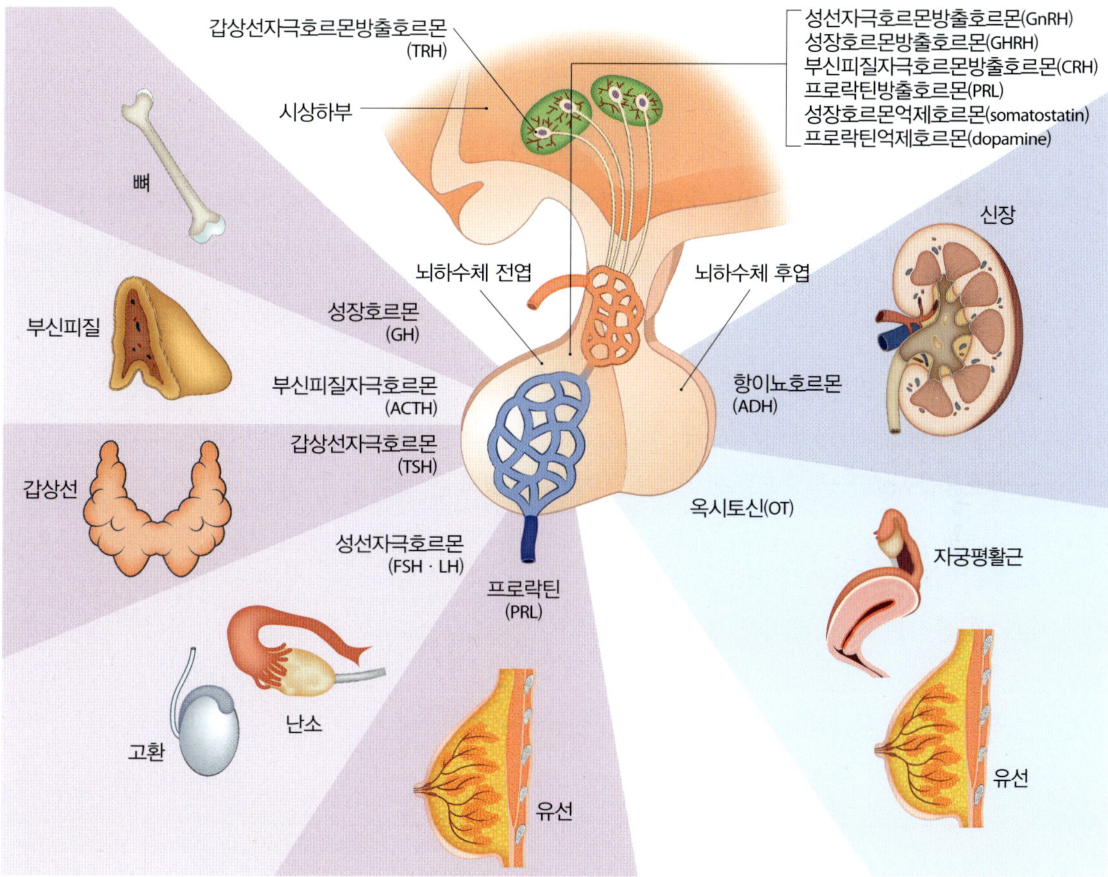

그림 10-4 시상하부-뇌하수체호르몬과 표적기관

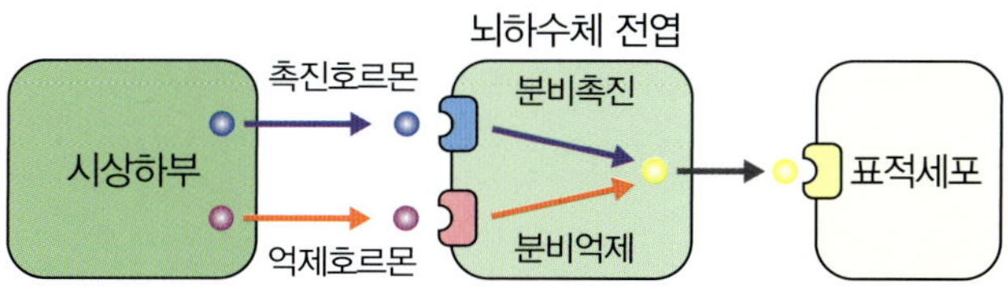

그림 10-5 시상하부호르몬에 의한 뇌하수체전엽호르몬의 분비조절

2) 뇌하수체(hypophysis)

여러 종류의 호르몬을 분비하는 중요한 내분비선으로 갑상선, 부신 등 다른 내분비기관의 호르몬 생산을 조절한다. 한편 뇌하수체 자체는 시상하부(hypothalamus)에서 분비되는 시상하부호르몬에 의해 조절을 받는다.

(1) 뇌하수체 전엽

뇌하수체 전엽은 내분비세포의 집단이다. 전엽호르몬에는 다음과 같은 종류가 있으며 전엽의 각 세포는 보통 1종류의 호르몬만 생산한다.

① **성장호르몬**(growth hormone, GH, STH)

신체의 성장을 촉진한다. 간에서 글루코오스를 방출하고 조직으로의 흡수를 억제하는 혈당상승작용이 있으며, 지방조직을 분해하고 혈중 유리지방산을 증가시킨다. 또한 간 등에 작용해서 소마토메딘(somatomedin; 성장호르몬 촉진인자)류를 분비한다. 뼈 끝에 작용하여 **뼈 성장**을 촉진한다.

■ **분비이상에 의한 질환**

- **거인증**(gigantism) : 성장기에 성장호르몬이 **과다분비**되어 발생하는 질환
- **왜소증**(dwarf) : 성장호르몬의 **분비저하**로 발생하는 질환

② **프로락틴**(prolactin, PRL)

유선의 증식과 유즙 분비를 촉진한다.

③ **난포자극호르몬**(follicle stimulating hormone, FSH)

난포 성숙, 정자 형성을 촉진한다.

④ **황체형성호르몬**(luteinizing hormone, LH)

난소와 고환 간질세포(interstitial cell)의 호르몬 생산과 분비를 촉진한다. LH와 FSH를 합하여 **성선자극호르몬**이라고 한다.

⑤ **갑상선자극호르몬**(thyroid stimulating hormone, TSH)

갑상선호르몬의 생성과 분비를 촉진한다.

⑥ **부신피질자극호르몬**(adrenal corticotropic hormone, ACTH)

부신피질에 작용하여 호르몬의 생산과 분비를 촉진한다.

(2) 뇌하수체 후엽

신경뇌하수체(neurohypophysis)라고도 한다. 시상하부의 실방핵(paraventricular nucleus), 시각교차위핵(supraoptic nucleus) 등에서 나온 신경세포가 후엽에 분포하며 그 말단에서 다음과 같은 호르몬을 분비한다.

① **항이뇨호르몬**(anti–diurtic hormone, ADH)

시상하부에 삼투압 수용기가 있어 세포외액의 삼투압이 높아지면 세포가 수축하며, 이 변화에 의해 신경세포가 흥분하여 뇌하수체 후엽에서 항이뇨호르몬이 분비된다(그림 10–6). 신장 세뇨관에 작용하여 물의 재흡수를 촉진해서 소변량을 조절한다. 말초혈관을 수축시켜 혈압을 높이는 작용을 한다. **바소프레신**(vasopressin)이라고도 한다.

■ 분비이상에 의한 질환

- **요붕증**(diabetes insipidus) : **항이뇨호르몬**의 **분비저하**로 발생하는 질환으로 옅은 소변이 다량으로 나온다. 하루 소변량이 8~10L에 이르는 경우도 있다.

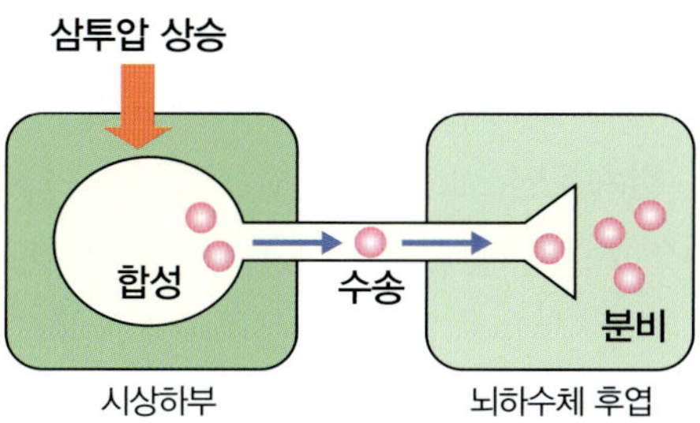

그림 10–6 **항이뇨호르몬의 신경분비**

② **옥시토신**(oxytocin)

수유기의 유선에서 **유즙 분비**를 **촉진**한다. 임신 말기의 자궁 평활근에 작용해서 **자궁**을 **수축**시키므로 분만 시 중요한 역할을 한다.

3) 송과선(pineal gland)

간뇌(diencephalon)의 시상상부(epithalamus)에 위치하는 작은 기관으로 무게는 160mg이다.

① 멜라토닌(melatonin)

송과선에서 분비되는 호르몬으로 **세로토닌**(serotonin) **유도체**이다. 멜라토닌은 성선자극호르몬(gonadotropin)의 분비를 억제하여 간접적으로 생식계에 작용한다.

두피를 통과하여 들어오는 빛을 받아들여 밤과 낮의 길이나 계절에 따른 일조시간의 변화 등과 같은 **빛주기**를 **감지**하여 생식활동의 일주성(日周性) 등 **생체리듬**에 관여한다. 멜라토닌의 농도가 높을 때는 생식세포의 발달을 억제하고 농도가 낮을 때는 촉진하는 작용을 한다. 또한 생체리듬을 조절해 신체가 밤에 잠들게 해주는 역할을 한다. 합성량이 너무 많거나 오랜 시간 생체 내에 작용하면 **우울증**이 발생하고, 반대로 합성량이 적으면 **불면증**을 유발하는 것으로 알려져 있다.

4) 갑상선(thyroid gland) (그림 10-7)

목의 앞쪽 아래에 위치해 있는 나비 모양의 편평한 기관으로, 갑상연골 바로 아래에 있어서 갑상선이라고 한다. 무게는 15~20g이며 혈관이 풍부하고 짙은 적갈색이며 인체에서 가장 큰 내분비선이다. 갑상선은 조직의 대사수준을 유지하여 그 기능을 최적상태로 유지하도록 작용한다. 갑상선의 소포세포에서 분비되는 호르몬은 **트리요오드타이로닌**(T_3)과 **티록신**(T_4)으로 모두 **요오드**를 **함유**하고 있다. 일부에서는 **칼시토닌**(calcitonin)을 분비한다.

갑상선호르몬은 뇌하수체전엽호르몬인 갑상선자극호르몬(TSH)에 의해 분비가 조절되며, 갑상선자극호르몬은 시상하부호르몬인 갑상선자극호르몬방출호르몬(TRH)에 의해 분비가 조절된다. TSH와 TRH의 분비는 트리요오드타이로닌(T_3)과 티록신(T_4)의 **혈중 농도**에 의해 조절되는데 혈중 농도가 낮으면 분비가 촉진되고 혈중 농도가 높으면 분비가 억제된다.

① 티록신(thyroxin)

- 전신 세포의 효소활성을 높이고 체내의 물질대사를 항진시켜 **기초대사량**을 높이고, **체온**을 **상승**시키며, **맥박수**를 **빠르게** 한다.
- 소화관에서 당의 흡수속도를 상승시키기 때문에 **혈당**을 **상승**시키는 작용을 한다. 동시에 조직에서의 산소소비를 증가시켜 **열생산**을 **촉진**하는 효과를 나타낸다.
- 유아기에는 신경세포 분화와 성숙에 관여하고, 이후 어린이의 성장과 성숙을 촉진하며, 성인기에는 **기초대사**에 중요한 역할을 담당한다.

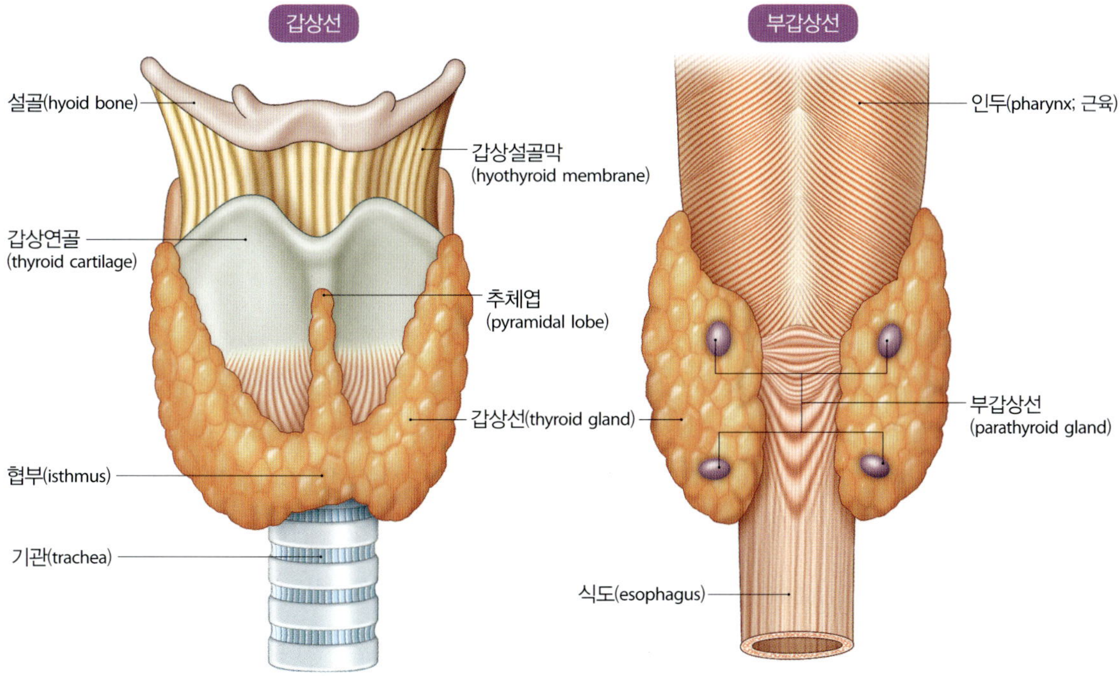

그림 10-7 **갑상선과 부갑상선**

② 칼시토닌(calcitonin)

갑상선의 방여포세포(C세포)에서 분비되며 칼슘대사에 관여하는 호르몬이다. 혈장 속 칼슘 농도가 높아지면 분비되며, 뼈에 작용해서 뼈 흡수를 억제함으로써 혈장 속 **칼슘농도**를 **저하**시킨다. 또 신장에 작용하여 칼슘이나 인의 배설을 촉진한다.

■ 분비이상에 의한 질환

- **갑상선기능항진증(hyperthyroidism)** : 혈액 중 T_3, T_4가 증가하는 질환으로 **갑상선기능**이 **항진**되며 갑상선비대, 빈맥, 안구돌출, 기초대사율 항진, 손발떨림, 다한 등의 증상이 나타난다. 또한 식욕이 왕성하여 많은 식사를 하는데도 몸무게는 감소하는 증상이 나타난다. 대표적인 질환으로 안구돌출을 수반하는 그레이브스병(Graves' disease, 바세도우병)이 있다.
- **갑상선기능저하증(hypothyroidism)** : 혈액 중 T_3, T_4가 부족하여 발생하는 질환으로 **갑상선기능 저하**, 기초대사율 저하, 무기력, 피부건조, 저체온, 서맥, 변비, 정신활동 둔화, 발한감소 등이 나타나며 중년 여성에게 많이 발생한다.
  대표적인 질환으로 성인의 경우 피부가 붓고 단단해지는 점액수종, 소아의 경우 지능 · 운동발달 저하가 나타나는 크레틴병이 있다.

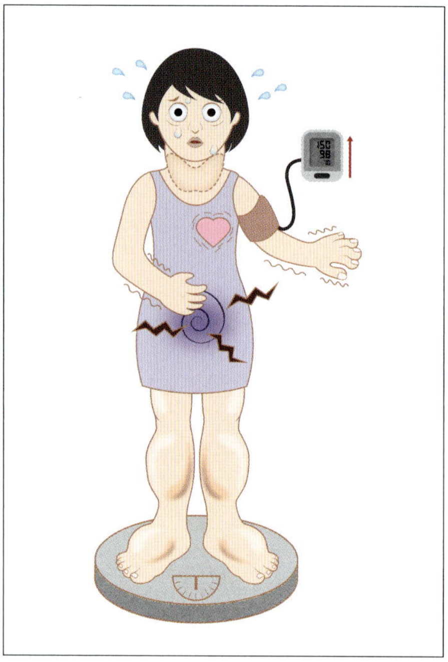

그림 10-8 갑상선기능항진증

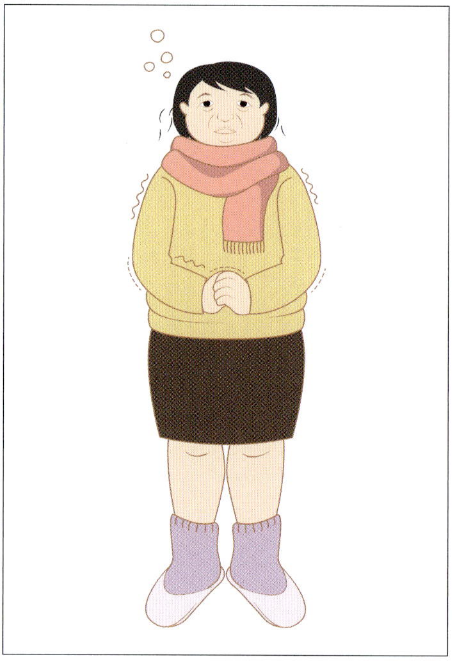

그림 10-9 갑상선기능저하증

5) 부갑상선(parathyroid gland) (그림 10-10)

부갑상선은 갑상선 뒤쪽으로 위아래 2쌍, 총 4개가 있는 쌀알 크기의 다갈색 기관이다. 부갑상선세포의 세포막에는 **칼슘수용체**라는 혈장 속 칼슘농도를 감지하는 단백질이 존재한다. 혈장 속 칼슘농도가 저하되면 이 수용체가 감지해서 부갑상선호르몬(PTH)을 분비한다.

① 부갑상선호르몬(parathormone, PTH)

혈액 및 조직의 **칼슘이온**(Ca^{2+})**농도**를 **조절**해서 일정하게 유지하는 역할을 한다(그림 10-10). 뼈에서의 칼슘이온 분해 촉진 및 신장에서의 칼슘이온 재흡수, 장에서의 칼슘이온 흡수를 촉진하여 혈중 칼슘이온 농도 증가에 작용한다. 혈액 내 칼슘이온 농도가 낮으면 부갑상선호르몬이 분비되는데 이 호르몬은 뼈를 자극하여 칼슘이온을 혈액으로 방출시키며, 또한 신장 요세관에서 칼슘이온 재흡수를 증가시켜 혈액 내 칼슘이온 농도를 증가시킨다. 뼈에 대한 직접 작용 외에도 신장에서 비활성 비타민 D를 활성형 비타민 D로 전환시키는 효소 작용을 촉진하는데, 활성형 비타민 D는 장에서 칼슘 흡수를 증가시킨다.

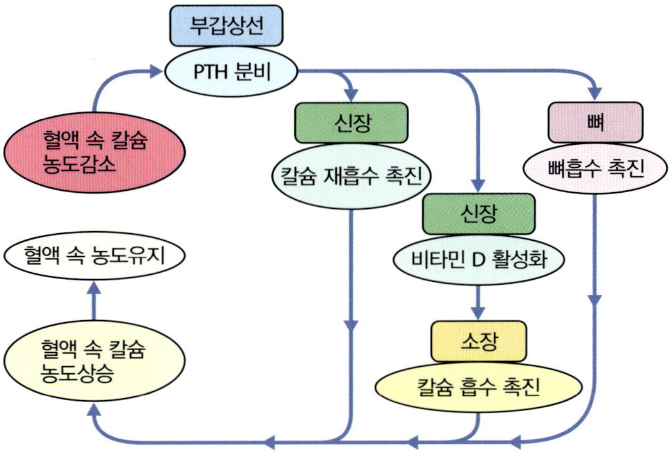

그림 10-10 **부갑상선호르몬에 의한 칼슘대사조절**

■ **분비이상에 의한 질환**

- **골다공증(osteoporosis)** : **부갑상선호르몬**의 **분비**가 과도하게 **증가**함으로써 뼈에서 칼슘이 과다하게 유리되어 발생하는 질환이다.
- **강직(tetany)** : **부갑상선호르몬**의 **분비**가 **감소**함으로써 혈중 칼슘농도가 저하되면 근육이 저절로 수축하며 심할 경우 호흡곤란으로 사망에 이를 수 있다.

6) 췌장 랑게르한스섬 (그림 10-11)

췌장(pancreas)은 소화선으로서 췌액(pancreatic juice)을 분비하는 외분비 부분과 호르몬을 분비하는 내분비 부분을 가지고 있다. 내분비 부분은 100~200μm 크기의 세포집단이 산재해 있는데 이것을 **랑게르한스섬**(Langerhans islets)이라고 한다.

랑게르한스섬은 지름이 200μm로 췌장 전체에 100만 개 정도 존재하며 췌미 부분에 많다. **인슐린**(insulin)을 분비하는 B(β)세포, **글루카곤**(glucagon)을 분비하는 A(α)세포와 성장호르몬억제인자인 **소마토스타틴**(somatostatin)을 분비하는 D(δ)세포가 존재한다.

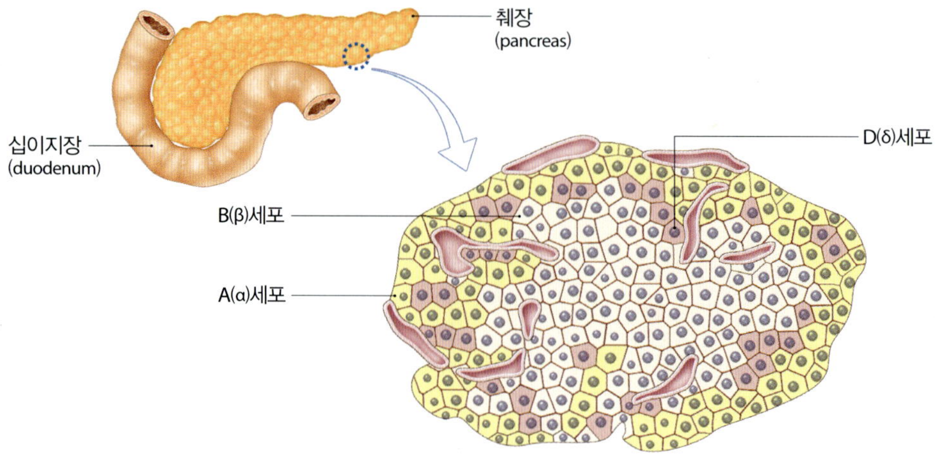

그림 10-11 **췌장 랑게르한스섬**

① 인슐린(insulin)

췌장의 **랑게르한스섬 B(β)세포**에서 분비되며, **혈당치**를 **저하**시키는 유일한 호르몬이다. 인슐린은 글루코오스의 흡수 촉진(골격근, 심근, 지방조직 등)과 글리코겐의 합성 촉진(간), 칼륨이온(K^+)의 흡수 촉진(간, 골격근) 등 다양한 장기에 작용하며 성장이나 기능을 촉진한다. 주요 표적기관은 골격근, 심근, 지방조직, 간이다.

인슐린의 분비는 혈당농도에 의해 조절되며, 고혈당에서는 분비가 촉진된다. 인슐린의 분비가 부족하면 **당뇨병**(diabete mellitus)이 나타나고 인슐린의 분비가 과다하면 **저혈당증**(glycopenia)이 나타난다.

■ 분비이상에 의한 질환

- **당뇨병** : 만성적인 고혈당 상태가 유지되며 **다음**, **다뇨**, **다식** 증상이 나타난다.
  인슐린의 분비기능이 저하됨으로써 혈중 인슐린 농도가 저하되는 **1형 당뇨병**과 혈중 인슐린 농도의 저하는 없지만 효과적으로 작용하지 못하는 **2형 당뇨병**이 있다.
- **저혈당증** : **인슐린**의 **분비 과다**로 저혈당 상태가 된다.

② 글루카곤(glucagon)

랑게르한스섬세포의 약 20%를 차지하는 A(α)세포에서 분비되는 호르몬이다. **글루카곤**은 저혈당에서 분비가 자극되어 혈당을 상승시키는 작용을 한다. 즉 혈당치가 내려가면 분비되어 간에서 글리코겐을 분해하는 등 해당작용을 촉진하고, 아미노산으로 당신생(glyconeogenesis)을 촉진하여 **혈당치**를 **상승**시킨다.

③ **소마토스타틴**(somatostatin)

랑게르한스섬의 D(δ)세포에서 분비되는 호르몬으로 A세포와 B세포에 작용해서 **인슐린**이나 **글루카곤**의 **분비**를 **억제**한다.

7) 부신(adrenal gland) (그림 10–12)

좌우 신장 위에 위치한 내분비선으로 중량은 7~8g이고, 황백색을 띠며, 거의 삼각형을 이루고 있다. 부신은 가쪽의 피질과 안쪽의 수질로 명확하게 구분되는데 피질과 수질은 조직학적, 발생학적, 기능적으로도 완전히 상이하다.

피질은 **스테로이드호르몬**(steroid hormone), **수질**은 **카테콜아민**(catecholamine; 에피네프린, 노르에피네프린)을 분비한다. 수질은 교감신경계의 일부이므로 수질만 상실되면 증상이 나타나지 않지만, 피질은 생명유지에 반드시 필요하며 장애가 발생하면 기능의 항진과 저하 등 다양한 증상을 일으킨다.

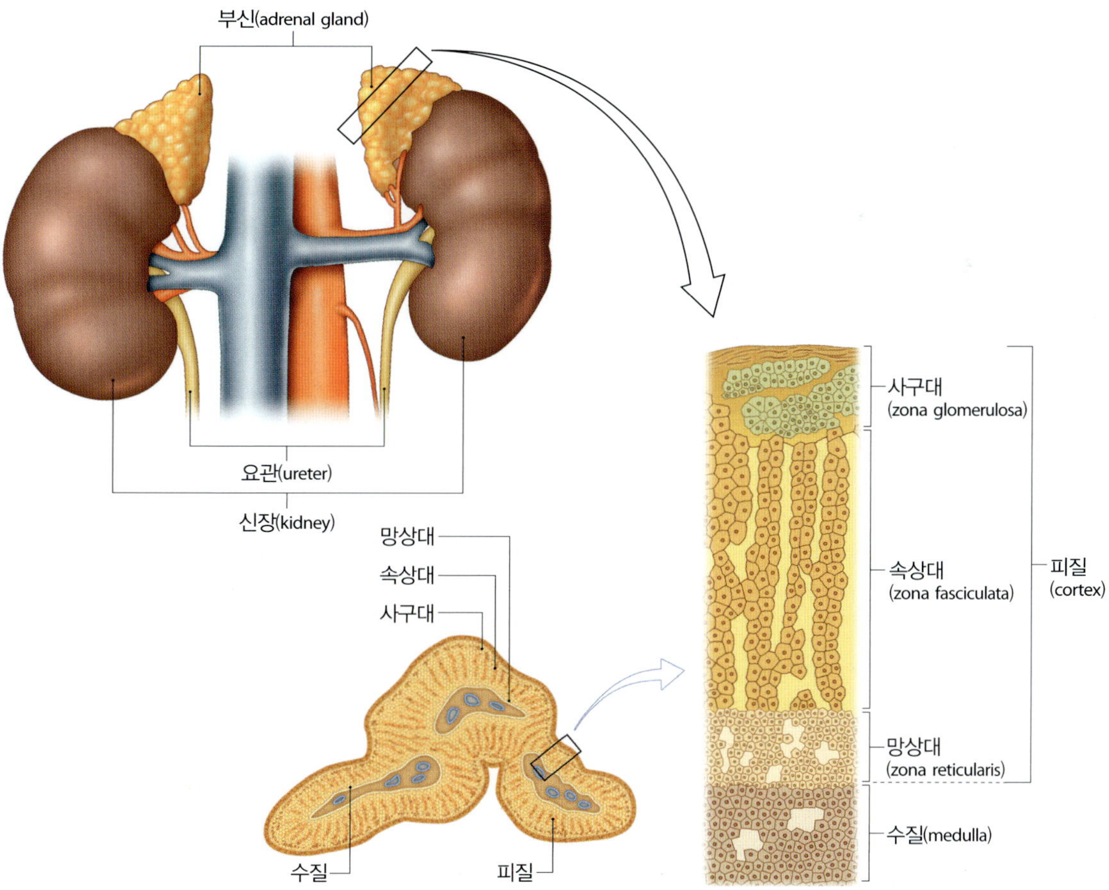

그림 10–12 부신

(1) 부신피질

피질은 세포 배열이 다른 3층으로 이루어진다. 바깥층에서부터 **사구대**(zona glomerulosa), **속상대**(zona fasciculata), **망상대**(zona reticularis)라고 하며, 층에 따라 분비되는 스테로이드호르몬의 종류가 다르다.

가장 바깥쪽의 사구대에서는 **전해질코르티코이드**, 속상대에서는 **당질코르티코이드**, 안쪽의 망상대에서는 **성호르몬**이 각각 분비된다.

부신피질호르몬(adrenocortical hormone)은 뇌하수체 부신피질자극호르몬(adrenal corticotropic hormone, ACTH)의 지배를 받는다.

① 전해질코르티코이드(mineralocorticoid)

전해질대사를 조절하는 스테로이드호르몬으로 대표적인 물질은 **알도스테론**(aldosterone)이다. 특히 **나트륨**(Na^+)과 **칼륨**(K^+)의 **균형조절**에 관여한다. 알도스테론은 신장의 집합관에 작용하여 나트륨의 재흡수를 촉진하고 칼륨의 소변 중 배설을 증가시키는 작용을 한다.

알도스테론은 신장에서 생성된 레닌이 작용하여 만들어진 안지오텐신에 의해 분비가 항진된다(레닌 · 안지오텐신계)(그림 10-13).

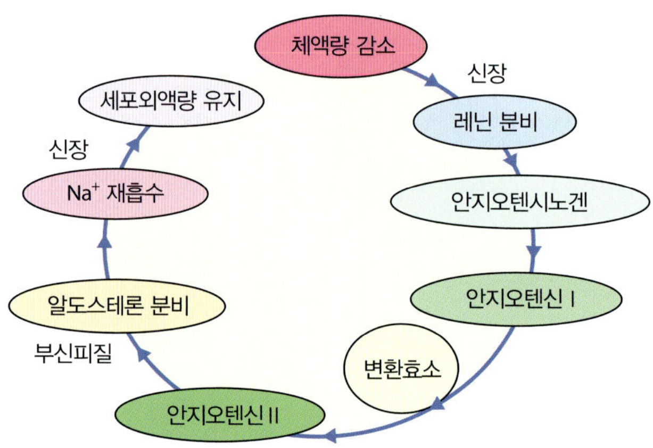

그림 10-13 **레닌 · 안지오텐신 · 알도스테론계**

② 당질코르티코이드(glucocorticoid)

당대사의 활성이 강한 스테로이드호르몬으로 **코르티코스테론**(corticosterone), **코티솔**(cortisol) 등이 있다.

당신생 촉진, 단백질 분해로 발생한 아미노산을 포도당으로 전환하여 혈당상승 작용을 한다. 또한 염증반응의 진행을 억제하는 항염증작용이 있다. 골격근이나 지방세포에서는 글루코오스의 흡수를 억제한다.

③ **부신성 안드로겐**(adrenal androgen)

부신피질에서 분비되는 대표적인 남성호르몬으로 **디히드로에피안드로스테론**(dehydroepi-androsterone, DHEA)이 있다. 고환에서 분비되는 남성호르몬(안드로겐)과 동일한 작용을 하지만 정상 상태에서는 활성이 낮아 생리작용이 미약하다. 그러나 여성에게서 다량으로 분비되는 질환이 발생하면 체형이 남성화될 수 있다.

■ **분비이상에 의한 질환**

- **쿠싱증후군**(Cushing's syndrome) : **당질코르티코이드**의 **과다분비**로 발생하며 보름달 모양의 얼굴, 당뇨, 고혈압, 고혈당 등이 나타난다.
- **알도스테론증**(aldosteronism) : **알도스테론**의 **과다분비**로 각종 수분전해질의 대사이상을 일으키는 질환으로 혈액 중의 칼륨결핍, 고혈압증 등이 나타난다.
- **애디슨병**(Addison's disease) : **당질코르티코이드**나 **전해질코르티코이드**의 **분비저하**로 발생하며 전신쇠약, 저혈압, 피부의 색소침착 등이 나타난다.

(2) 부신수질

부신수질에서는 **에피네프린**[epinephrine; = 아드레날린(adrenaline)]과 **노르에피네프린**[norepinephrine; = 노르아드레날린(noradrenaline)]이 분비되고 약간의 **도파민**(dopamine, DA)이 분비된다. 모두 화학구조가 비슷하여 **카테콜아민**으로 총칭한다.

부신수질호르몬은 정동의 심한 변화, 과격한 운동, 산소 결핍, 심한 추위 등이 분비자극이 되며, 교감신경의 자극으로 분비가 증가한다. 에피네프린과 노르에피네프린은 유사한 생리작용을 하지만 다음과 같은 특징이 있다.

① **에피네프린** : 심장박동수 증가와 혈당치 상승작용이 뚜렷하다.

② **노르에피네프린** : 말초혈관 수축에 의한 혈압 상승작용이 특히 뚜렷하다.

(3) 스트레스 반응과 부신호르몬 (그림 10-14)

스트레스란 생체에 가해지는 여러 손상 및 자극에 대하여 체내에서 일어나는 비특이적인 생물반응으로, 스트레스를 일으키는 요인을 **스트레스 인자**(stressor)라고 한다. 스트레스 인자는 외상이나 출혈, 한랭자극, 심한 통증, 저혈당, 산소결핍 등의 신체적인 자극과 함께 불안이나 공포 등의 정신적 흥분도 포함된다. 생체는 내부 환경의 항상성을 유지하는 기전이 있어서 스트레스 자극으로 인한 다양한 생리적 반응이 일어나는데 이것을 **스트레스 반응**이라고 한다.

신체적 · 정신적 스트레스의 자극은 시상하부에 작용해서 부신피질자극호르몬방출호르몬(corticotropin-releasing hormone, CRH)을 방출시킨다. CRH는 뇌하수체문맥계를 경유해서 뇌하수체 전엽에서 부신피질자극호르몬(adrenocorticotropic hormone, ACTH)의 분비를 촉진한다. 그 결과 부신피질에서 당질코르티코이드의 분비가 증가하여 몇 분 만에 혈중 당질코르티코이드 농도가 뚜렷하게 증가한다.

스트레스 자극은 동시에 시상하부를 경유해서 **교감신경**을 **흥분**시킨다. 교감신경의 흥분은 부신수질에서 에피네프린의 분비를 촉진한다. 또한 혈압상승이나 심박수 증가를 일으킴과 동시에 부신수질에서 분비된 에피네프린과 협조해서 골격근에서의 혈류량을 증가시키거나 혈당치를 상승시킨다.

한편 **당질코르티코이드**는 간에서의 당신생을 항진시켜 **혈당치**를 **상승**시키고, 단백질이나 지질의 분해를 촉진해서 아미노산이나 유리지방산을 혈중으로 방출시킴으로써 생체 방어반응에 에너지를 이용할 수 있는 환경을 조성한다. 그리고 조직손상이나 감염으로 일어나는 염증이나 면역반응을 억제하여 이들 반응이 과도한 장애를 일으키지 않도록 작용한다.

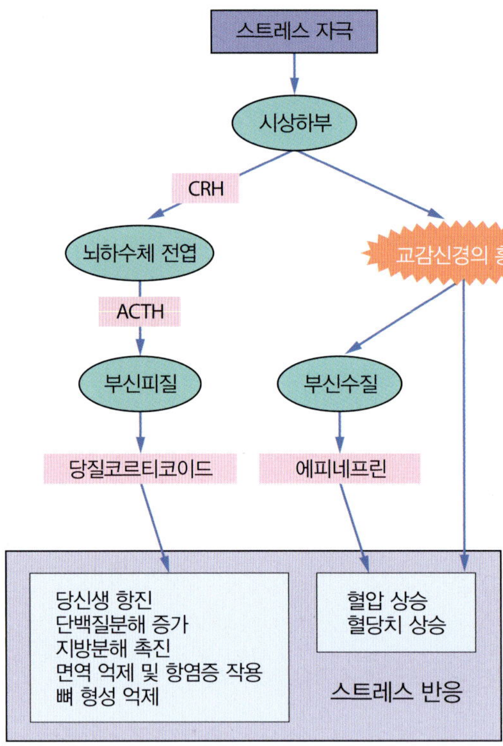

* CRH : 부신피질자극호르몬방출호르몬
* ACTH : 부신피질자극호르몬

그림 10-14 **내분비와 스트레스 반응**

8) 성선(gonad)

(1) 난소(ovary)

난소에서 분비되는 호르몬에는 **에스트로겐**과 **프로게스테론**이 있다.

① **에스트로겐**(estrogen)

에스트라디올(estradiol), 에스트론(estrone), 에스트리올(estriol)이 있으며 **생식기의 발육촉진**, **이차성징**(뼈대, 피하지방, 발모 등 여성다운 체형)**의 발현**, **생식기능 유지**(자궁근육 비대, 자궁점막 증식, 자궁목관의 분비증가, 유선 발육 등) 작용을 한다.

② **프로게스테론**(progesterone)

수정란의 착상성립과 **임신의 유지작용**이 있으며 프로게스테론의 작용은 에스트로겐과 공존할 때 발휘된다. 자궁의 수축성을 저하시켜 **배란 억제작용**을 한다.

(2) 고환(testis)

남성호르몬을 안드로겐(androgen)이라고 한다. 고환에서 생산되는 남성호르몬은 **테스토스테론**(testosterone)이다.

① **테스토스테론**(testosterone)

고환의 간질세포[라이디히세포(Leydig cell)라고도 함]에서 분비되며 **정자 형성**, **이차성징**(바깥생식기 발육, 남자다운 체형, 발모, 목소리 변화 등)의 발현촉진, **단백동화작용**(뼈대나 근육 성장)을 한다.

9) 흉선(thymus)

흉선은 심장 위쪽에 있으며, 사춘기 이후에는 점차 퇴화되어 성인이 되면 대부분 지방으로 변성되는데 흉선 조직이 완전히 없어지지는 않는다.

면역에 관여하는 림프구의 생산과 관계가 있지만 내분비기관으로서의 기능은 명확하지 않다. 타이모포이에틴(thymopoietin), 타이모신(thymosin), 타이물린(thymulin) 등의 호르몬이 관여한다고 알려져 있다.

10) 소화관

(1) 소화관호르몬

위나 장의 점막에서는 많은 호르몬이 분비되어 소화관의 운동이나 분비를 조절하고 있는데 이것을 소화관호르몬이라고 한다. 소화관호르몬에는 **가스트린**, **엔테로가스트론**, **콜레시스토키닌** 등이 있다.

① 가스트린(gastrin)

위에 음식물이 들어가면 유문부의 pH가 알칼리로 기울어진다. 가스트린은 이것이 분비자극이 되어 **위 유문선**(pyloric gland)의 **G세포**에서 **분비**되며, 펩티드, 아미노산, 알코올 등에 의해 분비가 촉진된다.

주로 **위산 분비**를 **촉진**하며 펩시노겐 분비촉진, 위 운동촉진, 하부식도괄약근 수축, 위점막 성장촉진, 유문괄약근(pyloric sphincter) 이완 등의 작용을 한다.

② 세크레틴(secretin)

위에서 십이지장으로 운반된 산성(pH 3 이하)의 죽상액이 분비자극이 되어 **십이지장**의 **S세포**에서 **분비**된다.

췌액의 대량 분비촉진과 위산분비 억제, 하부식도 괄약근 억제, 위 · 십이지장 운동억제, 유문괄약근 수축 등의 작용을 한다.

③ 콜레시스토키닌(cholecystokinin)

아미노산 중 하나인 트립토판(tryptophan)이나 펩톤(pepton)이 분비자극이 되어 소장 상부의 I 세포에서 분비된다.

췌장의 소화효소 분비를 촉진하고, 담낭(cholecyst)을 수축시키며, 오디괄약근(sphincter of Oddi)을 이완시켜 담즙(bile)을 십이지장 내로 배출시킨다.

④ 위억제폴리펩티드(gastric inhibitory polypeptide, GP)

글루코오스와 지방이 분비자극이 되어 십이지장과 공장(빈창자)의 점막에서 분비되며 벽세포와 G세포에 작용해서 **위산분비**를 **억제**한다.

표 10-1 기능에 따른 호르몬의 분류

기능에 따른 분류	호르몬
당대사 조절에 관여하는 호르몬	인슐린, 글루카곤, 에피네프린, 당질코르티코이드
체액량 조절에 관여하는 호르몬	항이뇨호르몬(ADH), 알도스테론
칼슘대사 조절에 관여하는 호르몬	부갑상선호르몬, 칼시토닌
소화기능 조절에 관여하는 호르몬	가스트린, 세크레틴, 콜레시스토키닌, 위억제폴리펩티드

MEMO

내분비에서 지방세포의 역할

지방세포는 에너지의 저장고로 알려져 있었지만 지방세포에서 에너지대사 조절이나 섭식행동에 관여하는 호르몬이 생산된다는 것이 밝혀짐으로써 내분비세포로서의 역할이 명확해지고 있다.

렙틴(leptin)

지방세포에서 분비되는 펩티드호르몬으로 시상하부에 작용하여 섭식을 억제한다. 또 말초조직에서 에너지의 소비를 촉진하는 작용을 한다.

아디포넥틴(adiponectin)

지방세포에서 분비되는 호르몬으로 인슐린저항성을 개선시키는 데 결정적 요소로 작용한다. 인슐린은 근육이나 지방세포로 당을 흡수시키고 간에서 당의 방출을 억제한다. 그러나 체중증가 등으로 이런 능력이 약해지는 경우를 인슐린저항성이라고 한다. 아디포넥틴은 당뇨병과 비만을 치료할 수 있는 물질로 알려져 있으며, 항동맥경화 작용을 하는 것으로 밝혀졌다.

• • • 핵심포인트 • • •

◈ 호르몬은 대사의 항상성 유지, 외부의 스트레스에 적응하기 위한 생리변화, 개체의 발달과 성장, 종의 유지와 번식, 섭식과 음수행동 등에 중요한 작용을 한다.

◈ 호르몬은 화학적 구조에 따라 펩티드호르몬, 스테로이드호르몬, 아미노산 유도체 호르몬으로 분류할 수 있다.

◈ 호르몬은 시상하부, 뇌하수체, 갑상선과 부갑상선, 췌장, 부신, 성선, 송과선 등의 내분비기관에서 생산되는 생리활성을 가진 물질로 혈액 중으로 분비된다.

◈ 분비된 호르몬은 혈액순환을 통해 표적기관이나 표적세포에 도달해 생리작용을 한다.

◈ 호르몬의 분비는 체액성 인자(자극인자), 촉진 · 억제호르몬(시상하부–뇌하수체전엽), 신경계 정보, 되먹임 기전 등에 의해 조절된다.

◈ 당대사 조절에 관여하는 호르몬은 인슐린, 글루카곤, 에피네프린, 당질코르티코이드 등이다.

◈ 체액량 조절에 관여하는 호르몬은 항이뇨호르몬, 알도스테론 등이다.

◈ 칼슘대사 조절에 관여하는 호르몬은 부갑상선호르몬, 갑상선호르몬(칼시토닌) 등이다.

◈ 소화기능 조절에 관여하는 호르몬은 가스트린, 세크레틴, 콜레시스토키닌, 위억제폴리펩티드 등이다.

• • • 핵심포인트 • • •

[호르몬의 종류와 생리작용]

분비기관	호르몬	주요 표적기관	생리작용	분비이상에 의한 질환
시상하부	갑상선자극호르몬방출호르몬(TRH)	뇌하수체 전엽	갑상선호르몬 분비 촉진	
	성선자극호르몬방출호르몬(GnRH)	뇌하수체 전엽	성선호르몬 분비 촉진	
	성장호르몬방출호르몬(GHRH)	뇌하수체 전엽	성장호르몬 분비 촉진	
	부신피질자극호르몬방출호르몬(CRH)	뇌하수체 전엽	부신피질호르몬 분비 촉진	
뇌하수체 전엽	성장호르몬(GH)	전신	뼈, 근육, 내장기관의 성장 촉진, 단백질 합성 촉진	• 분비과다 : 말단비대증, 뇌하수체거인증 • 분비저하 : 왜소증
	프로락틴(PRL)	유선	유선 증식과 유즙분비 촉진	
	난포자극호르몬(FSH)	난소, 고환	난포 성숙 및 정자형성 촉진	• 분비과다 : 성조숙증 • 분비저하 : 뇌하수체전엽기능저하증
	황체형성호르몬(LH)	난소, 고환	생식세포 성숙 및 배란 촉진	
	갑상선자극호르몬(TSH)	갑상선	갑상선호르몬 분비 촉진	• 분비과다 : 뇌하수체선종 • 분비저하 : 속발성 갑상선기능저하증
	부신피질자극호르몬(ACTH)	부신피질	부신피질호르몬 분비 촉진	• 분비과다 : 쿠싱증후군 • 분비저하 : 뇌하수체전엽기능저하증
뇌하수체 중엽	멜라닌세포자극호르몬(MSH)	전신	멜라닌색소의 세포 내 확산	
뇌하수체 후엽	항이뇨호르몬(ADH)	신장	신장 세뇨관에서의 수분 재흡수 촉진, 혈압상승	• 분비과다 : 항이뇨호르몬분비이상증후군(SIADH) • 분비저하 : 요붕증
	옥시토신(oxytocin)	자궁, 유선	유즙분비 촉진, 자궁수축	
송과선	멜라토닌(melatonin)	뇌하수체 전엽	성선자극호르몬의 분비 억제	• 분비과다 : 우울증 • 분비저하 : 불면증
갑상선	티록신(thyroxin)	전신	기초대사 촉진, 성장 촉진	• 분비과다 : 갑상선기능항진증(그레이브스병) • 분비저하 : 갑상선기능저하증(점액수종, 크레틴병)
	칼시토닌(calcitonin)	뼈, 신장	혈중 칼슘농도 저하	
부갑상선	부갑상선호르몬	뼈, 신장	혈중 칼슘농도 상승	• 분비과다 : 골다공증 • 분비저하 : 근육강직
췌장 랑게르한스섬	인슐린	간, 근육, 지방세포 등	글리코겐 합성 촉진, 지방조직에서의 당흡수 촉진	• 분비과다 : 저혈당증 • 분비저하 : 당뇨병
	글루카곤	간, 지방세포	글리코겐 분해 촉진, 혈당치 상승	
	소마토스타틴	랑게르한스섬	성장호르몬 분비 억제, 인슐린, 글루카곤 분비 억제	

• • • 핵심포인트 • • •

[호르몬의 종류와 생리작용] (계속)

분비기관		호르몬	주요 표적기관	생리작용	분비이상에 의한 질환
부신	피질	전해질코르티코이드	**신장**	염분 농도와 수분 균형 유지	• 분비과다 : 쿠싱증후군 • 분비저하 : 애디슨병
		당질코르티코이드	**전신**	간에서의 포도당 생성 촉진	
		부신안드로겐	**전신**	남성성기 발달, 체모 증가	
	수질	에피네프린	**골격근, 심근, 혈관, 지방세포 등**	근육수축 촉진, 심박수 증가, 소화관운동 저하, 지방분해 촉진, 혈당치 상승	
		노르에피네프린	**골격근, 심근, 혈관, 지방세포 등**	심박수 증가, 소화관운동 촉진, 지방분해 촉진, 혈압 상승	
성선	난소	에스트로겐	**생식기**	난포발육, 이차성징 촉진, 자궁점막 증식	
		프로게스테론	**생식기**	기초체온 상승	
	고환	테스토스테론	**생식기**	근육증가, 체모 증가	

Review Test

01. 요오드를 이용하여 호르몬을 생산하고 합성하는 내분비기관은?

① 흉선
② 부신
③ 갑상선
④ 부갑상선
⑤ 뇌하수체

02. 혈당치가 정상보다 상승될 때 췌장에서 분비되는 호르몬은?

① 인슐린
② 옥시토신
③ 멜라토닌
④ 글루카곤
⑤ 프로락틴

03. 랑게르한스섬에서 분비되며 혈당을 상승시키는 호르몬은?

① 칼시토닌
② 글루카곤
③ 프로게스테론
④ 갑상선호르몬
⑤ 부갑상선호르몬

04. 혈중 칼슘 대사를 조절하며 갑상선에서 분비되는 호르몬은?

① 티록신(T_4)
② 칼시토닌
③ 칼시트리올
④ 부갑상선호르몬(PTH)
⑤ 트리요오드타이로닌(T_3)

05. 열 생산과 물질대사 촉진 및 연골, 치아, 골격근의 발육을 촉진하는 호르몬은?

① 칼시토닌 ② 프로락틴
③ 티록신 ④ 옥시토신
⑤ 부갑상선호르몬

06. 갑상선호르몬이 부족한 아이들에게 지능 · 운동발달 저하가 나타나는 질병은?

① 소인증 ② 당뇨병
③ 알츠하이머 ④ 크레틴병
⑤ 갑상선기능항진증

07. 호르몬의 분비이상으로 안구돌출이 특징적인 증상으로 나타나는 질병은?

① 갑상선기능저하증 ② 부갑상선기능저하증
③ 갑상선기능항진증 ④ 부갑상선기능항진증
⑤ 부신피질기능항진증

08. 스트레스 상황에서 분비를 증가시켜 신체를 보호하는 호르몬은?

① 갑상선호르몬 ② 부갑상선호르몬
③ 부신수질호르몬 ④ 칼시토닌
⑤ 인슐린

09. 혈액 내의 칼슘농도가 감소할 때 혈중 칼슘농도의 항상성 유지를 위해 분비되는 호르몬은?

① 갑상선호르몬 ② 부갑상선호르몬
③ 성장호르몬 ④ 부신피질호르몬
⑤ 부신수질호르몬

10. 부신피질에서 분비되는 호르몬으로만 짝지어진 것은?

① 티모신 – 멜라토닌
② 티록신(T_4) – 칼시토닌
③ 옥시토신 – 항이뇨호르몬(ADH)
④ 에피네프린 – 노르에피네프린
⑤ 전해질코르티코이드 – 당질코르티코이드

11. 호르몬의 기능이 서로 길항하는 것끼리 연결된 것은?

① 인슐린 – 글루카곤
② 에스트로겐 – 에피네프린
③ 티록신 – 부갑상선호르몬
④ 난포호르몬 – 황체호르몬
⑤ 당질코르티코이드 – 전해질코르티코이드

12. 호르몬과 내분비기관에 관한 설명 중 옳은 것은?

① 호르몬은 도관을 통해 방출된다.
② 췌장과 송과체는 내분비기관이 아니다.
③ 호르몬이 작용하는 기관을 수용체라고 한다.
④ 호르몬은 혈액 중으로 분비되어 기관과 조직에 도달한다.
⑤ 호르몬은 체내의 항상성 유지에 관여하는 다량의 분비 화학물질이다.

13. 내분비기간과 분비 호르몬이 잘못 짝지어진 것은?

① 췌장 – 인슐린, 글루카곤
② 부신피질 – 코티솔, 알도스테론
③ 성선 – 난포자극호르몬, 황체형성호르몬
④ 뇌하수체 후엽 – 항이뇨호르몬, 옥시토신
⑤ 뇌하수체 전엽 – 성장호르몬, 부신피질자극호르몬

14. 쿠싱증후군, 애디슨병와 관련 있는 호르몬은 ?

① 췌장호르몬
② 갑상선호르몬
③ 부신피질호르몬
④ 유선자극호르몬
⑤ 부갑상선호르몬

15. 뼈, 연골 및 치아의 석회화를 촉진하고 혈중 칼슘농도를 저하시키는 타액선 호르몬은 ?

① 인슐린
② 파로틴
③ 프로락틴
④ 글루카곤
⑤ 에스트로겐

정답 01. ③ 02. ① 03. ② 04. ② 05. ③ 06. ④ 07. ③ 08. ③ 09. ② 10. ⑤ 11. ① 12. ④ 13. ③ 14. ③ 15. ②

Chapter 11 생식

학습목표

1. 남성 생식기의 해부학적 구조를 설명할 수 있다.
2. 정자 형성과정에 대하여 설명할 수 있다.
3. 여성 생식기의 해부학적 구조를 설명할 수 있다.
4. 난자 형성과정에 대하여 설명할 수 있다.
5. 남성 및 여성호르몬에 대하여 설명할 수 있다.
6. 난소주기와 월경주기에 관하여 설명할 수 있다.
7. 수정과 임신에 대하여 설명할 수 있다.

〈핵심용어〉

생식 / 상염색체 / 성염색체 / X염색체 / Y염색체 / 남성 생식기 / 내생식기 / 외생식기 / 성선 / 고환 / 부고환 / 정관 / 요도 / 정낭 / 전립선 / 요도구선 / 음경 / 음낭 / 세르톨리세포 / 라이디히세포 / 정자 / 정액 / 테스토스테론 / 여성 생식기 / 난소 / 난관 / 자궁 / 질 / 치구 / 대음순 / 소음순 / 질전정 / 음핵 / 난자 / 난소주기 / 월경주기 / 월경 / 에스트로겐 / 프로게스테론 / 수정 / 임신 / 태반 / 분만 / 출산 / 유즙분비 / 프로락틴 / 초유

Chapter 11

생식

다음 세대의 개체를 출산하고 종을 유지하는 기능을 생식이라고 한다. 남성과 여성의 생식세포인 정자와 난자가 수정되고 각 세포의 유전정보는 새롭게 만들어낸 개체로 계승된다. 이러한 생식기능을 담당하는 기관이 생식기이다. 생식기의 성숙과 발달, 수정 후의 임신, 분만과 같은 과정의 대부분은 성호르몬에 의해 조절된다. 성호르몬의 분비는 시상하부-뇌하수체전엽계 호르몬의 조절을 받는다.

1 성의 결정 구조 (그림 11-1)

성은 **44개의 상염색체**와 **2개의 성염색체**에 의해 유전적으로 결정된다. 성염색체에는 **X염색체**와 **Y염색체**가 존재한다. 감수분열로 생긴 배우자의 난자는 항상 22개의 상염색체와 1개의 X염색체이다. 정자는 22개의 상염색체와 1개의 X염색체 또는 1개의 Y염색체를 가진다.

난자가 X염색체를 가진 정자와 수정하면 44개의 상염색체와 성염색체 XX를 가진 접합자가 되어 유전적으로 여성이 된다. 반면, 난자가 Y염색체를 가진 정자와 수정하면 44개의 상염색체와 성염색체 XY를 가진 접합자(zygote)를 거쳐 유전적으로 남성이 된다. 즉 **여성의 체세포**는 **44개의 상염색체**와 **성염색체 XX**를 가지며 **남성**의 경우는 **44개의 상염색체**와 **성염색체 XY**를 가진다.

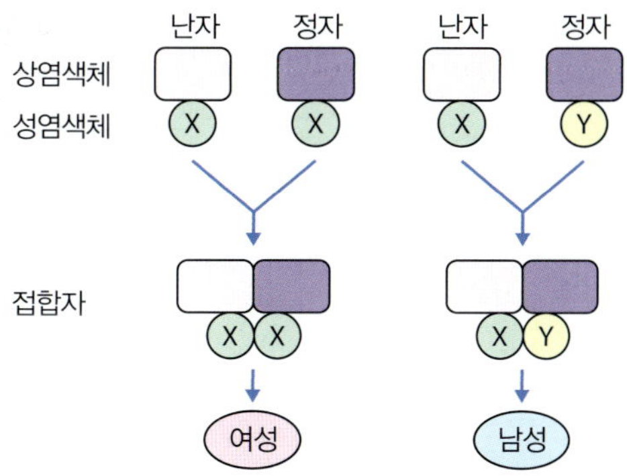

그림 11-1 성의 결정

2 남성의 생식기계

1) 남성 생식기의 해부학적 구조 (그림 11-2)

남성 생식기(male reproductive organ)는 **내생식기**와 **외생식기**로 분류된다. 성선(gonad)인 고환(testis)과 정자의 배출경로가 되는 부고환, 정관, 요도, 그 도중에 열리는 정낭과 전립선(prostate), 요도구선(bulbourethral gland) 등의 부속선은 내생식기이며, 교접기관인 음경 및 고환이 들어 있는 음낭은 외생식기이다.

내생식기관은 정자를 생산하는 생식선인 고환과 정자를 수송하는 관인 부고환, 정관 및 부속선인 정낭, 전립선, 요도구선으로 구성되며, 외생식기관은 교접기관인 음경과 음낭으로 구성된다.

부속선에는 정낭, 전립선, 요도구선이 있다. 정낭은 방광 등면에 있는 1쌍의 선(길이 3cm, 무게 2g)으로 담황색의 젤리 같은 정낭액을 분비한다. 정낭액은 정액의 70%를 차지하며 사정 시에 정자와 함께 방출된다. 전립선은 방광 아랫면에 위치하는 밤톨 크기의 선으로, 구조의 중심이 되는 외선과 요도 주위의 내선으로 구성된다. 전립선액은 외선에서 분비되며 유백색의 액체로 밤꽃과 유사한 냄새를 풍긴다. 또한 전립선 바로 아래에는 완두콩 크기의 요도구선(쿠퍼선)이 있으며 성적 흥분 시에 투명한 점액을 분비한다.

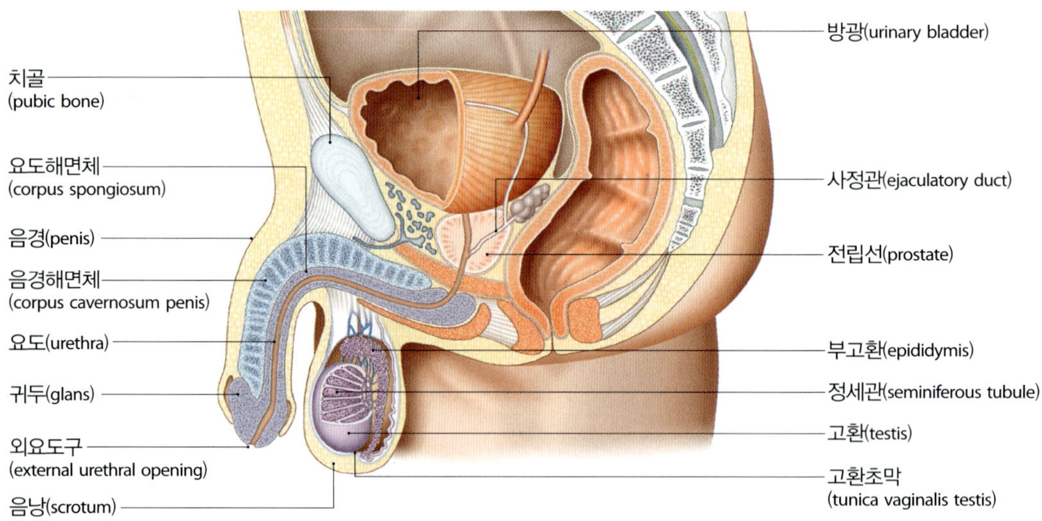

그림 11-2 남성의 생식기계

2) 남성 생식기의 생리

(1) 고환(testis)

고환은 **정자**를 만드는 실질기관으로 좌우 1쌍이 **음낭**(scrotum) 안에 들어 있다. 모양은 타원형이며 중량은 약 8g 정도이다(그림 11-3).

고환의 바깥층은 백막(tunica albuginea)이라는 치밀한 결합조직에 둘러싸이고 그 실질은 많은 소엽으로 나뉘는데 약 250개의 고환소엽이 있다. 고환소엽 사이에는 3~4개의 굴곡이 심한 세관이 들어 있는데, 이 관을 정세관(seminiferous tubule)이라고 한다. 정세관은 매우 가늘지만(지름 0.15~0.3mm) 잡아당기면 길이가 30~60cm 정도 된다(그림 11-4). 1개의 고환에 정세관은 약 800개 들어 있으며, **정세관벽**에서 **정자**가 만들어진다.

정세관 안에는 분비선세포인 세르톨리세포(Sertoli's cell)와 생식세포가 있다. 세르톨리세포는 정자의 성숙에 필요한 환경을 조성함과 동시에 생식세포에 영양을 공급한다. 미성숙한 생식세포는 제1정모세포, 제2정모세포를 거쳐 정자세포가 되고, 세르톨리세포의 세포질 주름에 덮여 성숙해져 정자가 된다.

정세관과 혈관 사이에는 간질세포(Leydig cell)가 집단으로 존재해서 남성호르몬인 **테스토스테론**(testosterone)을 **분비**한다.

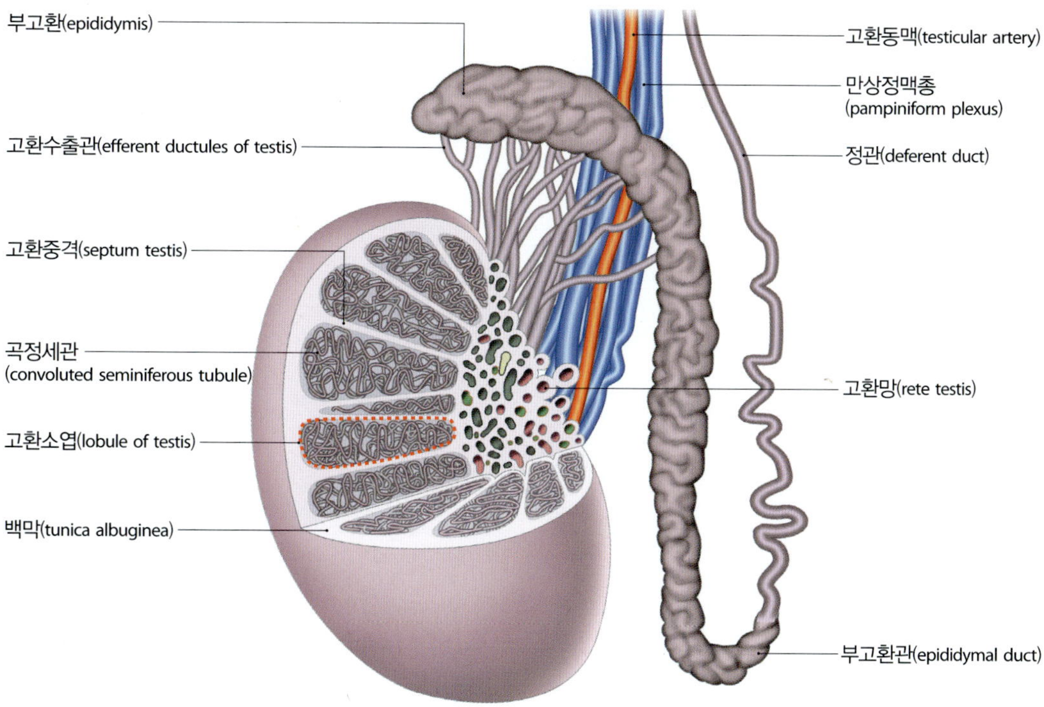

그림 11-3 **고환과 부고환**

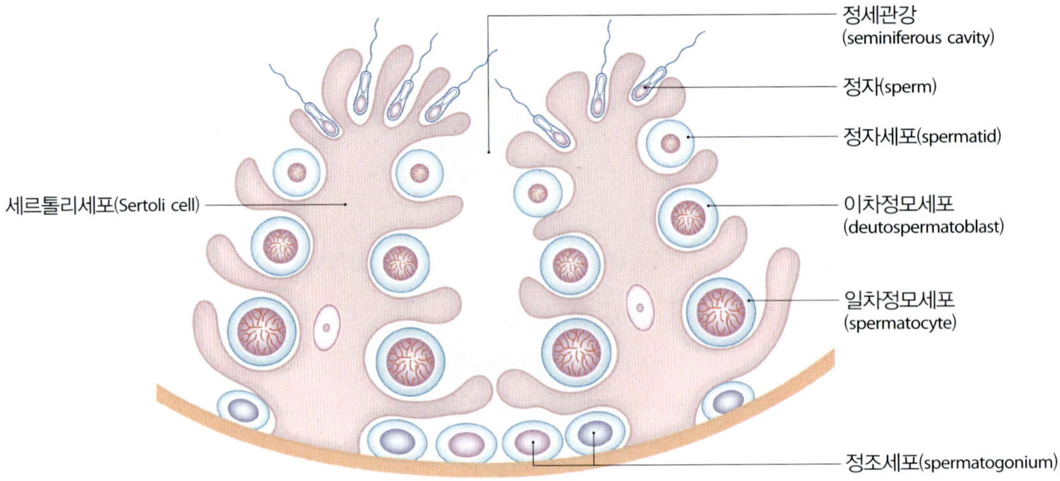

그림 11-4 정세관(확대도)

(2) 정자(sperm) (그림 11-5)

① 정자의 구조

정자는 DNA 등을 포함한 **두부**(머리부분)와 운동성이 풍부한 **미부**(꼬리부분)로 구성된다. 두부 끝에는 **가수분해효소**가 들어 있는데, 이 효소가 방출되어 난자를 둘러싼 세포간질 등을 융해하고, 정자가 난자에 도달해서 수정이 이루어진다.

고환에서 형성된 정자는 정관을 통해 정낭에 일차적으로 저장되었다가 전립선을 관통하는 정관을 경유하여 요도에 도달한다.

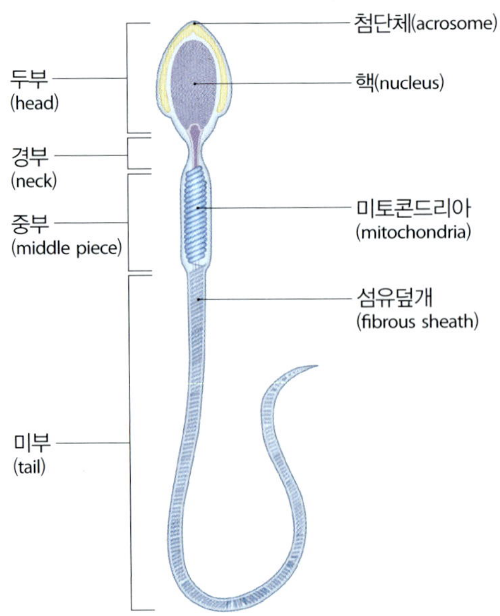

그림 11-5 정자의 구조

② 정자의 형성과 기능

정자는 고환의 정세관벽에서 만들어진다. 정세관벽의 정상피에서 정조세포가 만들어지고, **정조세포**가 성숙해지면 제1분열의 결과 **제1정모세포**가 만들어지며, 다시 제2분열에 의해 **제2정모세포**가 만들어진다. 이 과정에서 감수분열이 일어나 **정자세포**가 되고, 정자세포가 성숙하면 **정자**가 된다(그림 11-6).

정세관 안에 있는 세르톨리세포는 정자의 성숙에 필요한 영양분, 호르몬 등의 화학물질을 공급함으로써 정자 형성에 중요한 역할을 한다. 정조세포에서 정자가 형성되는 과정에서 필요한 호르몬은 난포자극호르몬과 남성호르몬인 테스토스테론이다.

정조세포에서 정자로 성숙되는 데는 약 72일 정도가 소요된다. 그러나 운동능력을 획득하여 난자를 수정시킬 수 있는 능력을 획득하는 데는 약 2~3주 정도가 더 소요된다.

정자의 수정 능력은 사출 후 2~3일 정도 지속된다.

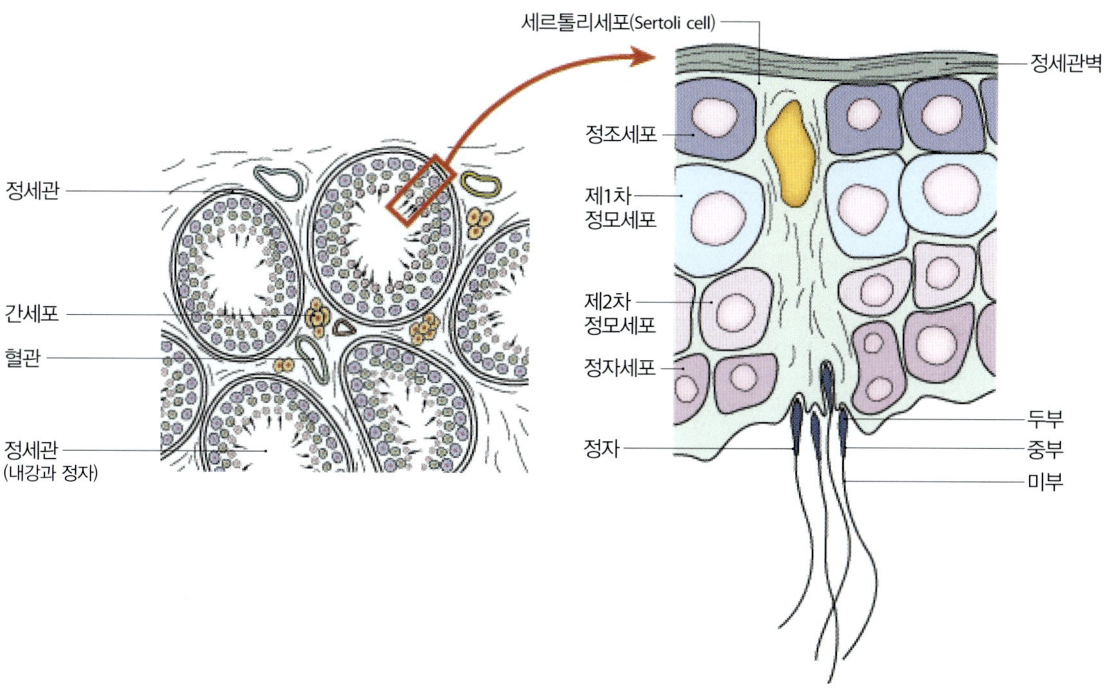

그림 11-6 **정자의 형성**

③ 정액(semen)

정액은 정자 그리고 부고환, 정관, 정낭, 전립선, 요도구선에서 분비되는 물질을 함유한 **유백색의 액체**로, 정액 1mL에는 약 1억 개의 정자가 들어 있다. 정액의 60%는 정낭에서 분비되는 물질이며, pH는 7.5이다. 한 번의 사정(ejaculation)으로 배출되는 정액 양은 평균 3.5mL

이고, 정자 수는 약 1억 2,000만/mL이다. 정자 수가 2,000만/mL 이하일 경우 불임(infertility)의 원인이 된다.

(3) 남성호르몬(male hormone)

남성호르몬을 통틀어 안드로겐(androgen)이라 하며, 정세관 사이의 결합조직 내에 있는 간질세포(라이디히세포)에서 분비된다. 주요 호르몬은 **테스토스테론**으로, 고환의 간질세포(라이디히세포)에서 콜레스테롤로부터 합성되어 분비되며 성선자극호르몬인 황체형성호르몬에 의해 조절된다(그림 11-7).

남성의 이차성징의 발현, 남성 생식기의 발달, 정자세포의 성숙을 촉진하는 등의 작용을 한다. 남성의 이차성징은 체모의 증가, 두발의 감소, 외생식기의 증가, 목소리의 저음화 등이다.

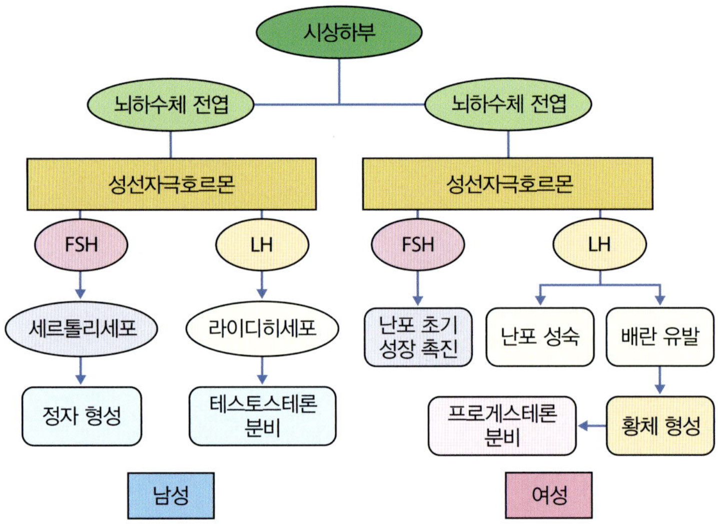

그림 11-7 **성호르몬의 분비조절**

FSH : 난포자극호르몬 LH : 황체형성호르몬

3 여성의 생식기계

1) 여성 생식기의 해부학적 구조 (그림 11-8)

여성 생식기(female reproductive organ)도 **내생식기**와 **외생식기**로 분류된다. 난자를 만들어 내는 난소(ovary)와 이를 운반하는 난관(uterine tube), 수정란을 받아들여 발육시키는 자궁(uterus), 교접기관과 산도를 겸하는 질(vagina)은 내생식기이고, 치구(mons pubis), 대음순(labium major), 소음순(labium minor), 질전정(vestibule), 음핵(clitoris) 등은 외생식기이다.

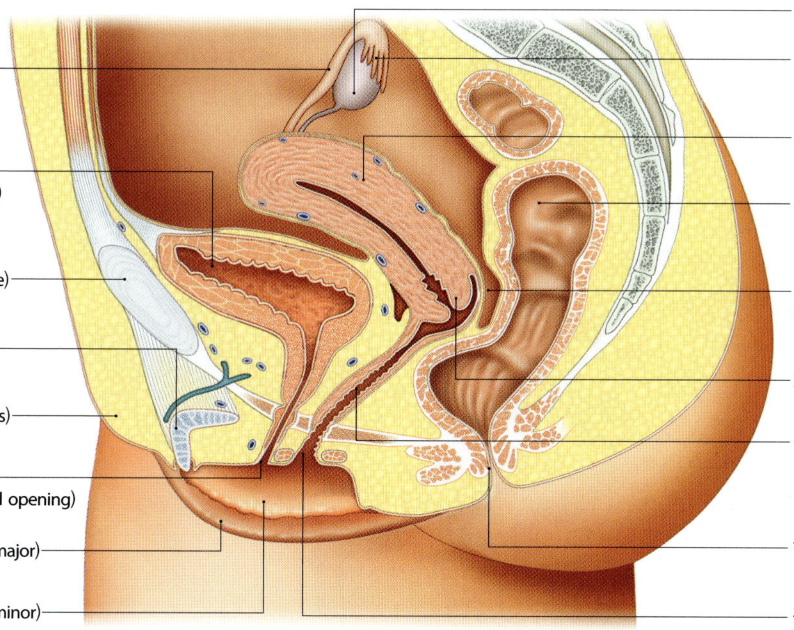

그림 11-8 **여성의 생식기계**

2) 여성 생식기의 생리

(1) 난소(ovary)

난소는 골반강 내에서 자궁의 양쪽에 있으며 길이 약 3cm, 폭 약 1.5cm, 두께 약 1cm의 난원형 기관이다. **난자의 형성**과 여성호르몬인 **난포호르몬**(에스트로겐), **황체호르몬**(프로게스테론)을 **분비**하는 기능을 가지고 있다. 난소는 피질부와 수질부로 구성되는데, 피질부에는 태생기에 형성된 많은 원시난포가 존재한다. 원시난포 중 매우 적은 수가 성숙난포로 성숙하여 복강 내로 배란된다. 그 후 성숙난포는 황체가 되는데 그때까지의 주기를 **난소주기**(ovarian cycle)라고 한다.

① 난자의 형성과 배란

난소 속에 **원시난포**와 그 중심부에 **난모세포**가 있는데, 월경과 함께 **난포자극호르몬**(FSH)의 작용에 의해 난포가 성숙되기 시작하면 이에 동반해서 난모세포도 성숙하여 난자가 된다(그림 11-9).

성숙된 난포에 황체형성호르몬(LH)이 작용하면 난포벽이 파괴되어 성숙된 난자가 복강으로 나오게 되는데 이것을 **배란**이라고 한다. 배란된 난자는 난관으로 들어가 섬모운동에 의해 자궁으로 운반된다.

한편 배란된 후의 난포는 즉시 황체화되기 시작하여 24~96시간 이내에 황체형성이 완성된다. 난자가 수정되어 자궁내막에 착상하면 다시 임신황체로 변화하여 점점 커져서 임신 11~12주에는 그 기능이 최고조에 이른다. 그러나 그 후 점차 퇴화하여 임신 말기에 이르면 백체가 된다. 난자가 수정되지 않으면 월경황체가 되며 다음 월경이 시작되기 약 4일 전부터 황체는 퇴화해서 백체가 되어 소실된다.

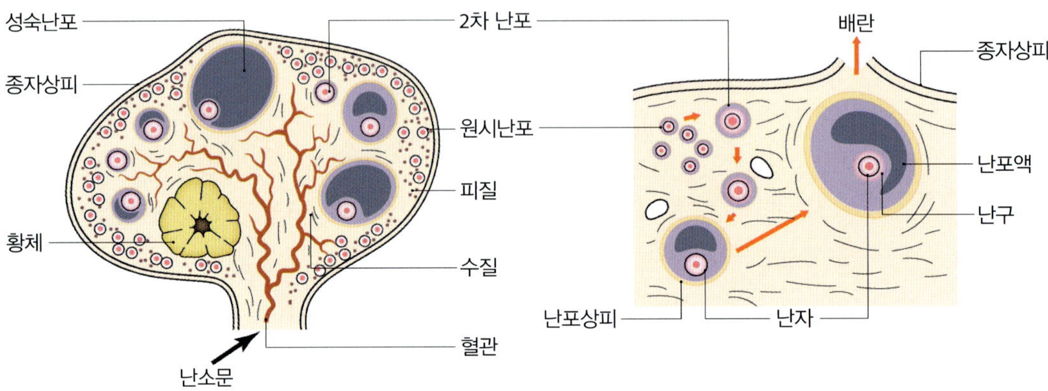

그림 11-9 **난포의 발육**

② 난소주기

1개의 난포가 성숙하여 배란되고 황체를 형성하며, 백체가 되는 변화는 약 28일의 기간으로 일어나며 이 변화의 기간이 끝나면 계속해서 다른 난포에 동일한 변화가 일어난다. 이와 같이 난포가 변화하는 약 28일의 주기를 **난소주기**라고 한다(그림 11-10).

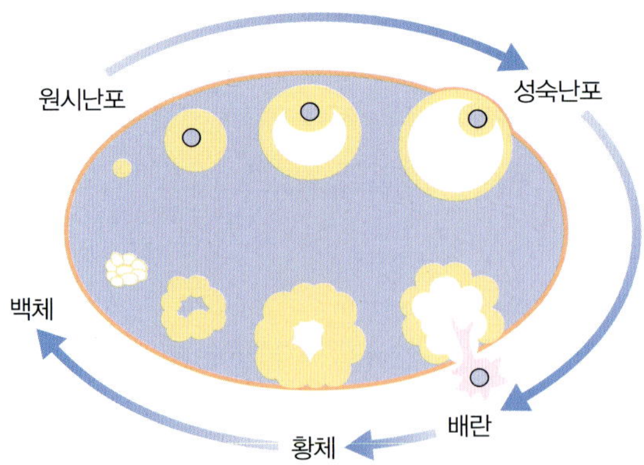

그림 11-10 **난소주기**

(2) 월경주기(자궁주기)

자궁내막은 주기적인 변화를 반복하며 수정란의 착상에 대비한다. 수정되지 않을 경우 내막이 떨어져나가 출혈을 일으키는데 이것을 월경이라고 한다. 월경은 약 28일 주기로 발생하며, 월경주기는 **월경기**, **증식기**, **분비기**로 분류된다(그림 11-11, 표 11-1).

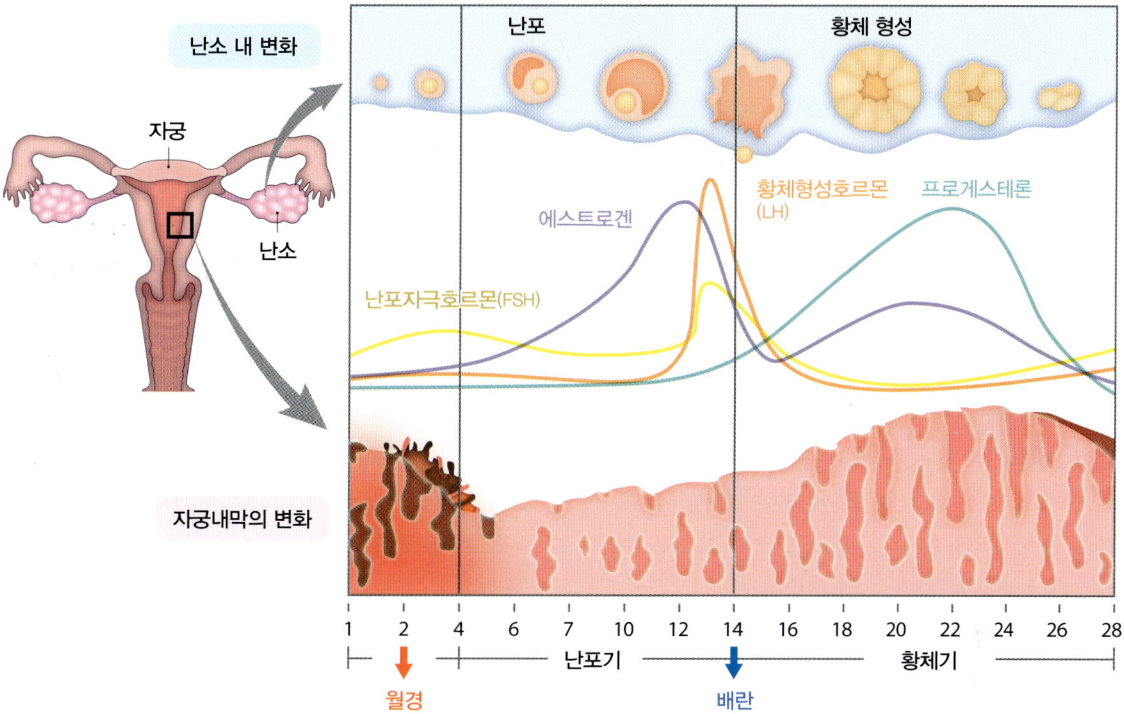

그림 11-11 성주기에 따른 자궁 내의 변화와 관련 호르몬

① 월경기

자궁내막이 심층 부분을 제외하고 탈락되어 출혈이 일어난다. 월경 시작일을 1일로 계산한다.

② 증식기

5일째부터 14일째까지 자궁내막은 잔존한 기저부에서 급속하게 증식한다. 자궁내막선(endometrial gland)이 형성되지만 점액은 분비되지 않는다.

③ 분비기

배란 후 자궁내막은 부종을 띠게 된다. 또 자궁내막선에서 점액의 분비가 시작된다. 혈관은 두꺼워지고, 내막은 비대해져 충혈되며, 수정란이 착상하여 발육하기 쉬운 상태가 된다. 황체가 퇴화하면 자궁내막은 얇아지고 표면의 기능층이 괴사되어 월경이 발생한다.

표 11-1 월경주기 변화

구분	기간(일)	특징
월경기	1~4	자궁내막 탈락, 출혈 발생
증식기	5~14	자궁내막선 형성, 점액은 분비되지 않음
분비기	15~28	자궁내막 비후, 자궁내막선 점액 분비, 수정란 착상 준비

(3) 여성호르몬(female hormone)

① 에스트로겐(난포호르몬, estrogen)

난소에서 분비되는 에스트론(estrone), 에스트리올(estriol), 에스트라디올(estradiol)의 총칭이다. 에스트라디올의 활성이 높으며, 혈중에 많이 존재한다. **에스트리올**은 임신 중 **태반**에서 생산되는 중요한 에스트로겐이다.

난소주기에 따라 난소에서 에스트로겐이 분비되는데 배란 직전과 황체기 중기에 절정을 보이는 것이 특징이다.

에스트로겐은 난포 발육, 난관운동 촉진, 자궁내막 증식 등의 작용을 한다. 또한 여성의 이차성징인 부드러운 곡선의 어깨, 넓은 골반, 피하지방의 두께 및 그 분포도 에스트로겐의 작용에 의해 이루어진다. 그러나 여성의 이차성징인 액모, 음모의 발현은 남성호르몬이 원인인 것으로 생각된다.

② 프로게스테론(황체호르몬, progesterone)

황체에서 분비되는 호르몬으로 에스트로겐에 의한 자궁내막의 분열, 증식을 억제하며, 수정란의 착상을 쉽게 한다. 임신 시 자궁근의 흥분성을 저하시켜 배란을 억제한다.

또한 난관의 운동성을 약화시키고 자궁 수축을 억제하여 유산의 위험성을 방지한다. 열생산작용을 하여 배란 시 발생할 수 있는 **기초체온**의 **상승** 원인이 된다.

에스트로겐과 프로게스테론의 작용기전에는 다양한 상호작용이 있다. 프로게스테론 효과에는 미리 에스트로겐 작용이 필요하다. 프로게스테론수용체 합성이 에스트로겐에 의해 유도된다. 반면 프로게스테론을 미리 작용시키면 에스트로겐의 작용은 일반적으로 억제된다. 이것은 프로게스테론이 에스트로겐수용체의 합성을 방해하기 때문이다.

(4) 수정과 임신(fertilization and pregnancy)

수정은 정자와 난자가 난관 내에서 결합하는 것으로 배란된 난자는 보통 **난관팽대부**에서 **수정**

된다. 정자의 세포막과 난자의 세포막이 만나면 난자에는 수정막이 형성되어 다른 정자의 침입을 막는다. 정자의 핵이 난자 속으로 들어가 난자의 핵과 융합하면 수정란이 형성된다. 수정란의 세포분열을 분할이라고 하는데 수정란은 분할을 계속하면서 난관을 따라 자궁으로 이동한다. 수정된 지 5~7일 후 배아세포(blastocyte) 상태로 자궁에 도달하여 **자궁내막**에 **착상**하는데(그림 11-12) 이때 착상된 수정란이 모체 내에서 계속 발육하는 상태를 **임신**이라고 한다.

착상 후 태반(placenta)이 형성되는데 기본적인 구조는 임신 3주에 형성되어 임신 4개월 말쯤 완성된다. 태반은 임신 기간 중 계속 성장하여 출산 시에는 약 500g이 된다.

태반은 모체의 자궁 내에 위치하며 **태아측 조직**과 **모체측 조직**으로 형성된다.

태반에서는 모체의 혈액과 태아의 혈액 사이에서 물질교환이 효율적으로 이루어진다(그림 11-13). 산소, 이산화탄소 등의 가스교환, 노폐물인 요소 등은 확산에 의해 이동하는데 여기에는 혈액간막(태반관문)이 있어 일부의 물질은 태아에게 이동되지 않는다. 또한 글루코오스나 아미노산, 비타민 등은 운반체매개운반(carrier mediated transport)이라는 특이적인 경로로 수송된다.

그리고 태반은 각종 **스테로이드호르몬**을 분비한다. **프로게스테론**은 태반의 발달과 함께 임신 말기까지 분비량이 증가하며, 착상의 성립 및 탈락막의 형성, 임신 중의 자궁수축 억제 및 유선(mammary gland)의 발달을 돕는다. 태반에서 분비되는 에스트로겐은 **에스트리올**로, 태반과 태아가 협력해서 생합성하고 있기 때문에 에스트리올은 태아의 상태를 파악하는 좋은 지표가 된다. 임신 중에는 다양한 호르몬이 분비되는데 임신기에 맞춰 분비되는 수준이 달라진다.

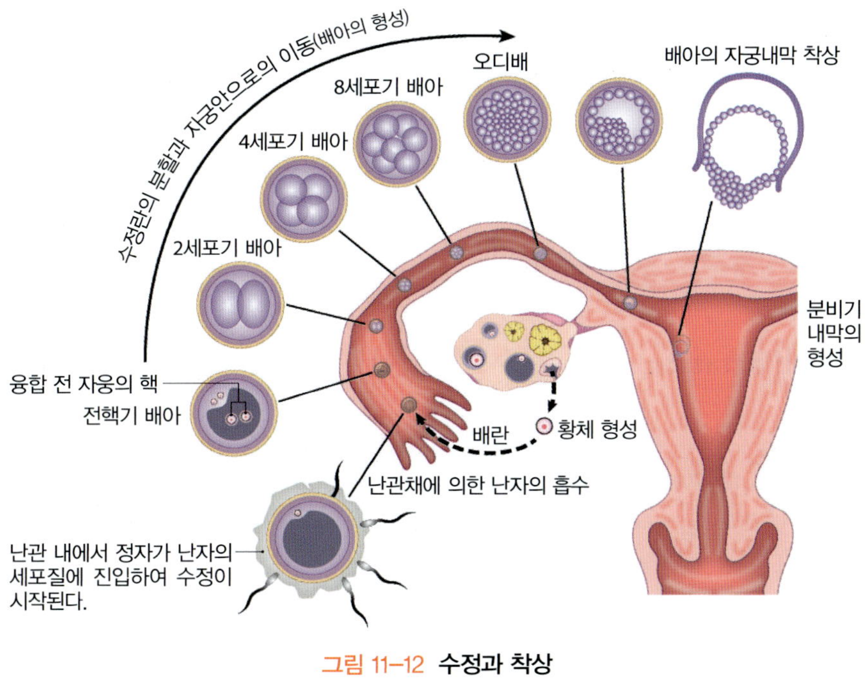

그림 11-12 **수정과 착상**

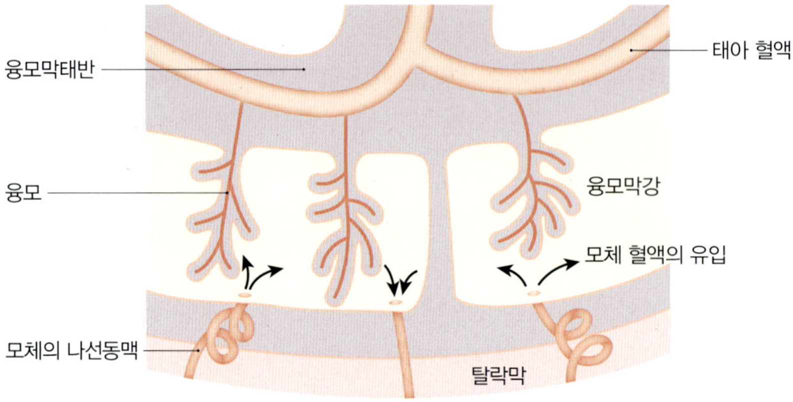

그림 11-13 **태반에서의 물질교환기전**
모체의 나선동맥으로부터 혈액이 융모로 공급되어 여기에서 물질교환이 이루어진다.

(5) 분만(parturition)

태아와 태반 · 양수 등의 부속물이 모체로부터 배출되는 것을 분만이라고 한다. 특히 모체가 태아를 배출하는 과정을 출산이라고 한다. 임신기간은 **평균 9.5개월**로 출산은 임신 37~46주에 이루어진다. 분만이 개시되면 자궁근이 규칙적이고 간헐적인 수축을 일으켜 통증(진통)을 동반하게 되는데 이 간격은 점차 짧아진다. 반복되는 수축에 따라 자궁경부가 완전히 열리고 다시 자궁이 수축되면서 자궁용적이 감소되어 태아가 만출된다. 그리고 마지막으로 태반이 박리되어 배출된다. 분만 시 자궁근에 작용하는 물질은 **프로스타글란딘**(prostaglandin)과 **옥시토신**(oxytocin)이다. 옥시토신은 자궁수축을 일으키고 프로스타글란딘의 생산을 자극한다. 또한 프로스타글란딘은 자궁근의 수축, 자궁경부의 신전을 촉진한다.

(6) 유즙분비(lactation)

임신 중에는 태반에서 대량의 **에스트로겐**과 **프로게스테론**이 분비된다. 에스트로겐은 뇌하수체 전엽으로부터 프로락틴(prolactin)의 분비를 촉진하며, 그 작용에 의해 유선에서 유즙의 생산이 시작되고 유선이 비대해진다. 그러나 본격적인 유즙분비는 분만이 끝나고 모체 내의 에스트로겐과 프로게스테론의 분비가 저하된 다음 이루어진다. 그것은 이들 두 호르몬이 유즙분비를 억제하는 작용이 있기 때문이다.

분만 후 처음 1주일간 분비되는 유즙을 **초유**라고 한다. 초유는 보통의 유즙과 비교해 수용성 및 지용성 비타민이 풍부하고 락토페린(lactoferrin), 카세인(casein) 등의 단백질이나 면역글로불린 A(IgA)가 함유되어 있다.

분만 후에는 성호르몬이 저하되기 때문에 그에 동반해서 프로락틴 분비도 저하되어 그 상태로는 유즙분비가 이루어지지 않는다. **프로락틴**의 분비는 수유 시 유두 **흡인자극**에 의해 **촉진**된다. 유두 자극에 의해 시상하부호르몬인 프로락틴방출호르몬 분비가 촉진되고 프로락틴억제호르몬 분비는 억제되어 뇌하수체 전엽에서 프로락틴 분비가 촉진된다. 이와 동시에 **유두**에 대한 **자극**은 뇌하수체 후엽에서의 **옥시토신 분비**를 **촉진**함으로써 유선 주위의 근수축이 일어나게 되어 유즙이 배출된다(그림 11-14).

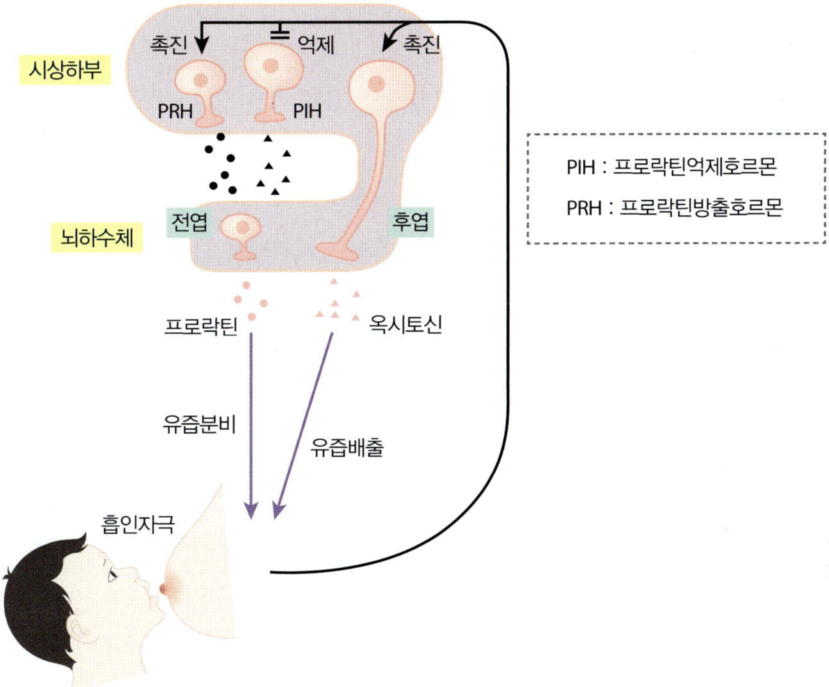

그림 11-14 유즙분비기전

유두의 흡인자극에 의해 프로락틴과 옥시토신의 분비가 촉진됨으로써 유즙분비가 촉진된다.

생각해 보자

여성은 나이가 들면서 난소가 노화되어 기능이 떨어지면 배란 및 여성호르몬의 생산이 원활하지 않아 신체에 많은 변화가 나타난다. 이러한 변화 중에 대표적인 것이 폐경이다. 폐경 시에 나타나는 증상을 알아보고 호르몬을 이용한 치료 가능성을 논의해보자.

• • • 핵심포인트 • • •

- 남성의 외생식기에는 음경, 고환이 있고, 내생식기에는 부고환, 정관, 요도, 정낭, 전립선, 요도 구선이 있다.
- 정자는 고환의 정세관벽에서 만들어지며, 정조세포에서 제1정모세포, 제2정모세포를 거쳐 정자 세포가 되었다가 성숙되면 정자가 된다.
- 남성호르몬인 테스토스테론은 고환에서 생산되어 분비되며 성선자극호르몬인 황체형성호르몬에 의해 분비가 조절된다.
- 여성의 외생식기에는 치구, 대음순, 소음순, 질전정, 음핵 등이 있고, 내생식기에는 난소, 난관, 자궁, 질 등이 있다.
- 난자는 난소 속의 난모세포가 난포자극호르몬의 작용에 의해 성숙되어 형성된다.
- 배란이란 황체형성호르몬의 작용으로 성숙된 난포벽이 파괴되어 난자가 복강으로 나오는 것을 말한다.
- 난소주기란 1개의 난포가 성숙하여 배란, 황체형성, 백색체가 되는 28일간의 기간을 말한다.
- 월경이란 자궁에서 수정이 일어나지 않은 경우 자궁내막이 떨어져 나가 출혈을 일으키는 것을 말한다.
- 월경주기는 약 28일이며, 심층부를 제외한 자궁내막이 탈락하여 출혈이 발생하는 월경기, 자궁 내막이 급속하게 증식하는 증식기, 자궁내막선에서 점액의 분비가 시작되는 분비기로 분류된다.
- 여성호르몬에는 에스트로겐과 프로게스테론이 있으며, 에스트로겐은 난포의 발육, 난관운동의 촉진, 자궁내막 증식 등의 작용을 하고, 프로게스테론은 임신 중 배란을 억제하고 수정란의 착상을 도우며 임신상태를 유지시킨다.
- 수정은 정자와 난자가 난관 내에서 결합하는 것을 말하며, 형성된 수정란이 분할을 계속하면서 자궁으로 이동하여, 자궁내막에 착상하여 계속 발육하는 상태를 임신이라고 한다.
- 분만은 태아와 태반, 양수 등을 포함하는 부속물이 모체로부터 배출되는 것을 말하며, 특히 모체가 태아를 배출하는 과정을 출산이라고 한다.

Review Test

01. 정자를 생산하는 기관은?

① 정관 ② 음낭 ③ 요관 ④ 고환 ⑤ 부고환

02. 배란 직후의 난포 상태는?

① 황체 ② 백체 ③ 성숙난포
④ 일차난포 ⑤ 원시난포

03. 수정이 되지 않아 퇴화된 난포의 상태는?

① 황체 ② 백체 ③ 성숙난포
④ 일차난포 ⑤ 원시난포

04. 난자와 정자의 수정이 이루어지는 곳은?

① 자궁와 ② 난관채 ③ 난관누두
④ 자궁내막 ⑤ 난관팽대부

05. 다음 중 배란 후 분비가 급격하게 증가하는 호르몬은?

① 에스트로겐 ② 프로게스테론 ③ 황체형성호르몬
④ 테스토스테론 ⑤ 난포자극호르몬

06. 남성의 이차성징에 가장 많이 관여하는 호르몬은?

① 옥시토신 ② 프로락틴 ③ 에스트로겐
④ 프로게스테론 ⑤ 성장호르몬

07. 정자의 이동순서로 옳게 짝지어진 것은?

① 고환 – 부고환 – 정낭 – 정관 – 음경
② 고환 – 부고환 – 정관 – 정낭 – 음경
③ 부고환 – 고환 – 정관 – 정낭 – 음경
④ 부고환 – 고환 – 정낭 – 정관 – 음경
⑤ 정관 – 고환 – 부고환 – 정낭 – 음경

08. 난소에 관한 설명이 아닌 것은?

① 1쌍의 실질기관이다.
② 난포호르몬을 분비한다.
③ 배란된 난포는 황체로 퇴화한다.
④ 황체세포는 황체호르몬을 분비한다.
⑤ 난자가 수정되면 황체는 크기가 작아진다.

09. 임신 후 배란이 억제되는 이유는?

① 에스트로겐이 계속 분비되어 난자 성숙이 억제되기 때문
② 에스트로겐이 계속 분비되어 난자 성숙이 촉진되기 때문
③ 프로게스테론이 계속 분비되어 난자 성숙이 억제되기 때문
④ 프로게스테론이 계속 분비되어 난자 성숙이 촉진되기 때문
⑤ 에스트로겐과 프로게스테론의 분비가 급격히 감소되기 때문

10. 분만 시 자궁 수축을 유도하고, 유즙 분비에 관여하는 뇌하수체 후엽 호르몬은?

① 테스토스테론 ② 프로락틴 ③ 에스트로겐
④ 옥시토신 ⑤ 프로게스테론

정답 01. ④ 02. ① 03. ② 04. ⑤ 05. ② 06. ④ 07. ② 08. ⑤ 09. ③ 10. ④

o·r·a·l·p·h·y·s·i·o·l·o·g·y

PART II

구강생리학

Chapter 12

치아 및 치주조직의 생리

학습목표

1. 치아 경조직의 화학적 조성을 설명할 수 있다.
2. 치아 경조직의 물리적 성질을 설명할 수 있다.
3. 치아 경조직의 생리작용에 대하여 설명할 수 있다.
4. 치아를 구성하는 광물질의 대사에 관하여 설명할 수 있다.
5. 치아에서의 비타민결핍증을 설명할 수 있다.
6. 치아형성과 호르몬의 작용을 설명할 수 있다.
7. 치수의 생리적 작용에 대하여 설명할 수 있다.
8. 상아질-치수 복합체에 대하여 설명할 수 있다.
9. 치은의 기능을 설명할 수 있다.
10. 치조골의 구성과 기능을 설명할 수 있다.
11. 치주인대의 구성과 기능을 설명할 수 있다.
12. 백악질의 구성과 기능을 설명할 수 있다.

〈핵심용어〉

법랑질 / 상아질 / 치수 / 백악질 / 치주인대 / 치은 / 치조골 / 치주조직 / 절치 / 견치 / 소구치 / 대구치 / 치아 경조직 / 치아 경조직의 무기성분 / 하이드록시아파타이트 / 불소 / 구간상아질 / 치아의 용해성 / 무코다당류 / 상아모세포 / 제2상아질 / 치통 / 치수강 / 무세포 백악질 / 유세포 백악질 / 치주인대섬유 / 샤피섬유 / 치아 동요 / 생리적 동요 / 수평동요 / 수직동요 / 유리치은 / 부착치은 / 치은열구 / 치은열구삼출액 / 치조골 / 치밀골 / 해면골 / 저작점막 / 피복점막 / 특수점막

Chapter 12

치아 및 치주조직의 생리

치아는 물리적으로 소화하는 기관이며 발음기관으로서도 기능하고 있다. **치아**는 **법랑질**(enamel), **상아질**(dentin) 및 **치수**(dental pulp)로 구성된다. **백악질**(cementum), **치주인대**(periodontal ligament), **치은**(gingiva), **치조골**(alveolar bone)을 총칭해서 **치주조직**이라고 하며, 치아를 치조골에 식립하는 역할을 한다.

구강은 소화관의 일부로서 음식물을 물리적으로 소화시키는 외에 다양한 기능을 한다. 입술, 볼, 입천장, 혀 등 각 구강기관은 음식물을 덩어리로 만들고 연하, 발음에도 중요한 역할을 한다. 특히 혀는 미각과 관련해서 중심 역할을 한다. 구강기능을 이해하기 위해서는 먼저 구강기관의 역할을 이해하는 것이 중요하다.

1 치아의 기능

치아는 **물리적인 소화**와 관련이 있는 기관이다. 음식물을 섭취해서 잘게 부수고 씹어서 으깨며, 갈아 뭉개어 타액과 잘 섞어 구강에서의 화학적 소화작용을 원활하게 한다. 또 **발음기관**으로도 기능하는데, 특히 치음이나 치경음의 발음에 관여한다. 이 밖에도 얼굴의 조화를 유지시키는 **심미적인 역할**도 한다(그림 12-1).

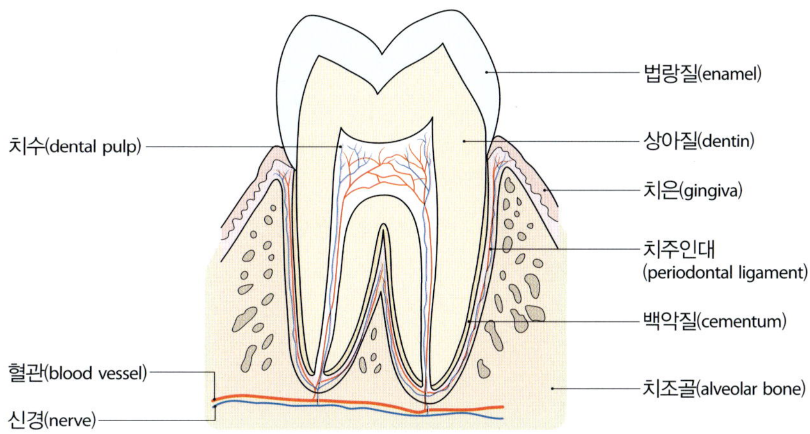

그림 12-1 치아와 치주조직

1) 치아의 구조와 기능의 관계

치아는 고도로 석회화된 3종류의 경조직, 즉 **법랑질**, **상아질**, **백악질**과 이들 경조직으로 둘러싸인 **치수조직**으로 구성되어 있다. 백악질은 정확하게는 치주조직에 속한다. 사람의 치아는 **절치**(incisor), **견치**(canine), **소구치**(premolar), **대구치**(molar)로 나뉘는데 절치와 견치는 음식물을 절단하는 데 사용되고, 소구치는 분쇄하는 데 사용되며, 대구치는 짓이기는 데 사용된다(기계적 소화작용). 이들 각 치아의 기능은 그 형태와 깊은 관계가 있다(그림 12-2).

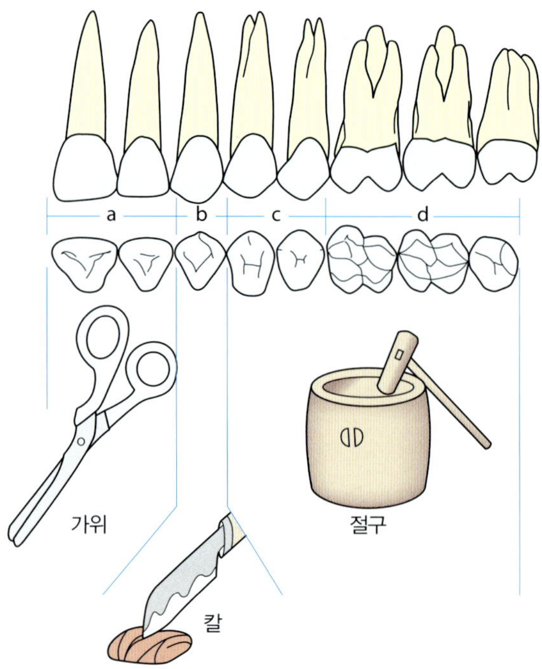

그림 12-2 치아의 종류와 기능

a : 절치는 끌 모양으로 음식물을 물어서 자르는 데 적합하다.
b : 견치는 끝이 뾰족하기 때문에 음식물을 물어 찢는 데 적합하다.
c : 소구치는 음식물을 잘게 부수는 데 적합하다.
d : 대구치는 절구 모양으로 음식물을 짓이기는 데 적합하다.

2) 치아 경조직의 성분

치아의 경조직은 신체 중 가장 단단한 조직이다. 이들 경조직은 일단 결손이 생기게 되면 거의 대사가 일어나지 않기 때문에 자연치유를 기대하기 어렵다.

치아의 **경조직**은 **무기성분**, **유기성분** 및 **수분**으로 이루어지는데 각 경조직의 함유성분(%)은 표 12-1과 같다.

표 12-1 치아 경조직의 화학적 성분 (중량 %)

성분 \ 조직	법랑질	상아질	백악질
무기성분	96～97	70	50～60
유기성분	1	20	23～27
수분	3	10	12

(1) 치아 경조직의 무기성분

법랑질 및 **상아질**의 주요 **무기성분**은 **칼슘**(Ca), **인**(P), **탄산염**(CO_3)이다. 칼슘(Ca)과 인(P)은 **하이드록시아파타이트**(수산화인회석, hydroxyapatite)의 결정으로서 존재한다(그림 12-3). 또한 마그네슘(Mg), 나트륨(Na), 칼륨(K), 플루오르(F), 염소(Cl), 아연(Zn), 납(Pb), 구리(Cu), 철(Fe) 등이 극히 미량으로 들어 있다.

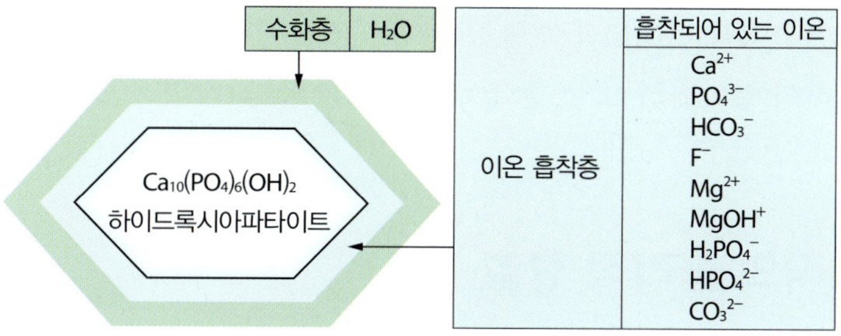

그림 12-3 하이드록시아파타이트 결정

① **하이드록시아파타이트** : 치아와 뼈의 **칼슘**(Ca)과 **인**(P)은 **아파타이트**(apatite)**의 미세결정**으로 존재하는데 그 대부분은 아파타이트 결정[$Ca_{10}(PO_4)_6X_2$]에 수산기가 들어있는 **하이드록시아파타이트**[$Ca_{10}(PO_4)_6(OH)_2$]이다. 하이드록시아파타이트는 보통 육각주 모양의 결정으로 법랑질의 결정이 상아질보다 크다. 결정 표면에는 이온 흡착층과 수화층이 있다.
치아 내부로 투과된 이온은 아파타이트를 구성하는 칼슘(Ca), 인산염(PO_4) 또는 수산기(OH)와 쉽게 치환되어 치아에 침착된다. 예를 들면 Na^+, K^+, Mg^{2+}은 Ca^{2+}과 치환되고, HPO_4^{2-}, CO_3^{2-}은 PO_4^{3-}과 치환되며, Cl^-, F^-은 OH^-과 치환된다.

② **불소** : **불소**(F)의 **함유량**(법랑질 0.01%, 상아질 0.029%)은 적지만 **치아의 용해성**에 중요한 영향을 미친다. 불소 함유량은 법랑질에서는 표층부가 가장 많고, 내층으로 갈수록 감소하는데, 법랑질과 상아질의 경계부에서는 최소가 된다. 그러나 상아질 안으로 들어가면 다시 증가하고, 치수 쪽 상아질에서는 법랑질의 표층부보다 오히려 많아진다. 치아에 대한 불소 흡

수량은 연령대에 따라 변화하는데, 젊은 연령대에서는 흡수량이 많다. 불소는 하이드록시아파타이트의 수산기와 치환되어 **플루오르아파타이트**[불화인회석, $Ca_{10}(PO_4)_6F_2$]가 된다. 플루오르아파타이트는 내산성이 강하기 때문에 충치 예방에 불소가 이용된다.

(2) 치아 경조직의 유기성분

치아 경조직의 **유기성분**은 대부분이 단백질, 구연산 및 지질이다. 법랑질에는 0.05~0.3%, 상아질에는 약 18%의 단백질이 들어 있다. **법랑질**은 콜라겐이 거의 들어 있지 않으며, 단백질은 에나멜린(enamelin)이나 아멜로게닌(amelogenin)이다. 하지만 이 단백질은 석회화가 진행되고 법랑질이 완성되면 대부분 분해되어 소실된다. 한편 상아질의 단백질은 주로 콜라겐이며, 하이드록시아파타이트 등의 결정을 고정시키는 기능이 있다. 유기성분은 치아가 석회화되기 전 생성되어 칼슘을 침착(**석회화**)시키기 위한 모체가 되기 때문에 유기 기질(바탕질)이라고 한다.

(3) 치아 경조직의 수분

치아 경조직의 **수분**은 **아파타이트**와 결합하며, 상아질에서는 상아세관 속 조직액(상아질액 또는 치아림프)으로 존재하여 상아질의 대사, 물질투과 및 상아질 감각의 전달기전에도 관여한다.

3) 치아 경조직의 물리적 성질

(1) 치아 경조직의 경도 (그림 12-4)

치아의 경도는 법랑질, 상아질, 백악질 순이다. 또 **법랑질**은 **표층부**가 **가장 단단**하고, 안쪽으로 갈수록 경도가 낮아진다. 이것은 영구치, 유치, 미맹출치에서도 동일하다. 절연부나 교두부에서 치경부로 이행함에 따라 법랑질의 경도는 낮아진다.

상아질은 **경도**가 **거의 균일**하지만 법랑질-상아질 경계부에 인접한 상아질은 경도가 낮아 말랑한데 이 부위에는 유기질 함유량이 많은 **구간상아질**(interglobular dentin)이 존재하며, 상아세관이 여러 갈래로 갈라져 있기 때문이다. 법랑질과의 경계부에서 멀어지면 경도가 높아지지만 치수에 가까워지면 경도는 다시 낮아진다.

우식치의 상아질(연화상아질) 경도는 낮지만 우식치 병소 주위의 상아질 경도는 그 바깥쪽의 정상적인 상아질보다 높다.

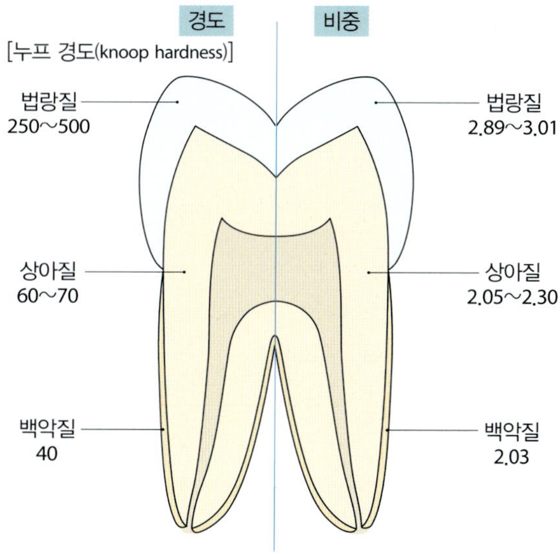

그림 12-4 **치아 경조직의 경도와 비중**

(2) 치아 경조직의 비중 (그림 12-4)

치아 경조직의 **비중**은 법랑질이 2.89~3.01, 상아질이 2.05~2.30, 백악질이 2.03이다. 비중은 무기성분 및 유기성분의 함유량에 좌우된다. 무기성분이 많고 유기성분이 적으면 비중이 커진다. 즉 석회화가 진행될수록 비중이 커지기 때문에 **법랑질**이 **최대**가 된다.

법랑질의 가장 바깥쪽 표층은 내부보다 비중이 크고, 절연부의 법랑질은 치경부보다 비중이 크며, 영구치 법랑질은 유치보다 비중이 크다. 치아의 비중은 나이가 들면서 석회화가 진행되기 때문에 증가하게 된다.

또 석회화의 정도가 클수록 방사선 투과성은 낮아진다. 즉 석회화가 가장 높고 치밀한 법랑질은 방사선의 불투과성이 두드러진다. 이 성질을 이용해서 방사선으로 치아 각 조직에 대한 석회화의 정도, 치아의 식립 상태, 우식의 이환 상태 등을 알 수 있다.

(3) 치아 경조직의 투과성

치아 경조직은 물질을 투과시키는 성질이 있다.

① **법랑질** : 충분히 석회화된 성숙한 법랑질을 투과할 수 있는 물질은 소형의 비전해질(요소 등) 및 1가의 양이온(Na^+ 등), 음이온(Cl^- 등)에 한정된다. 성숙한 법랑질에서는 유기구조의 공극(공간, air space)이 작고, 중성에서는 법랑질이 음전하 전기를 띠기 때문에 대형 분자(색소 등)는 투과되지 않고 2가 이상의 양이온(Ca^{2+}, Zn^{2+} 등)은 흡착되어 내부로 침투되지 않는다. 또한 음이온은 양이온이나 물에 비해 법랑질 투과가 어렵다. 법랑질은 반투과성 막으로

서의 성질이 있지만 유기성분을 제외하면 이온투과의 반투과성 성질은 소실된다. 그러므로 법랑질이 음의 전기를 띠는 원인은 유기성분에 들어있는 음이온의 작용에 의한 것이다. 유기성분이 많고 석회화가 낮은 법랑질에서는 색소도 잘 투과된다. 법랑질을 사이에 두고 전압을 가하면 이온도입법에 따라 불소 등을 법랑질로 침투시킬 수 있다.

② **상아질** : 상아세관 내의 조직액 속에 각종 이온이 확산되기 때문에 상아질의 투과성은 법랑질에 비해 훨씬 높다.

③ **백악질** : 무세포 백악질은 투과성이 매우 낮지만 유세포 백악질은 상아세관 및 치주인대의 양방향에서 백악세관의 돌기를 통해 투과된다.

(4) 치아 경조직의 용해성

① **pH의 영향** : 치아의 주요 성분인 **하이드록시아파타이트**에 **산**(H^+)을 추가하면 **용해**된다.

$$Ca_{10}(PO_4)_6(OH)_2 + 8H^+ \rightleftarrows 10Ca^{2+} + 6HPO_4^{2-} + 2H_2O$$

즉 8개 분자의 H^+(수소이온)이 하이드록시아파타이트 1분자를 완전히 용해시키기 때문에 H^+이 많을수록 치아를 잘 용해시키게 된다. 따라서 **pH가 낮을수록** 치아는 쉽게 **용해**된다(그림 12-5). pH가 동일하더라도 산의 종류에 따라 용해도는 다르다. 예를 들어 구연산은 인산이나 젖산보다 치질을 쉽게 용해시킨다.

또 치질은 중성 용액 속에서도 용해된다(중성 탈회). 이것은 산에 의해 용해되는 것이 아니라 킬레이트작용[Ca과 착염(complex salt)을 만드는 작용]에 의한 것으로 구연산이나 EDTA (ethylenediaminetetraacetic acid)에 의한 탈회는 중성 용액 안에서 발생한다. 한편 용매 속에 Ca(칼슘), P(인) 등이 공존하면 아파타이트의 용해성은 떨어지게 된다.

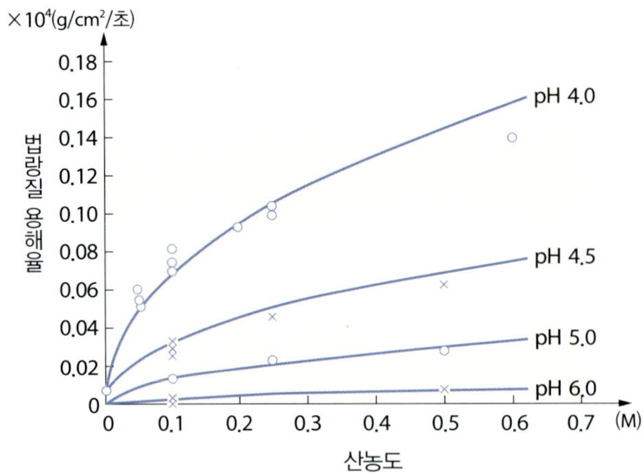

그림 12-5 pH가 다른 젖산완충액 속에서의 법랑질의 용해 속도

② **타액의 영향** : 치아는 구강 안에서 항상 타액에 노출되어 있으므로 타액의 성질 변화는 치질의 용해성에 영향을 미친다. 타액의 pH는 생리적으로 5.5~8.0 범위에서 변동되지만 타액이 산성이 되어도 치질은 생리적 조건 하에서 타액에 의해 용해되지 않는다. 이것은 타액에는 Ca, P이 들어 있고, 치질이 용해되는 pH는 Ca이나 P의 공존 하에서는 저하되기 때문이다. 또 하이드록시아파타이트 결정에 F(불소)나 CO_3(탄산염)이 흡수되면 F의 경우에는 내산성이 증가하고 CO_3은 내산성이 저하된다.

4) 치수

치수는 단단한 상아질로 둘러싸여 있으며, 결합조직을 중심으로 한 연조직으로 구성되어 있다. 혈관 및 신경은 치근단공(apical foramen of tooth)으로 들어가 갈라져 치수 주변부나 상아모세포(odontoblast) 부근에서 그물 모양으로 분포한다.

(1) 치수의 성분

치수의 유기성분은 단백질, 당질 및 지질이다. **단백질**의 대부분은 **콜라겐**이며, **당질**에는 **뮤코다당류**가 많다. 뮤코다당류는 칼슘이나 인산과 결합하기 쉽기 때문에 치수조직 안의 칼슘이나 인산의 농도는 비교적 높다.

(2) 치수의 기능

① **상아질의 형성** : 상아모세포가 콜라겐을 분비하고 석회화되는 과정에 의해 이차상아질을 형성한다.
② **상아질에 대한 영양공급** : 상아모세포와 그 돌기에서 조직액을 거쳐 상아질 대사를 일으킨다.
③ **치통의 발현** : 상아질이나 치수에 가해진 자극은 통각으로 나타난다.
④ **방어기능** : 자극이 가해지면 치수는 염증반응을 일으켜 치수를 방어한다. 또 상아모세포가 활성화되고 수복상아질이 형성되면서 자극을 차단한다.

치아가 맹출한 후에도 치근이 완성될 때까지 치아의 형성이 이루어진다. 또 치근이 완성된 후에도 서서히 상아질이 형성되기 때문에 치수강은 연령이 증가할수록 좁아진다.

(3) 치수의 순환

치근단공을 통해 가는 동맥이 치수 내부로 들어가 세분화되어 세정맥 그물을 형성하고, 다시 치근단공에서 정맥이 되어 나온다. **치수**의 **혈류 조절**은 주로 **교감신경**이 담당한다.

정맥은 치근단공 부근에서 가늘어지기 때문에 순환장애를 일으키기 쉽다. 또 **치수혈관**에는 평활근이 거의 없기 때문에 혈관수축이 어려워 혈류장애에 의한 염증이 일어나기 쉽고 **괴사**되기도 쉽다.

(4) 치수강 내압

치수는 단단한 상아질로 둘러싸여 있다. 따라서 혈관의 확장으로 **치수**의 **조직액**이 **증가**하면 치수강 내압은 보통의 5~10배로 상승하여 치수의 감각신경을 자극하기 때문에 극심한 **통증**이 발생한다.

2 치주조직의 기능

치주조직은 치아를 악골(jawbone) 내에 식립하고 유지시키는 데 필요한 조직으로, 백악질, 치주인대, 치은 및 치조골이 포함된다. 저작 중에 발생하는 치아의 작은 움직임(생리적 동요)은 치주인대 수용기에 수용되어 **교합력**이나 **턱 운동**을 조절한다. 이런 치아의 **생리적 동요**는 치주조직에 대한 적절한 자극이 되어 **치주조직**의 **건강**을 **유지**시키며 **발육**을 **촉진**한다.

1) 백악질(cementum)

(1) 백악질의 구조

백악질은 치근의 상아질을 감싸는 경조직으로 주요 성분은 **하이드록시아파타이트**이다. 치밀골(compact bone)과 유사하지만 혈관은 없다. **무세포 백악질**(치관 쪽)과 **유세포 백악질**(치근 쪽)로 이루어지며 치경부 부근에서는 20~50㎛로 얇고, 치근단부 부근에서는 150~200㎛로 두꺼운 구조를 이루고 있다.

(2) 백악질의 기능

백악질은 치주인대와 함께 치아를 악골에 식립시키는 기능을 한다. 즉 백악질이 형성될 때 치주인대섬유가 백악질의 기질 속에 매립되어 치아에 강하게 부착된다. 백악질은 치아의 형성기나 맹출기뿐만 아니라 치아가 맹출한 후에도 끊임없이 형성되어 항상 새로운 치주인대섬유가 치근과 결합한다. 치아의 이동으로 치근과 치조골 간의 간극이 늘어나면 백악질이 생성되어 간극을 적당하게 유지시킨다. 백악질은 영양분을 치주인대에서 받기 때문에 치수가 없어도 백악질의 기능은 장애를 받지 않는다.

2) 치주인대(periodontal ligament)

(1) 치주인대의 구조

치주인대는 백악질과 치조골 내벽 사이에 끼어 있는 두께 100~300㎛의 **섬유성 결합조직**이며, 그 주체가 되는 **콜라겐섬유**를 **치주인대섬유**라고 한다(그림 12-6). 치주인대의 혈관은 치수로 들어가기 전에 분지된 혈관과 치조골이나 치은에서 오는 혈관으로 이루어진다. 신경은 치근단공, 치조와벽, 치은의 세 방향에서 치주인대로 들어간다. 치주인대는 저작력이 강하게 가해지는 치아에서는 두껍고(250~350㎛), 미맹출치나 대합치가 없는 치아에서는 얇다(60~100㎛). 또 치주인대의 두께는 치조연에서 가장 두껍고, 그 다음이 치근단부이며, 치근의 중앙부가 가장 얇다.

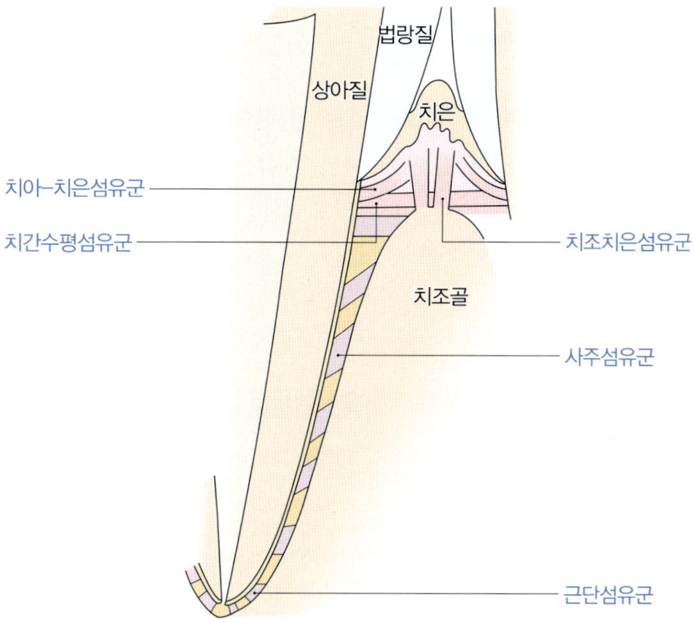

그림 12-6 **치주인대섬유의 주행**

(2) 치주인대의 기능

① **치아의 식립작용 및 완압작용** : 치주인대섬유에 의해 치아는 치조와 안에서 움직일 수 있는 상태로 식립된다. 즉 섬유의 한쪽 끝은 백악질 안에, 다른 쪽 끝은 치조골 안에 각각 매립되어[샤피섬유(Sharpey's fibers)] 치아의 식립을 중개하는 역할을 한다. 치주인대섬유는 모든 방향의 외부 압력에 저항할 수 있도록 기능적으로 배열되어 있다.

교합력은 치주인대섬유만으로 압력이 완화되는 것은 아니다. **치주인대공간**에는 치주인대섬유 외에 **혈관**(혈액), **조직액**, **세포** 등이 존재하고 있어 이들의 압축성에 의해서도 **완압작용**이 작용한다.

② **치아의 감각발현** : 매우 예민한 치주인대의 감각(치아의 촉각, 압각, 통각 및 고유감각)이 있다.

③ **다른 치주조직으로의 영양공급** : 치주인대의 혈관은 치조와벽의 일부나 백악질의 영양공급원이 되고 있다.

④ **치아의 동요** : 치근과 치조와 내벽 사이에는 치주인대가 위치하고 있기 때문에 치아는 외부 압력에 의해 조금 동요하다 천천히 원위치로 돌아간다. 건강한 치아에서 보이는 치아동요를 **생리적 동요**라고 한다. 저작 시 치아는 생리적 동요에 따라 저작압을 완화시킨다. 치아의 동요는 치아의 **수평동요**(주로 순설방향 또는 협설방향)와 **수직동요**로 구별된다.

상악중절치(upper central incisor)의 생리적 수평동요도는 표 12-2와 같다.

상악중절치의 치관에 순설방향으로 힘을 가했을 때 힘의 강도와 치아동요도와의 관계를 실험한 결과(그림 12-7) 100g까지는 가해진 힘에 의해 치주인대가 늘어나고, 힘의 크기에 비례해서 치아동요도는 직선으로 증가하여 약 0.1mm 이동했다(초기 동요). 그러나 치주인대가 흡수되었거나 이식치아처럼 치주인대가 결여되어 있는 치아에서는 초기 동요가 나타나지 않았다. 100~1,500g의 힘에 의한 치아의 동요는 치주인대 및 치조골의 탄성 변형에 기초한다(중간기 동요). 그러나 동요의 증가도는 초기 동요에 비해 작다. 또 1,500g 이상의 힘을 가해도 치아동요는 나타나지 않고(종말기 동요) 통증이 발생한다. 이것은 치조골이 변형되지 않는 한 치아가 움직이지 않기 때문이다. 건강한 치아의 수직동요도는 수평동요도의 1/10이다. 나이가 들면서 치아의 생리적 동요 범위는 작아지는데 이것은 저작력의 저하로 치주인대가 위축되기 때문이다.

표 12-2 **최대 압력을 가했을 때 상악중절치의 생리적 수평동요도**

연령	변동범위(mm)
7~10	0.3~0.5
11~14	0.25~0.4
15~20	0.2~0.3
21~30	0.1~0.25
31~50	0.1~0.3

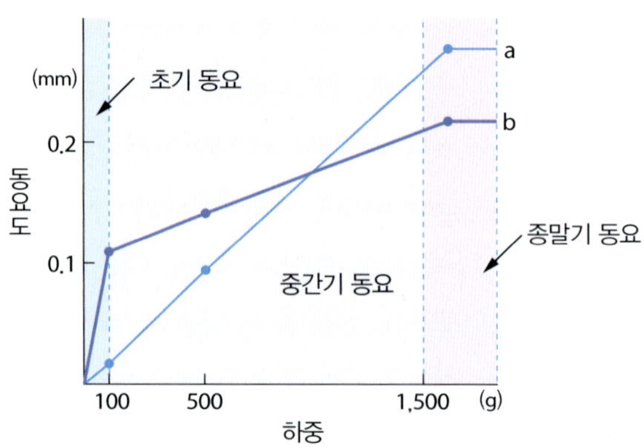

그림 12-7 **치아 동요도(상악중절치 끝부분에서 설측 방향으로의 동요거리)**

a : 재이식한 절치(치주인대가 없기 때문에 초기동요 없음) b : 정상적인 절치

3) 치은(gingiva) (그림 12-8)

(1) 치은의 구조

치은은 치경부 및 치조돌기의 일부를 덮는 구강점막이다. 치은은 **유리치은**(free gingiva)과 **부착치은**(attached gingiva)으로 나뉘며 부착치은은 점막치은의 경계 부위에서 치조점막이 된다. 치간의 간극을 채우는 치은을 **치간유두**(interdental papilla)라고 하며, 유리치은의 일부분이다.

치은은 저작과정에서 음식물에 의한 압박이나 마찰을 받는다. 따라서 상피는 각화되고, 혈관이 풍부한 점막하조직은 없으며, 점막고유층은 골막과 단단하게 결합되어 움직이기 어렵다. 또한 다른 구강점막에 비해 혈관이 적어서 순환장애가 일어나기 쉽다. 치면과 치은 사이에 있는 간극을 **치은열구**(gingival sulcus)라고 하는데 치은열구의 깊이는 정상의 경우 2mm 이하이다. 건강한 치은열구에는 **치은열구삼출액**(치은열구액)이 있어 치은열구 내의 세정에 도움을 준다.

(2) 치은의 기능

① 치주인대, 백악질, 치조골을 보호한다.
② 저작 시 음식물에 의한 마찰자극을 완화시킨다.
③ 치간 내로 음식물이 끼는 것을 방지한다.

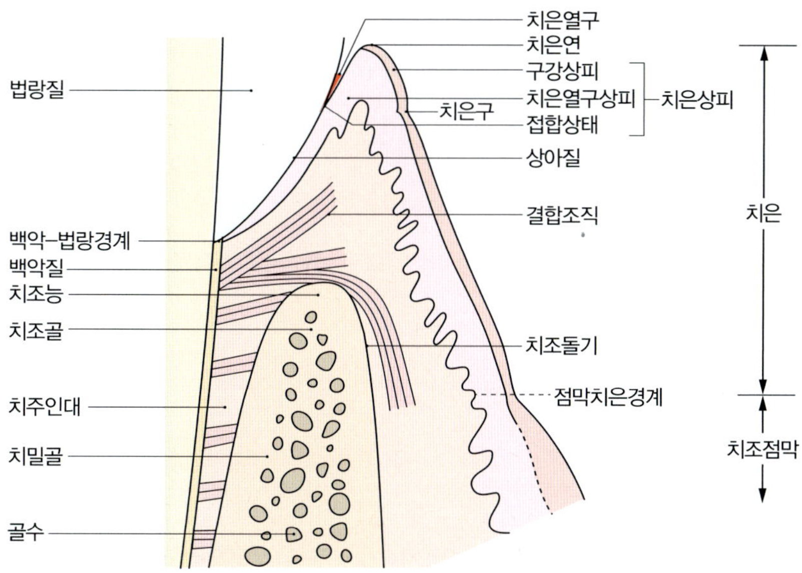

그림 12-8 치은과 그 주변조직

4) 치조골(alveolar bone)

(1) 치조골의 구조

악골에서 치아가 식립되어 있는 부분을 **치조골**이라고 한다. 치조와의 외벽과 내벽은 **치밀골**(compact bone)이며, 치조골 내부는 **해면골**(spongy bone)이다. 치밀골에는 작은 구멍이 많이 있으며 이 구멍으로 혈관, 신경 및 림프관 등이 주행한다.

(2) 치조골의 기능

치조골은 치주인대섬유의 끝부분을 치조골 내로 매몰시켜 **치아**를 **식립**하고 **유지**하는 기능을 한다. 치조골에 대한 적절한 자극은 **치조골**의 **발육**을 **촉진**한다. 치조골은 다른 지지조직과 함께 치아에 가해지는 외부 압력에 대해 **골대사**에 의한 **뼈**의 **개조현상**을 일으켜 치아를 정상적으로 유지하는 기능을 한다. 하지만 과도한 자극 또는 발치 등으로 인해 치조골에 자극이 가해지지 않으면 **치조골**은 **흡수**된다. 치조골의 흡수가 진행되면 치조정(alveolar ridge)의 위치가 상악에서는 안쪽으로, 하악에서는 바깥쪽으로 이동한다(그림 12-9).

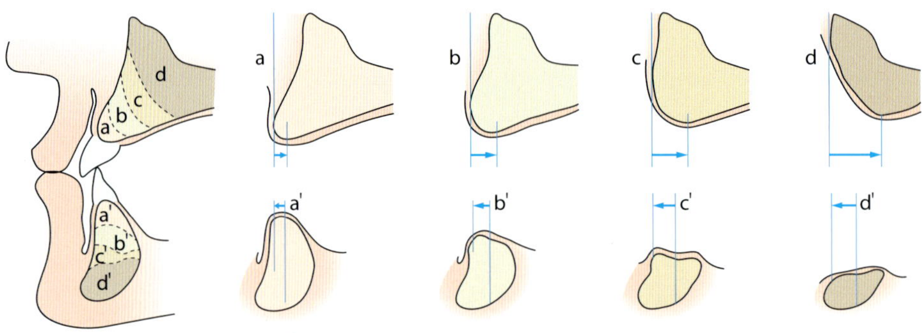

그림 12-9 **치아 상실에 따른 치조골 흡수의 지속적 변화**

5) 구강점막(oral mucosa)

(1) 구강점막의 구조

구강 표면을 둘러싸는 구강점막은 **저작점막**(치은, 경구개), **피복점막**(구순, 볼, 구강저, 연구개), **특수점막**(설배, 미각유두)으로 구분된다. 저작점막에는 점막하조직이 거의 없으며, 점막고유층이 직접 뼈와 결합되어 있기 때문에 가동성이 없다. 또 저작점막은 각화되어 있어 음식물 저작에 의한 기계자극을 받는 데 적합하다. 그러나 피복점막은 각화되어 있지 않고 아래층에는 점막하조직 및 근조직이 있기 때문에 가동성이 있다.

(2) 구강점막의 기능

구강점막에는 **표면감각**으로서의 기능 외에 **미각의 변화작용**이나 **물질의 흡수작용**, 높은 **수분투과성** 등의 기능이 있다. 구강점막에서 약물을 흡수시킬 때 약물을 구강저(oral floor)에 두는 것은 이 부위가 얇고 흡수가 빠르기 때문이다.

Tip

치아형성에 대한 호르몬의 작용

치아의 무기질 성분인 칼슘과 인은 호르몬에 의해 조절되고 치아의 석회화는 칼시토닌, 파로틴에 의해 촉진되며, 특히 갑상선호르몬은 치아 발육에 필수적인 호르몬이다.
선천성 갑상선기능저하증인 경우에는 맹출지연과 치아발육지연이 나타나며, 거대혀에 의한 혀돌출 및 개방교합이 나타난다.
갑상선기능항진증인 경우에는 유치의 조기탈락 및 영구치의 조기맹출, 치주인대강 확장 및 골다공증 등이 나타난다.
부갑상선기능저하증인 경우에는 치아형성, 특히 석회화에 장애가 나타나 법랑질저형성 및 상아질형성장애, 맹출지연, 치아형태 이상, 특히 치근단소, 치아결손 등이 나타난다.

치아와 비타민결핍증

치아에 대한 비타민의 영향 중에서 가장 중요한 것은 비타민 C로, 섬유모세포, 골모세포 및 상아모세포 작용에 중요한 역할을 한다.
비타민 C 결핍 시 출혈성 경향이 많아져 상처치유가 지연되고, 치은이 비대해지면서 궤양이 생겨 감염의 원인이 된다. 또 치주질환에 이환되기 쉽고 치주수술 등의 외과적 수술 시 상처 주변 혈관생성의 부진으로 상처치유가 지연된다.
비타민 B 결핍 시에는 치은염, 설염, 구순구각염 및 구강점막에 대한 전반적인 염증이 나타난다.
비타민 D 결핍 시에는 법랑질, 상아질의 형성부전, 치아맹출 지연이 나타난다. 또한 치아가 교모되기 쉬우며 치수감염이 발생하기 쉽고 치아우식에 이환되기 쉽다.

• • • 핵심포인트 • • •

◈ 치아는 물리적인 소화기관인 동시에 구강에서의 화학적 소화작용을 원활하게 하고 또한 발음기관으로 기능하며 얼굴의 조화를 유지시키는 심미적인 역할도 한다.

◈ 치아는 법랑질, 상아질, 백악질의 경조직과 치수조직으로 구성되어 있으며, 경조직은 칼슘(Ca), 인(P), 탄산염(CO_3) 등의 무기성분과 단백질, 구연산, 지질 등의 유기성분 및 수분으로 이루어져 있다.

◈ 치아의 경도(hardness)는 법랑질 > 상아질 > 백악질의 순이며, 치아의 비중은 법랑질이 가장 크다.

◈ 치수는 결합조직이 중심이 된 연조직으로 구성되며, 기능으로는 이차상아질의 형성, 상아질에 대한 영양공급, 치통의 발현, 방어 기능 등이 있다.

◈ 백악질은 치근의 상아질을 덮고 있는 조직으로 치주인대와 함께 치아를 악골에 고정시키는 기능을 한다.

◈ 치주인대는 백악질과 치조골 사이에 있는 섬유성 결합조직으로 주체가 되는 콜라겐섬유를 치주인대섬유라고 하며, 이 섬유에 의해 치아가 치조와 안으로 가동적으로 식립된다.

◈ 치주인대의 작용에는 치아의 식립작용, 치아의 완압작용, 치아의 감각발현, 다른 치주조직으로의 영양공급, 치아동요 등이 있다.

◈ 치은은 치경부 및 치조돌기의 일부를 덮는 구강점막으로 유리치은과 부착치은으로 나뉜다.

◈ 치은은 치주인대, 백악질, 치조골을 보호하고, 저작 시 마찰자극으로부터 치아를 보호하며, 치간 내로 음식물이 끼는 것을 방지하는 역할을 한다.

◈ 치조골은 악골에서 치아가 식립되어 있는 부분을 말하며, 치주인대섬유의 끝부분을 치조골 내로 매몰시켜 치아를 식립하고 유지하는 기능을 한다.

◈ 구강점막은 저작점막(치은, 경구개), 피복점막(구순, 볼, 구강저, 연구개), 특수점막(설배, 미각유두)으로 구분된다.

◈ 구강점막은 표면감각으로서의 기능 외에 미각의 변화작용이나 물질의 흡수작용, 높은 수분투과성 등의 기능이 있다.

Review Test

01. 2차 상아질을 형성하며, 자극이 가해지면 염증반응을 일으켜 방어하는 조직은?

① 치수 ② 상아질 ③ 법랑질
④ 치조골 ⑤ 치주인대

02. 치주인대의 기능이 아닌 것은?

① 영양 공급
② 식립작용
③ 상아질 형성
④ 생리적 동요에 따른 저작압 완화
⑤ 치아의 촉각, 압각, 통각 및 고유감각 인지

03. 치아의 법랑질과 상아질을 구성하는 무기물 중 가장 많은 성분은?

① 인(P) ② 칼슘(Ca) ③ 칼륨(K)
④ 나트륨(Na) ⑤ 마그네슘(Mg)

04. 상아질의 유기물질 중 가장 많은 성분은?

① 교원섬유 ② 아멜로제닌 ③ 에나멜린
④ 아멜로블라스틴 ⑤ 지질

05. 치아의 물리 화학적 성질에 대한 설명으로 옳은 것은 ?

① 법랑질 파손 시 수복법랑질이 형성될 수 있다.

② 성숙한 상아질에서 무기질은 96%를 차지한다.

③ 치아의 석회화 및 경도는 소아에 비해 성인이 더 우수하다.

④ 백악질은 뼈와 구조가 유사하며 신경과 혈관이 분포되어 있다.

⑤ 차아의 무기질은 대부분 탄산염이며 나트륨, 철, 염소도 포함된다.

06. 치아 경조직에 설명으로 옳은 것은?

① Na이 가장 많이 함유되어 있다.

② 칼슘과 인은 치아 경조직을 이루고 있는 유기성분이다.

③ 치아 경조직의 유기성분으로 교원섬유가 가장 많이 차지한다.

④ 불소의 함유량은 법랑질 내층에 가장 많고 표층으로 갈수록 적어진다.

⑤ 불소는 하이드록시아파타이트의 수산기와 치환되어 플루오르아파타이트를 형성한다.

07 . 치아 경조직의 물리적 성질에 대한 설명으로 옳은 것은?

① 우식치아의 상아질 경도는 높다.

② 치아 경조직의 비중은 나이가 들면서 감소한다.

③ 치아 경조직의 경도는 상아질, 법랑질, 백악질 순이다.

④ 치아 경조직의 비중은 법랑질, 상아질, 백악질 순이다.

⑤ 석회화의 정도가 클수록 방사선 투과성은 높아진다.

08. 하이드록시아파타이트를 용해시키는 성분은?

① 칼슘(Ca) ② 인(P) ③ 나트륨(Na)
④ 산(H) ⑤ 마그네슘(Mg)

09. 치수에 대한 설명으로 옳지 않은 것은?

① 염증 발생 시 치수 내압이 크게 상승한다.
② 치수의 혈류조절은 교감신경이 담당한다.
③ 혈류장애에 의한 염증이 일어나기 쉽고 괴사되기도 쉽다.
④ 자극이 가해지면 염증반응을 일으킬 수 없기 때문에 괴사된다.
⑤ 치근이 완성된 후에 치수강은 연령이 증가할수록 좁아진다.

10. 비중이 가장 큰 치아조직의 유기질 성분 중 90% 정도를 차지하는 것은 ?

① 아멜로제닌 ② 에나멜린 ③ 교원섬유
④ 다당류 ⑤ 지질

정답 01. ① 02. ③ 03. ② 04. ① 05. ③ 06. ⑤ 07. ④ 08. ④ 09. ④ 10. ①

Chapter

13 구강영역의 감각

학습목표

1. 구강영역의 감각에 대한 용어를 설명할 수 있다.
2. 구강영역 감각수용기의 종류와 기능을 설명할 수 있다.
3. 치아의 감각에 대해 설명할 수 있다.
4. 구강점막의 감각에 대해 설명할 수 있다.
5. 미각의 종류에 대하여 설명할 수 있다.
6. 미뢰의 분포영역을 설명할 수 있다.
7. 맛과 관련된 화학구조를 설명할 수 있다.
8. 미맹에 대하여 설명할 수 있다.
9. 미각역치에 대하여 설명할 수 있다.
10. 미각장애의 원인을 설명할 수 있다.
11. 미각 전도로에 대하여 설명할 수 있다.
12. 후각수용기와 구조를 설명할 수 있다.
13. 후각역치와 순응에 대하여 설명할 수 있다.

〈핵심용어〉

표면감각 / 심부감각 / 특수감각 / 통각 / 표면통각 / 유체역학이론 / 자유신경종말 / 키닌 / 염증물질 / C섬유 / P물질 / 온도자극 / 전기자극 / 연관통 / 루피니소체 / 크라우제소체 / 촉각 / 촉각역치 / 위치감각 / 감각수용기 / 두점식별역치 / 무통영역 / 설유두 / 유곽유두 / 심상유두 / 사상유두 / 저작근 / 고유감각 / 근방추 / 건방추 / 미각 / 미뢰 / 맛물질 / 검지역치 / 인지역치 / 미공 / 미각의 순응 / 미맹 / 미각이상 / 미각변화물질 / 미라쿨린

Chapter 13

구강영역의 감각

섭취한 음식물의 성질은 구강감각에 의해 인지된다. 구강감각은 구강점막, 치아, 악관절, 저작근근막, 악골골막, 설근에 있는 수용기가 자극을 받고 말초신경이 흥분함으로써 전달되는데, 중추신경계의 상행성 전도로를 통과해 대뇌피질에 있는 감각중추에 도달해서 감각이 인지된다. 구강 각 부위의 점막에 다양한 자극을 가하면 피부감각과 마찬가지로 **감각점**을 찾을 수 있으며 **통각**, **촉각**, **압각**, **온도각**을 일으킨다.

여기에서는 구강감각의 종류, 감각수용기, 상행성 전도로, 감각중추 및 구강감각의 특성, 특히 치아의 통각수용기전에 대해 살펴보기로 한다.

1 구강감각

1) 구강감각의 종류

구강은 저작, 연하 및 발음 등 다목적 기능을 갖춘 기관이다. 구강점막이나 혀에서는 **표면감각**(피부감각)이나 **미각**이 발달되어 있어 섭취한 음식물의 성질을 판별한다. 또 구강 안에 침입한 **이물질**을 **검출**함과 동시에 **타액 분비** 등을 **조절**한다. 구순이나 구강점막 등에서 나타나는 감각수용기전은 피부의 체성감각 수용기전과 유사한 점이 많다. 그러나 치수처럼 통각만 존재하는 부위도 있다.

> **Tip**
>
> **피부감각의 종류와 수용체**
>
> - 촉각/압각 – 마이스너(Meissner) 소체, 파치니(Pacini) 소체
> - 온각 – 루피니(Ruffini) 소체
> - 냉각 – 크라우제(Krause) 소체
> - 통각 – 자유신경종말

① **표면감각**(피부감각)

구순, 볼, 혀, 경구개, 연구개, 치은 및 구강저점막에 있는 감각이다. **촉각**, **압각**, **온각**, **냉각**, **통각**을 느낄 수 있다.

② **심부감각**

치아(치주인대 및 치수), 악관절, 저작근, 안면표정근, 설근, 악골골막에 있는 감각이다. **근육**, **힘줄** 및 **관절** 등에서 유래되는 **감각** 또는 **위치감각**이다.

③ **특수감각**

주로 **설배**(dorsum of tongue)**점막**에 있는 감각으로 **맛**을 느낀다.

2) 구강감각의 기능

구강감각은 **음식물**의 **성질**을 판별하고, **유해물질**을 **배제**하며, **생체방어**와 **타액분비**의 **반사적 조절**, **저작** · **연하** · **발음 조절** 등의 기능이 있다.

2 치아의 감각

치아의 감각은 **상아질**과 **치수**에만 존재한다. **법랑질 표면**에 **자극**을 가하면 **촉각**이나 **압각**이 발생하는데 이것은 법랑질의 감각이 아닌 치주인대의 감각수용기가 자극을 받았기 때문이다.

1) 상아질의 감각

(1) 통각

법랑질이 노출되고 **상아질**이 **드러나면 통각**이 발생하는데 기계적 자극, 화학적 자극, 온도자극이 통각으로 나타난다.

(2) 감각수용기

상아질의 감각수용기는 **통각수용기**, 즉 **자유신경종말**뿐이다.

(3) 상아질 통증의 특징

상아질에서는 임상적으로 다음과 같은 현상이 나타난다.

① 상아질의 통증은 **법랑질**과 **상아질**의 **경계부**에서 **가장 강하게** 나타나고, 상아질 내부로 들어가면 감소되다가 치수에 근접하면 다시 통증이 강해진다.

② 상아질의 와동저에 국소마취제를 도포해도 절삭할 때의 통증은 경감되지 않는다. 또 와동저에 통증유발물질을 투여해도 치통은 발생하지 않는다.

③ **치수각** 부위는 다른 부분에 비해 **통각**이 **현저**하다.

(4) 상아질 통각의 발현기전

상아질 통각의 발현은 **상아질**의 **신경지배**로 설명할 수 있다. 치근단공(apical foramen of tooth)에서 혈관과 함께 들어간 신경섬유(Aδ섬유, C섬유)는 치관부에 가까운 치수 안에서 수초(myelin)를 상실한다(무수신경섬유). 이 무수신경섬유의 신경종말은 자유신경종말이다(통각수용체). 이들 섬유에는 ①상아세관(dentinal tubule) 내에서 상아모세포돌기를 따라 주행하는 것, ②상아모세포의 세포체 표면에 분포하는 것, ③상아전질(predentin) 내에서 끝나 상아모세포돌기에서 엉겨붙는 것, 그리고 ④상아전질 내에서 가로로 주행하는 것 등이 있다(그림 13-1).

모든 상아세관이 신경의 지배를 받는 것은 아니며 신경섬유가 진입하지 않는 상아세관도 있다. 신경의 지배를 받는 **상아세관의 비율**은 **치수 끝부분**에 **가장 많고**, **치근부**에는 **매우 적다**. 또한 상아세관의 전층을 관통하는 신경섬유는 없다.

Tip

표면통각과 신경섬유

표면통각은 그 전달에 관여하고 있는 신경섬유에 따라 2가지로 분류된다.

1) **Aδ**(에이델타)**섬유**

국소부위에 명확한 통증이 전달된다. 예리한 통증, 1차 통증, 빠른 통증과 관련이 있다.

2) **C섬유**

국소부위에 불명확한 통증이 전달된다. 둔한 통증, 2차 통증, 느린 통증과 관련이 있다.

(5) 유체역학이론(hydrodynamic theory)

앞의 설명에 의하면, 상아질에서 통증의 전도는 신경계 이외의 기전으로 이루어질 가능성이 매우 크다. 현재 상아질에서의 자극수용기전은 **유체역학이론**으로 설명된다.

상아세관은 조직액으로 채워져 있지만 이 세관 내 조직액은 법랑질이나 상아질로부터 자극을 받으면 이동하게 된다. 세관 내 조직액의 이동은 상아세관 내에 분포하는 신경종말, 상아모세포 표면에 분포하는 신경종말 또는 상아전질 내에 분포하는 신경종말을 물리적으로 자극한다(그림 13-1). 조직액의 이동에 따른 물리적 자극이 치수신경을 흥분시키기 때문에 조직액의 이동 방향이 치수 쪽에서 법랑질 쪽으로 향하거나 그 반대의 경우에도 신경종말은 같은 자극을 받는다.

즉, **자극의 종류**와 **상관없이 동일한 감각**(**치통**)이 유발되는 것이다. 특히 법랑질과 상아질의 경계부가 통증에 민감한 것은 치아의 절삭이 이 부위에 도달하면 상아세관이 갑자기 노출되어 조직액이 흘러나와 통증을 유발하기 때문으로 알려져 있다.

열자극이나 한랭자극, 기류에 의한 증발, 탐침에 의한 기계자극이나 흡수에 의한 탈수 등 각종 자극에 의해 상아세관의 조직액이 치수 쪽이나 치수와 반대쪽으로 이동한다(그림 13-2). 조직액의 빠른 이동으로 신경종말이 자극을 받고 그 결과 치통이 나타나게 된다. 상아질 지각과민에 의한 통증은 짧게 나타나는 것이 일반적이지만 때로는 오랫동안 지속되는 경우도 있다.

치료 방법은 노출된 상아세관을 치수 흥분을 저하시키는 물질로 막아 상아세관을 통한 체액의 이동을 차단시키는 것이다.

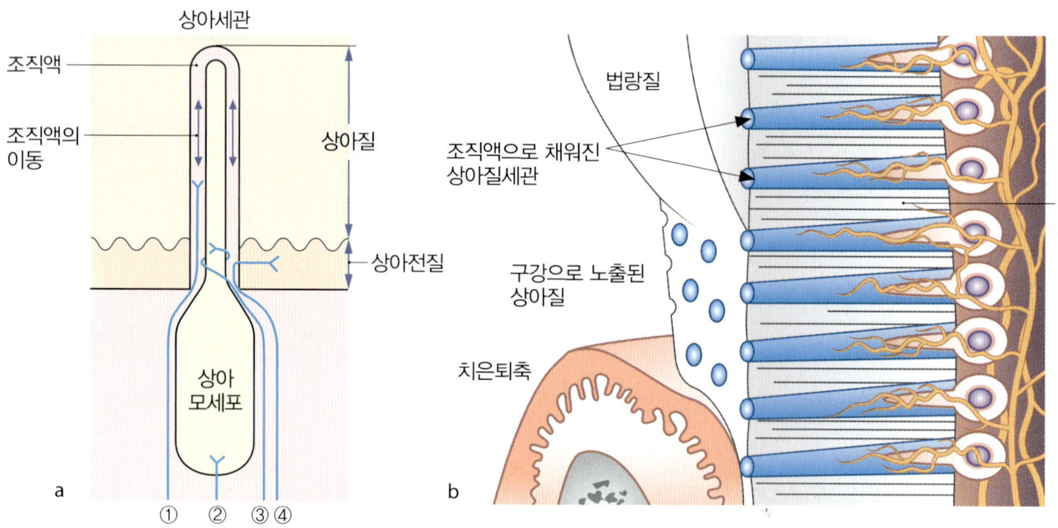

그림 13-1 치수에서 상아질로의 신경주행과 상아세관 내의 조직액 이동

a : 주행이 다른 4종류의 치수신경 b : 상아질 지각과민증

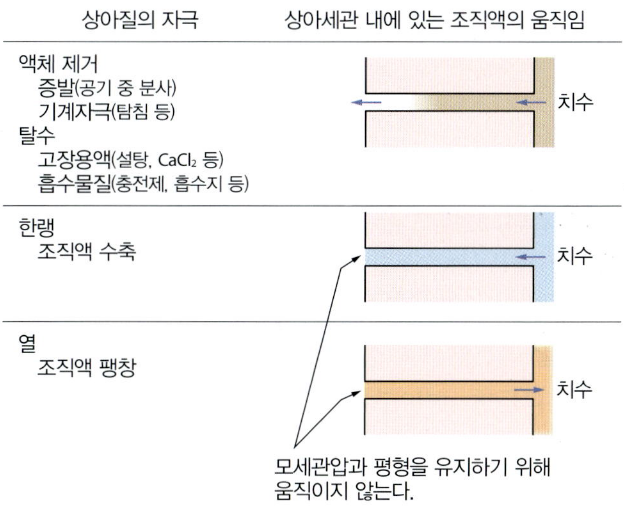

그림 13-2 상아질에 대한 다양한 자극으로 인한 상아세관 내의 조직액 이동

〈유체역학이론〉 상아세관 내에 있는 조직액의 움직임으로 상아세관에 분포하는 자유신경종말을 물리적으로 자극해서 치통을 일으킨다는 가설

2) 치수의 감각

(1) 통각

치수의 감각수용기도 모두 **자유신경종말**이며, 자극의 종류와 상관없이 **통각**이 발생한다. 치수에 염증이 발생하면 치수강 내에 키닌(kinin) 등의 다양한 염증물질이 분비된다. 이들 물질은 자유신경종말에 작용하여 신경섬유를 흥분시킨다. 치수의 통증 분포는 명확하지 않다. 또 치수에는 자율신경도 포함되어 있다.

(2) 염증물질

치수염에서 중심 역할을 하는 것은 **무수신경섬유**인 **C섬유**이다. 이 신경섬유에서 발생한 흥분은 중추신경계에 전달되어 통증을 유발한다. C섬유의 흥분은 자유신경종말 스스로가 P물질 등의 펩티드를 분비하여 염증을 확대시킨다. P물질은 염증유발성을 가짐과 동시에 비만세포를 자극해서 히스타민을 분비하고 혈관평활근에 작용해서 투과성을 항진시킨다. 이처럼 한번 염증이 일어나면 말초에서의 악순환이 발생해서 염증을 확대시킴으로써 통증이 증가하게 된다.

Tip

C섬유

신경섬유는 자극의 전달속도에 따라 A섬유, B섬유, C섬유로 분류하는데 A섬유는 유수신경섬유로 가장 굵고 전달속도가 빠르며, B섬유도 유수신경섬유로 C섬유보다 굵고 전달속도가 빠르다. C섬유는 무수신경섬유이고 가늘며 전달속도가 느리다. C섬유는 감각신경 및 자율신경의 신경절이후 섬유를 구성한다.

P물질

신경펩티드의 하나로 중추신경계 및 혈관에 널리 분포되어 있는 통각의 전달물질이다.

Tip

- **비만세포** : 세포체 내 호염기성의 많은 과립을 가진 세포이다. 피부 · 장막 · 혈관 주위 · 점막 주변에 널리 분포하고 있으며, 히스타민 등 알레르기를 일으키는 물질을 생산한다.
- **히스타민** : 외부자극(스트레스, stress)에 대하여 신체가 빠른 방어 행위를 하기 위하여 분비하는 유기 물질 중의 하나이다. 즉 상처가 난 곳이 붉게 부어오르며 통증을 느끼게되는 염증반응(inflammation)이 일어나게 하는 물질이다. 히스타민은 호염구, 비만세포 등에서 분비한다.

(3) 염증과 임상

일반적으로 염증이 일어나면 피부의 경우 발적, 종창, 발열 등의 증상이 나타나는데 치수에서도 같은 현상이 나타난다. 하지만 치수와 같은 폐쇄공간에서는 혈관의 투과성이 증가하면 **치수강 내**의 **압력**이 **상승**한다. 치수신경은 기계자극으로 흥분하는 신경종말을 다수 포함하고 있고 이들은 치수강의 압력이 상승하면 흥분한다. 이때 치수를 노출시키면 치수강 내 압력이 저하되기 때문에 치수통은 경감한다.

(4) 치수신경의 유효자극

정상 치아의 치수신경에 대한 유효자극에는 **온도자극**과 **전기자극**이 있다.

뜨겁거나 찬 음식을 섭취하면 치아의 표면온도가 변화하여 법랑질에 전도되어 상아질의 온도를 변화시킨다. 이때 상아질세관 내 간질액과 세관 주위 상아질의 열팽창계수에 차이가 생겨 온각인 경우에는 세관내 간질액이 팽창하여 치수 쪽으로 움직이고, 냉각인 경우에는 반대로 상아질세관쪽으로 움직이게 된다. 이러한 상아질세관 내 간질액의 흐름방향이 바뀌면서 통증이 유도될 수 있다.

전기자극은 **전기치수진단**(electric pulpal test, EPT) 방법에 의해 자극받은 치수를 구별할 수 있다. 치관에 접촉시킨 전극으로부터 전기 자극을 주기 시작하여 서서히 자극을 증대시키면서 통증을 느끼는 최소의 자극치(**역치**)를 구해서 정상 치아의 자극 치아와 비교하여 그 치아의 치수 상태를 추정하는 방법이다.

3) 치아 관련 통증

(1) 연관통(referred pain)

치아 질환에서 원발소인 치아에 통증이 나타나지 않고 원인 치아와는 **전혀 다른 부위**인 두부나 안면 피부에 **통증**이 **발생**하는 경우가 있다. 반대로 안면 등 치아 이외의 부위에 질환이 존재할 때 그 부위에는 통증이 없고 치아에 통증이 발생하는 경우도 있는데 이것을 연관통이라고 한다.

(2) 연관통의 발생기전 (그림 13-3)

치아를 발생지로 해서 안면 피부에 연관통이 일어나는 기전은 **폭주투사설**(convergence-projection theory)로 설명된다. 즉, 치아 특히 치수로부터의 통각의 전도로와 안면, 두부 피부에서의 통각 전도로가 연수, 시상 및 대뇌피질에서의 감각전도로 중 어느 부위에서 동일한 신경세포로 연결되어 있기 때문이라고 알려져 있는데 이것을 폭주투사설이라고 한다.

통각 전도로가 동일한 신경세포에 치수에서 오는 구심성 섬유와 안면 피부에서 오는 구심성 섬유가 수렴되어 각각 신경세포를 흥분시킨다. 치아에 이상이 없을 경우 신경세포는 오로지 피부가 보내는 자극에 의해 흥분된다.

그러나 치아에 이상이 생기고 거기에서 통증의 원인이 되는 자극이 보내져서 신경세포가 흥분하게 되면 뇌는 신경세포에 자극을 보내는 피부에 통증이 있다고 판단한다.

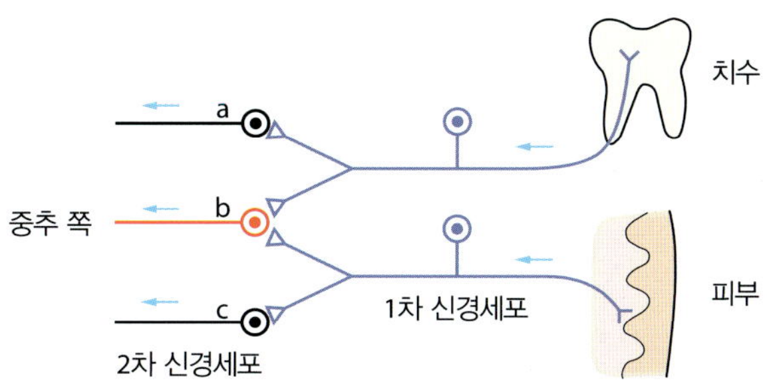

그림 13-3 연관통의 발생기전(폭주투사설)

2차 신경세포 a는 치수의 정보를, c는 피부의 정보를 전달하지만, b는 치수 및 피부 양쪽 정보를 전달하는 경로가 된다.

연관통에 대해 고려하지 않고 치아만 처치하면 통증이 전혀 경감되지 않고 극단적인 경우 건강한 치아를 발거해버리는 경우가 생긴다. 치과치료에서는 특히 주의할 필요가 있다. 치아를 원발소로 하여 연관통이 생기는 부위와 원발소인 치아와의 관계는 그림 13-4와 같다.

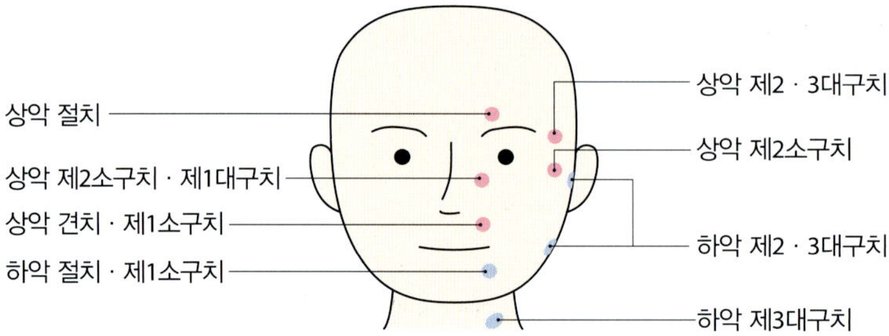

그림 13-4 **치아를 원인으로 하는 연관통의 발생부위**

연관통은 정중앙을 넘어 원인 치아의 반대쪽에서 발생하는 일은 없다. 보통 같은 쪽에서 발생한다.

4) 치주인대의 감각

치주인대는 치아의 **촉각**, **압각**, **통각** 및 **위치감각**, **고유감각**을 나타낸다. 치아의 촉각, 압각은 저작 중인 음식물의 크기, 음식물의 단단한 정도 등의 성질이나 위치를 파악해서 치아의 접촉상태를 느낀다. 고유수용기는 특별한 감각을 나타내지 않지만 치아의 접촉상태나 치아의 움직임을 파악해서 교합력, 턱의 움직임을 반사적으로 조절한다. 통각은 고유감각과 주로 반사적으로 교합력을 조절하여 치아나 치주인대를 외부자극으로부터 방어한다. 치주인대의 통증 분포는 명확하게 나타난다.

(1) 치주인대의 수용기

수용기는 단근치(single rooted teeth), 복근치(double rooted teeth) 모두 치주인대 중간 부분에 많고, **복잡성 종말**이 다수를 차지한다. 그러나 **치경부**의 **치주인대**에는 수용기의 수가 적고, **단순성 종말**이다. 근단부에서는 종말이 보이지 않는다. **수용기**로는 **루피니소체**(Ruffini's corpuscle), **크라우제 소체**(Krause corpuscle) 및 **자유신경종말**이 있다.

또 각 치아 치주인대에서의 감각수용기 밀도는 전치, 소구치 및 대구치의 순서로 낮아진다.

(2) 압력 자극의 반응

치주인대를 지배하는 치조신경에서 단일 감각 단위를 분리하고 치아에 압력 자극을 가하면 **느린 순응성**과 **빠른 순응성**의 반응이 나타난다. 한 개 치아의 치주인대를 지배하는 감각 단위뿐만 아니라 2~3개 치아를 지배하는 감각 단위도 있다. 단일 감각 단위는 특정 방향(감각 단위의 최적 방향)의 자극에 잘 반응한다. 즉, 가해지는 압력 자극의 방향이 치축, 순설, 설순, 근원심, 원근심 방향 중 어느 하나일 때 역치 및 반응시간이 가장 짧다(그림 13-5).

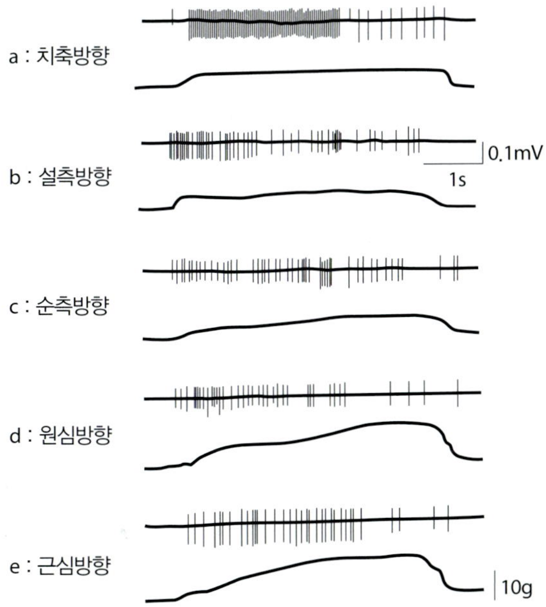

(이 감각 단위의 경우는 치축방향으로의 압력 자극이 가장 잘 반응한다)

그림 13-5 상악 견치에 5개 방향에서 압력 자극을 가했을 때 삼차신경감각핵에서의 치주인대 신경세포 반응

(3) 치주인대의 촉각 · 압각 및 치아의 위치감각

① 치주인대의 촉각

치주인대의 촉각은 예민하며, 구치부에서 교합물질의 감각역치는 0.010~0.035mm이다(교합감각). 치아의 촉각, 압각의 감수성이 절치에서 구치로 향할수록 둔해지는 것은 절치가 구치보다 동요하기 쉽고, 치주인대 수용기의 분포밀도가 높기 때문이다.

- **치아의 촉각역치 (그림 13-6)**

  치아의 촉각역치는 전치부에서는 평균 약 1g, 제1대구치에서는 평균 8~10g이다. 이 값은 치아에 치축 방향으로 힘을 가했을 때 촉각이 생기는 최소한의 힘을 나타낸다.

  한편 절치의 순면에 직각으로 힘을 가했을 때 치아에 힘이 가해진다고 느끼는 최소치(역치)는 평균 0.5~0.6g이다. 제1대구치는 평균 약 1.8~2.4g이다.

  이 수치는 치축 방향으로 힘을 가했을 때 감수성의 2~5배이다. 정상 자연치의 압각역치도 전치부에서 구치부로 갈수록 증가한다.

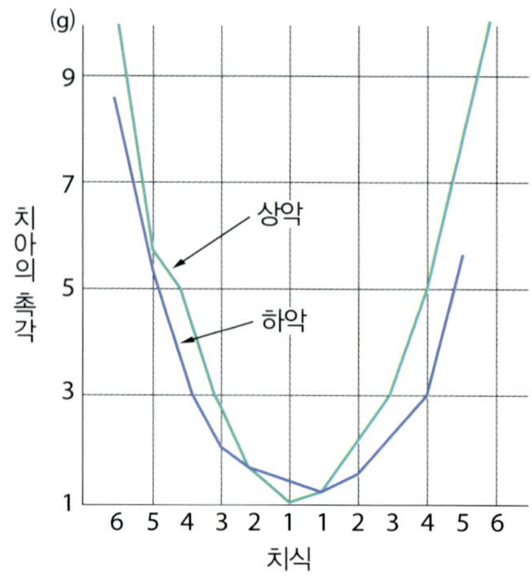

그림 13-6 치아의 촉각역치

② 치아의 교합감각

상하악의 치아로 물체를 물었을 때 물체의 크기 그리고 단단한 정도를 구분해내는 감각을 교합감각이라고 하며, 교합감각은 치주인대의 감각정보와 교근과 악관절의 감각정보를 종합하여 인지하는 감각이다. 교합감각을 통하여 치아와 악관절 및 주변 조직을 보호하는 중요한 역할을 한다. 정상 치열에서의 교합감각의 두께는 약 0.02mm이지만 총의치 환자자는 0.6mm로, 총의치 환자는 치주인대의 감각수용기가 없어 구강 감각기능이 저하되는 것을 볼 수 있다.

③ 치아의 위치감각

치아에 자극을 가하였을 때 어느 치아가 자극을 받았는지 구분해내는 감각을 위치감각이라고 한다. 자극을 받은 치아의 위치를 판단하는 위치감각은 임상적으로 중요하다. 치아의 위치감각은 전치에 있는 치아일수록 정확하고 소구치, 대구치에서는 자극을 받은 치아보다 1치 근심위의 치아로 오인하기 쉬운 경향을 보인다. 이와 같이 치통의 원인치아가 뒤바뀌는 것을 치통착오라고 한다(표 13-2).

④ 치주인대의 통각

치주인대의 통증은 치주인대에 과도한 **교합압**이 가해졌을 때나 **치주염** 등이 있을 때 발생한다. 통증에는 **치아 정출감**을 수반하게 된다.

표 13-2 치아의 위치감각 검사성적

반응치아 (치식)번호	피검사 치아(치식) 번호						
	1	2	3	4	5	6	7
1	93.6	4.8					
2	6.4	82.8	11.5	1.4			
3		11.0	75.7	21.2	3.4	1.4	
4		1.4	10.1	58.9	32.9	9.4	
5			2.7	15.8	49.3	33.1	17.0
6				2.7	13.7	45.3	53.7
7					0.7	10.8	29.3

숫자는 피검사자가 응답한 비율(%)이다.
은 정확하게 응답한 비율을 나타낸다.

3 구강점막의 감각

구강점막의 감각은 피부의 경우와 마찬가지로 생체방어로서의 역할이 본래의 기능이지만 그 외에도 저작, 연하, 발성 및 타액 분비와 밀접하게 관련되어 있다. 또 구강 안으로 들어온 음식물의 크기, 모양, 단단한 정도, 촉감, 입에 닿는 느낌 등은 구강점막이나 치주인대의 감각에 의해 인지된다. 이들 감각은 다시 특수감각인 미각과 통합되어 소위 '맛'을 형성한다.

1) 구강점막의 감각점 분포

피부의 경우와 마찬가지로 각 감각수용기의 분포 상태는 부위에 따라 다르다. 일반적으로 통점이 가장 많고, 촉점, 압점, 냉점 및 온점의 순서로 적어진다. 감각수용기의 분포밀도는 구강기능과 깊게 관련되어 있는 부위일수록 높다. 또 일반적으로 구강점막의 감각점은 상하악 모두 전치부의 밀도가 높고, 구치부의 밀도는 낮다. 혀는 설배면의 밀도가 높고 설하면은 낮다. 사람의 감각수용기 분포밀도는 감각점의 분포밀도나 두점식별역치(two point threshold)로 나타낼 수 있다(표 13-3).

두점식별역치란 끝이 뾰족한 물체로 피부 표면의 두 곳(두 점)에 자극을 가했을 때 두 점의 간격이 좁으면 하나의 자극으로 느껴지고 넓으면 두 점으로 느껴지는데, 두 점으로 느껴지는 최소한의 간격을 말한다. 이 수치가 작을수록 감각이 예민하다는 것을 나타낸다.

또 구강점막에도 피부와 거의 같은 수용기가 있지만 파치니소체(Pacini's corpuscle)와 모낭수용기는 존재하지 않는다.

Tip

촉각/압각 수용기

1) **마이스너소체**(Meissner's corpuscle)
털이 없는 피부부위, 즉 손가락 끝, 입술, 혀 및 접촉감을 통한 공간위치를 감지하기에 적절한 피부에 많다. 촉각수용기 가운데 가장 큰 민감도를 갖는다.

2) **메르켈원판**(Merkle's discs)
주로 마이스너소체 주위에서 발견되며 일정한 압력과 질감을 감지한다

3) **파치니소체**(Pacini's corpuscle)
무거운 압력에 대한 수용기로, 피부, 피하조직 및 심부조직에 위치한다. 조직의 진동 또는 조직의 빠른 기계적 상황의 변화를 탐지하는 데 중요하게 작용한다.

표 13-3 구강점막과 신체 각 부위의 두점식별역치 (단위 : mm)

부위	세로	가로	부위	세로	가로
혀끝	0.80±0.55	0.68±0.38	볼 피부	11.08±2.49	7.83±4.97
입술	1.45±0.96	1.15±0.82	코	4.22±3.49	4.27±2.95
입천장	2.40±1.31	2.24±1.14	앞이마	12.50±4.26	9.10±2.73
혀 표면	4.87±2.46	3.24±1.70	아래팔	19.00	42.00
혀 뒷면	3.21±1.86	2.48±1.53	목	22.50	17.5
치은	4.13±1.90	4.20±2.00	손가락 끝	1.80	0.20
협점막	8.57±6.20	8.60±6.04			

2) 구강점막 각 부위의 감각수용기 분포 상태 (그림 13-7)

(1) 치은(gingiva)

상악에서는 감각수용기의 분포밀도가 전치부, 소구치부, 대구치부의 순서로 낮아진다. 하악에서도 감각수용기의 종류에 따라 약간 차이가 있지만 전반적으로 전치부에서 구치부로 갈수록 분포밀도가 낮아진다. 치은협이행부(mucobuccal fold)는 통점의 분포밀도가 높은 곳이다.

(2) 협점막(buccal mucosa)

치은에 비해 분포밀도가 낮다. 제2대구치의 협점막 중앙부터 구각에 걸쳐 통각수용기의 분포밀도가 낮은 키조의 **무통영역**(Kiesow zone)이라는 부위가 있다. 저작 중 혀를 깨물면 매우 아프지만 협점막은 출혈이 날 정도로 깨물어도 그렇게 아프지 않다는 것은 일상에서 경험할 수 있다.

(3) 구개(palate)

절치유두(incisive papilla)나 **구개주름**은 **감각수용기**의 **분포밀도**가 **높다**. 후방으로 갈수록 분포밀도가 낮아지지만 연구개의 구개수(uvula) 앞면에서 다시 높아진다. 연구개(soft palate)의 온도각은 구순 다음으로 민감하고, 연구개에서 인두(pharynx)에 걸쳐 감각이 예민하다. 이것은 구강의 뒷부분이 연하반사(swallowing reflex)를 유발하는 곳이기 때문이다.

(4) 구순

구순은 바깥쪽에서부터 외피부, 적순부(이행부) 및 점막부로 구별된다. **수용기**의 **분포밀도**는 유두가 잘 발달된 **적순부**가 **높다**. 구순은 신체 중에서도 온점의 밀도가 가장 높다.

(5) 혀

혀끝은 상악의 절치유두와 함께 구강점막 중에서 **수용기의 분포밀도**가 가장 **높은** 부위이다. 설배에서는 앞쪽보다 뒤쪽의 분포밀도가 높다. 설유두(lingual papilla)에서의 신경분포는 유두의 발달과 관련이 있는데, 유곽유두(circumvallate papillae)의 분포밀도가 가장 높고 이어서 심상유두(fungiform papillae), 사상유두(filiform papillae)의 순서로 낮아진다(그림 13-8 참고). 설하면은 수용기의 분포밀도가 설배에 비해 낮지만 점막이 얇기 때문에 감각이 예민하다.

(6) 구강저점막

구강저점막은 얇고 상피가 각화되어 있지 않아 앞쪽 부위의 감각이 예민하다.

점막감각의 민감도는 점막상피의 두께와 각화도에 따라서 달라진다. 또 어느 부위에서도 정중앙부에서의 두점식별역치가 가장 작다.

구강 내 점막에서의 온도각은 피부에 비해 둔하다. 그것은 온도자극에 의해 타액분비가 촉진되기 때문이다. 그리고 냉점의 분포밀도가 온점보다 높은데 냉점과 온점의 분포밀도는 구강 내 점막의 앞쪽이 뒤쪽보다 높은 경향을 보인다. 또 구개수(uvula) 끝에는 냉각은 있지만 온각은 없다.

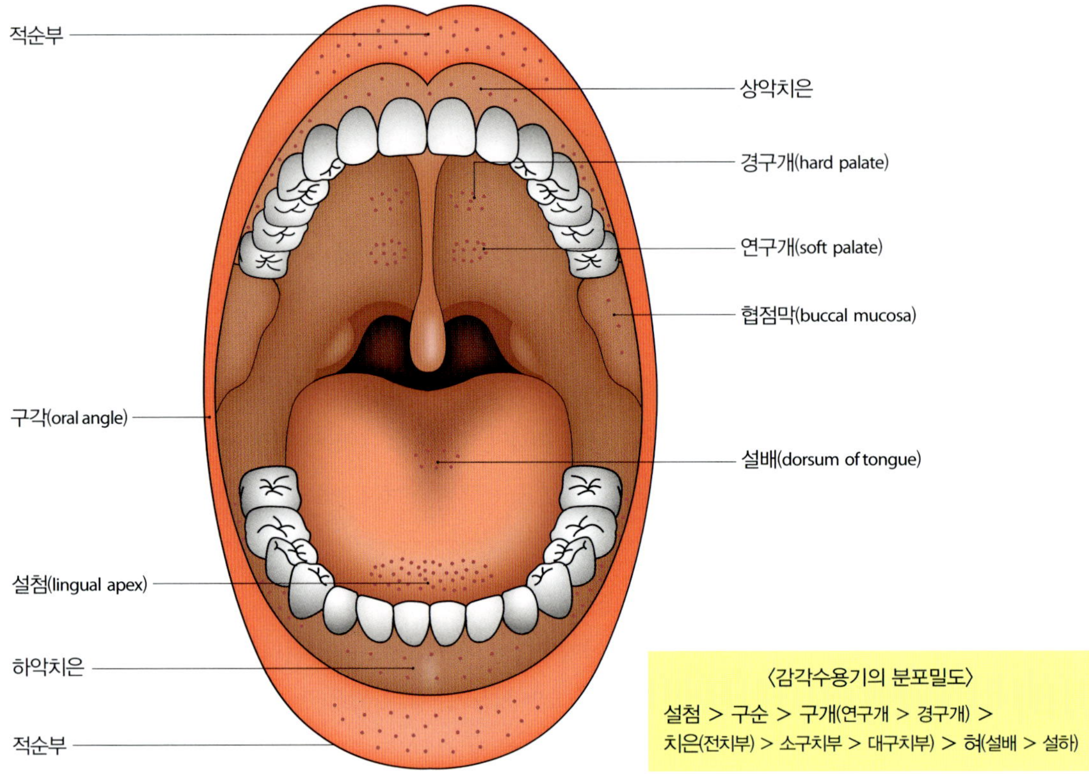

그림 13-7 **구강점막의 감각수용기 분포 상태**

4 혀의 심부감각(위치감각, 운동감각)

혀의 내설근과 외설근에는 다수의 근방추(muscle spindle)가 존재한다.

영장류의 설근에서 근방추의 발달은 저작 및 연하운동 시 혀의 미세한 움직임과 관련이 있다. 특히 사람의 내설근에 집중된 근방추의 발달은 발음기능과 관련이 깊다. 근방추는 신전자극(stretch stimulation)에 흥분하고, 그 외의 고유수용기는 인접 근육의 수축에 따른 압박이나 근육의 뻗침으로 흥분하며 그 결과 혀의 **위치감각**, **운동감각**을 발생시킨다. 혀의 **입체감각**은 다른 부위보다 잘 발달되어 있다.

5 저작근의 감각

저작근(masticatory muscle), 저작근근막, 힘줄, 악관절, 악골골막 등의 기계적 수용기에서의 감각신호는 하악의 위치감각과 운동감각을 발현시키고, 반사적으로 하악의 운동을 조절한다. 이러한 종류의 감각을 **고유감각**이라고 한다.

1) 근방추와 건방추(골지건기관)

다른 골격근과 마찬가지로 저작근에도 고유수용기(근방추)가 존재하여 저작근의 긴장이나 길이, 즉 개구근과 폐구근의 긴장이 균형을 이루며 조절되고 있다. 근방추는 폐구근에 다수 존재하며 개구근에는 거의 없다. 이것은 상악에 의해 하악의 운동범위가 제한되어 개구근이 과도하게 늘어나 끊어질 위험성이 적기 때문이다.

그러나 저작근의 건방추(tendon spindle)는 발달되지 않았고 매우 적은 편이다.

저작운동계에서는 장력의 검출기로서, 치주인대나 골막 등 감수성이 높고 순응성이 느린 기계적 수용기가 건방추를 대신해서 기능하고 있다.

2) 통각

저작근의 **감각신경**에는 **Aδ(에이델타)신경섬유**, **C신경섬유**도 다수 포함되어 있다. 이들은 자유신경종말로서 분포하고, 압력이나 조직의 변형을 수용할 뿐만 아니라 통각수용기로서 근육의 통증, 피로감을 발현시킨다. 근육의 통증은 지속성, 광범성이 둔한 통증이다. 이갈이, 교합간섭, 하악의 편위 등과 관련해서 특정 저작근에 압통을 일으킨다. 폐구근 및 외측익돌근(lateral pterygoid muscle)의 통증은 연관통을 자주 발현시켜, 특정 부위의 안면 피부나 치아에 통증을 일으킨다.

6 미각

미각은 특수감각 중 하나로 후각과 함께 환경 속 화학물질을 검출하는 **화학감각**이다. 후각이 공기 중에 휘발되는 화학물질을 수용하는 데 반해 미각은 입속의 미뢰(taste bud)를 수용기로 하여 타액 속에 용해된 **수용성 화학물질**(맛물질)을 **검출**한다. 미각은 입으로 유해물질이 침입하는 것을 방지하고, 동시에 음식의 맛을 느끼는 즐거움을 주며, 삶의 질을 유지하는 데 반드시 필요한 중요한 감각이다.

감각이 성립되기 위해서는 외부에너지로서의 **적합자극**과 그것을 수용하는 **감각수용기**, 그 정보를 전달하는 **감각신경**과 **감각중추**가 필요하다. 미각의 적합자극은 타액에 용해된 맛물질이며, 미각은 섭취하고자 하는 물질의 맛을 느낌으로써(영양원 등) 신체에 필요한 것인지, 부패물이나 독물 등 유해한 것인지를 식별하는 역할을 한다.

1) 기본 맛(basic tastes)

기본 맛으로는 **단맛**(sweet), **신맛**(sour), **짠맛**(salty), **쓴맛**(bitter)의 4가지 맛이 알려져 있다. 최근에는 **감칠맛**을 더해 5가지를 기본 맛이라고 한다. 또 매운맛, 떫은맛, 금속맛은 미각 이외의 다른 감각(삼차신경을 통한 체성감각 등)과 복합된 것이며 기본 맛에는 포함되지 않는다.

2) 맛물질(taste substance)

맛물질에는 감미물질인 **설탕**, **맥아당**, **과당**, **유당**, **포도당** 등의 당질이나 인공감미료인 **사카린**, **아스파르템**(asparteme) 등이 있다. 글리신 등 당원성 아미노산이나 단백질의 일부에도 단맛을 내는 물질이 존재한다. **짠맛**은 Na^+에 의해 느껴지며 음이온이 Cl^-일 때(즉 식염에서) 가장 강하게 느껴진다. **신맛**은 H^+에 의해 생기는 맛이지만, pH가 동일하더라도 음이온이 다르면 신맛의 강도도 달라진다. 신맛을 내는 물질에는 아세트산, 구연산, 염산 등의 산이 있다. **쓴맛**을 내는 물질(bitter substance)에는 퀴닌, 카페인 등의 알칼로이드(alkaloid)나 질소를 함유한 긴 사슬의 유기물[$(NO_2)_n$] 등이 있다. 또한 **감칠맛** 물질에는 글루타민산(glutamic acid; 다시마에 많이 들어 있음)과 같은 아미노산과 이노신산(inosinic acid; 가다랑어포의 감칠맛 성분)이나 구아닐산(guanylic acid; 표고의 감칠맛 성분) 등의 뉴클레오티드(nucleotide)가 있다. 이보텐산(ibotenic acid)은 글루타민산과 유사한 구조를 가지며 강한 감칠맛을 나타내지만 광대버섯류(독버섯)의 독성분 중 하나이다.

단맛은 에너지원, 짠맛은 미네랄, 감칠맛은 아미노산이나 뉴클레오티드의 섭취 신호로서 맛의 정보가 된다. 반면 신맛은 부패물, 쓴맛은 독물의 기피 신호로 동물은 태생적으로 신맛, 쓴맛을 피해 음식물을 선별한다. 하지만 사람은 경험이나 학습을 통해 이들 기피 맛에 대해서도 기호성을 갖게 된다.

3) 역치(limen)

맛을 느낄 수 있는 맛물질의 최저 농도를 **역치**라고 하며, 역치는 기본 맛에 따라 달라진다. 물과 구별할 수 있는 최소 농도를 **검지역치**, 맛의 차이를 알 수 있는 최소 농도를 **인지역치**라고 한다. 4가지 기본 맛의 인지역치는 표 13-4와 같다. 짠맛, 단맛에 대한 역치는 높고 신맛, 쓴맛의 순서로 낮아진다. 감칠맛의 역치는 단독으로 쓰일 때는 4가지 기본 맛의 중간 정도이지만 2가지의 다른 감칠맛을 조합하면 쓴맛 역치와 비슷할 만큼 낮아진다(감칠맛의 상승효과).

또 따뜻한 설탕물이 차가운 설탕물보다 달게 느껴지는 것처럼 온도가 역치에 영향을 준다는 것도 알려져 있다. 단맛, 감칠맛의 역치는 30℃ 정도에서 최소가 된다.

표 13-4 기본 맛의 인지역치

맛의 종류	인지역치(%)
단맛(설탕)	0.4～0.7
짠맛(식염)	0.06
신맛(염산)	0.004
쓴맛(퀴닌)	0.0003

4) 미각기의 구조 (그림 13-8)

맛물질은 **미각세포**(taste cell)에 의해 수용되며, 미각세포가 모여서 **미뢰**를 형성한다. 미뢰는 혀, 연구개, 구개수, 인두, 후두에 존재한다.

(1) 미뢰(taste bud)

미뢰는 미각의 수용기로 혀에 보통 수천 개가 존재한다. 미뢰는 혀끝에 다수 존재하는 **심상유두**(fungiform papilla)에 30%, 후방 외측면의 주름을 따라 나열된 **엽상유두**(foliate papillae)에 30%, 후방 1/3 부근에 가로로 나열된 **유곽유두**(vallate papilla)에 40% 존재한다. 혀에는 **사상유두**(filiform papillae)도 존재하지만 사상유두에는 미뢰가 없다.

미뢰는 길이 60～80μm, 폭 약 50μm의 달걀 모양이며, 그 안에 50～100개의 방추형 **미각세포**가 존재한다. 미뢰 끝에는 **미공**(taste pore)이라는 직경 수μm의 구멍이 존재하고 맛 용액이 여기로 스며들어 미각세포와 반응한다. 또 미뢰 아래쪽에는 미각세포와 시냅스를 형성하는 **미각신경**이 진입해 있다. 미각세포의 수명은 약 10일이며, 새로운 미각세포는 기저세포에서 형성된다.

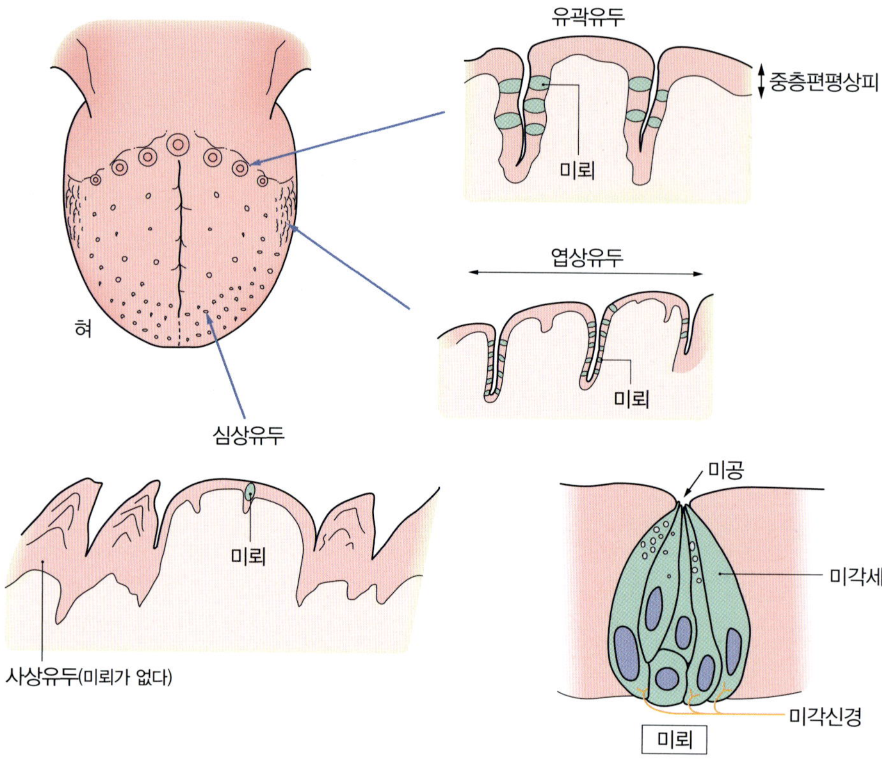

그림 13-8 **미각기의 구조**

심상유두에는 1~2개의 미뢰가 있다.
미뢰는 유곽유두, 엽상유두, 심상유두에 있으며 모두 직경 ≒ 50μm의 크기이다.

5) 미각의 전도로 (그림 13-9)

미각세포는 구심성 신경과 시냅스를 형성하고 미각세포의 정보를 중추로 보낸다. 미각신경에는 혀의 전방 2/3에 있는 미뢰를 지배하는 고삭신경(chorda tympani nerve; 안면신경의 분지)과 혀의 후방 1/3에 있는 미뢰를 지배하는 설인신경(glossopharyngeal nerve)이 있다. 또한 인두, 후두에는 미주신경(vagus nerve)의 지배를 받는 미각세포가 있고 연구개에는 표층에 있는 대추체신경(greater petrosal nerve; 안면신경의 분지)의 지배를 받는 미뢰가 있다.

미뢰의 흥분이 고삭신경과 설인신경에 전도되면 미각정보는 연수의 고속핵(solitary nucleus)에 투사되었다 고속핵에서 시작되는 2차 신경세포를 갈아타고 내측섬유대를 거쳐 시상의 복측핵에 이르며, 다시 시상에서 시작되는 3차 신경세포를 갈아타고 내포(internal capsule)를 통해 대뇌피질의 미각영역으로 투사된다.

한편 맛 자극에 의해 다양한 자율신경반사(타액분비, 미각성 발한 등)나 체성반사(혀 운동이나 연하)가 유발된다. 이들 반사는 대부분 섭식에 관련된 것이며 뇌간의 미각중추(연수 고속핵)를 통해 이루어진다.

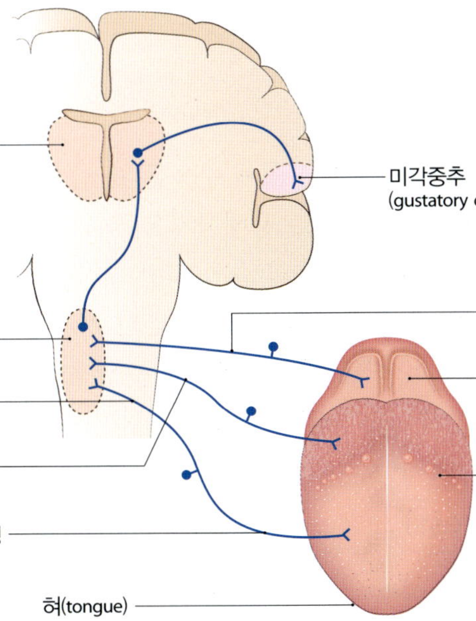

그림 13-9 **미각 전도로**

Tip

1. 커피, 시럽 넣은 만큼 단맛 못 느끼는 이유가 있을까?

보통, 아메리카노 커피를 마실 때 시럽을 많이 타서 마시게 된다. 그러나 넣은 시럽의 양만큼 단맛이 느껴지지 않는데, 그 이유가 초파리 실험을 통해 밝혀졌다. 국내 연구진이 초파리로 실험한 결과, 쓴맛 물질이 단맛을 느끼는 미각세포를 억제하는 것으로 나타났다. 즉 쓴맛이 단맛을 희석시키는 게 아니라 단맛 신경을 억제해 단맛 자체를 마비시켜 쓴 물질에 단맛을 첨가하여 섭취하였을 때 그 감도가 떨어지게 된다는 것이다.

(reference : An Odorant-Binding Protein Required for Suppression of Sweet Taste by Bitter Chemicals. NEURON 79/4 : 725–737, 2013)

2. 딱딱한 사탕보다 말랑한 젤리가 더 달게 느껴지는 이유가 있을까?

최근, 음식의 굳기에 따라 선호도에 차이가 날 수 있다는 연구결과가 나왔다.

국내 연구진은 초파리 실험을 통해 음식의 굳기와 맛을 느끼는 감각의 상호관계를 실험한 결과, 굳기는 같고 당 성분이 차이가 나는 음식을 초파리에 제공해보니 실험 초반에는 당 성분이 높은 음식에 초파리가 몰렸으나, 나중에는 조금 덜 달더라도 부드러운 반대편으로 옮겨가는 현상을 보였다. 즉 같은 당 성분을 갖고 있더라도 말랑한 '젤리'가 딱딱한 '사탕'보다 더 달게 느껴질 수 있다는 게 연구진의 분석이다. 다만 당 성분이 10배 이상 차이가 날 경우에는 굳기에 상관없이 단맛을 많이 내는 음식에 초파리가 몰렸다. 이같은 이유는 같은 단맛을 지닌 음식이라도 딱딱한 상태라면 단맛을 느끼게 하는 신경세포의 신호전달 기능이 떨어져 선호도가 낮아질 수 있기 때문이다.

(reference : Mechanosensory neurons control sweet sensing in Drosophila. NATURE COMMUNICATIONS 7/– : 12872– ,2016)

6) 미각정보의 변화

(1) 미각의 순응

같은 맛을 오랫동안 맛보게 되면 미각은 쉽게 순응한다. 입속에서 음식물을 씹을 때 우리는 음식물 속의 맛물질을 끊임없이 타액 속으로 용해시키고, 하악과 혀의 운동으로 음식물을 섞으면서 음식물덩어리를 구강의 각 부위로 이동시킨다. 이런 저작운동은 미각의 순응을 막는 데에 효과적이다. 미각의 순응은 맛의 종류에 따라 달라진다. 한 가지 맛으로 순응이 일어나도 다른 맛의 감각에는 영향을 주지 않는다. 반면 설탕에 소량의 소금을 추가하면 단맛이 증가되거나 신맛이 단맛을 증가시키고 짠맛을 줄이는 등의 상승효과가 알려져 있다.

(2) 미맹(taste blindness)

페닐티오카바마이드(phenylthiocarbamide, PTC)는 굉장히 쓴맛을 내는 물질이다. 이 쓴맛에 감수성이 낮은 사람을 **PTC 미맹**이라고 한다. 다만 이런 사람이라도 PTC 이외의 쓴맛 물질이나 다른 기본 맛 등에는 정상적인 역치를 보인다. 미맹의 출현율은 남녀 간에 차이가 없으며, 단순열성유전이다. PTC 미맹자의 발현율은 백인이 30%, 한국인이 10%, 흑인이 5%이다.

(3) 미각이상

미각이상에는 **미각상실**, **미각감퇴** 및 **미각부전**이 있다. 나이가 들면서 미각의 감도가 낮아지는 것은 생리적 현상이지만 신경기전에 장애가 있어도 미각은 감퇴한다. 또 미각은 전신적 질환이나 국소적 원인에 의해서도 장애를 받는다. 전신적인 것으로는 내분비기능의 변화, 소화기능의 생리적 · 병적 변화, 발열 등이 있으며 국소적인 것으로는 후각장애, 타액분비장애, 저작운동장애, 혀운동장애, 구강점막이나 혀의 염증, 울혈 등이 있다.

한편 혈청의 아연 수치 저하가 미각장애와 관계가 있는 것으로 보고되어 있다.

(4) 미각변화물질

특정한 미각수용기와 결합하여 맛물질이 띠는 본래의 맛을 변화시키는 물질이 있다. 이러한 **미각변화물질**로는 **신맛**을 **단맛**으로 바꾸는 **미라쿨린**[miraculin; 미라클후르츠 열매(그림 13-10)의 과육에 있는 당단백질]이 있는데, 신맛 물질의 존재 하에 단맛 수용체를 활성화하는 것으로 알려져 있다. 미라쿨린을 작용시키면 신맛이 달게 느껴진다. 또한 인도산 식물인 김네마에 함유되어 있는 김네마산(gymnemic acid)은 사람과 영장류에서 단맛을 억제하고 무미(無味)로 변화시킨다. 김네마산은 단맛수용체와 단맛물질의 결합을 경합적으로 방해한다.

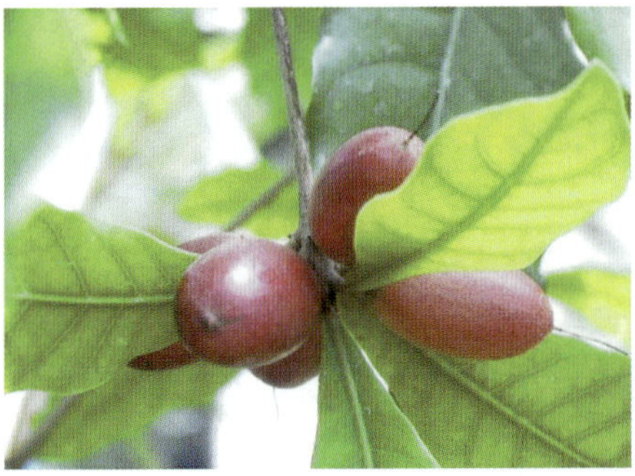

그림 13-10 미라클후르츠(miracle fruit)

(5) 치과임상과 미각

치마제에 들어있는 계면활성제나 치아의 충전물에 들어있는 금속이 녹아서 미각에 영향을 주는 경우가 있다. 또 수복물 사이에 서로 다른 금속이 사용되면 접촉에 의해 갈바닉전류가 발생하여 금속맛이 발생한다. 의치의 경우 의치상에 의한 구강기능의 변화가 미각에 영향을 줄 수 있다. 또한 타액선의 기능장애도 미각에 영향을 주며 타액선 질환 외에 이하선이나 악관절부 등의 외과적 처치, 방사선 치료도 미각에 영향을 줄 수 있다. 방사선 치료는 미각세포에 직접적인 영향을 줄 수 있다.

Tip

페로몬(pheromone)에 의한 냄새감각

1. 페로몬의 일반적 성질

페로몬은 동물이나 미생물이 체내에서 생성하여 체외로 분비한 후 동종의 다른 개체에 일정한 행동이나 발육의 변화를 유발하는 생리활성 물질이다.

1959년 Peter Karlson과 Adolf Butenandt에 의해 그리스어인 '*pherein*(운반하다)'과 '*hormao*(자극)'를 합성한 'pheromone'이라는 말이 만들어졌다. 즉 체외로 운반되어 자극하는 물질이란 뜻이다.

페로몬은 휘발성을 가지고 있어 공기 중에 확산되어 다른 개체의 후각기를 자극하는데 아주 미량으로 효과를 나타낸다.

2. 페로몬의 종류

1) 방출효과를 나타내는 페로몬(releaser pheromone)

① 성페로몬

성숙해져서 교미가 가능하다는 것을 다른 개체에게 알리거나 또는 그것을 쫓아 이성을 찾아내는 데 사용한다.

Tip

페로몬(pheromone)에 의한 냄새감각 (계속)

② 경보페로몬

외부 적의 존재를 동료 개체에게 알리는 데 사용한다.

③ 길잡이페로몬

먹이가 있는 곳 등 목적지에서 서식지까지의 길에 페로몬을 남겨 다른 개체들이 따라오게 하는 데 사용한다.

④ 집합페로몬

교미나 월동 등을 위해서 동료 개체들이 모일 것을 촉구하는 데 사용한다.

2) 기동효과를 나타내는 페로몬(primer pheromone)

① 계급분화 페로몬

벌이나 개미 등 사회성 곤충은 계급분화물질이나 여왕물질(queen substance)에 의해 계급 사회의 형성과 유지가 가능하다. 여왕벌이 발산하는 여왕물질은 다른 암컷의 난소 발육을 억제해 일벌로서 행동하도록 작용한다.

② 성주기동조 페로몬

사람에게서 처음 발견된 페로몬으로 겨드랑이 아랫부분에서 분비되는 무취의 페로몬으로 이 냄새를 맡음으로써 월경의 주기가 변화한다는 페로몬이다.

MEMO

후각

후각은 생체 밖의 화학적인 환경 변화를 수용하는 화학수용기로 대기 중에 휘발된 화학물질을 냄새로 수용한다. 이처럼 냄새를 수용하는 감각기를 후각수용기라고 하며 그 수용세포를 후각세포라고 한다. 후각세포는 신경세포에서 유래한 1차 감각세포이다.

① 후각기관의 구조

주요 후각기계는 이른바 코로 1쌍의 비공과 비강, 수용세포인 후각세포와 후각신경, 후구로 구성되어 있다. 비강의 가장 윗부분에 있는 후각점막에는 후각수용기인 후각세포가 있다(그림 13-11).

후각세포는 쌍극성 신경세포로 1개의 수상돌기가 후각점막 내에 존재하고 그 끝에는 수십 개의 섬모가 부착되어 있으며 여기에는 냄새분자를 흡착하는 수용체가 존재한다.

MEMO

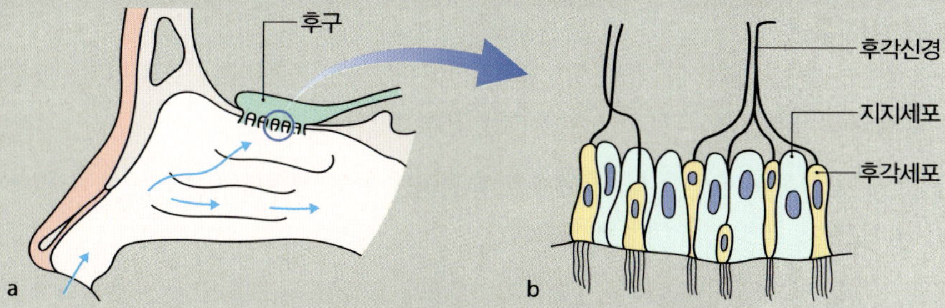

그림 13-11 사람의 비강 구조와 후각점막

a : 후각점막 · 후구의 분포와 비강 내의 공기 흐름
냄새분자를 포함하는 공기가 후각점막에 접촉되면 그 정보는 후각점막에 존재하는 후각세포에 의해 뇌로 전달된다.

b : 후각점막의 주역은 후각세포
후각세포의 섬모에는 냄새분자를 흡착하는 수용체가 존재한다.

② **후각역치**

후각의 특징은 냄새를 느끼는 역치농도가 낮다는 것이다. 물질에 따라 다르지만 미각에서의 맛물질 역치와 비교하면 상당히 낮은 편이다. 역치는 후각측정기(olfactometry)로 측정한다.

③ **후각의 순응**

후각의 또 하나의 특징은 순응이 매우 빠르다는 점이다. 아무리 싫어하는 냄새라도 계속 맡으면 결국에는 느끼지 못하게 된다. 이 후각의 순응은 현재 맡고 있는 특정 냄새에만 일어나며, 그 밖의 냄새에 대한 역치는 바뀌지 않는다. 그래서 새롭게 맡는 냄새에 민감하게 대응할 수 있다.

후각의 순응은 일부가 중추성인 동시에 수용기에서의 반응성에 의해 일어난다.

④ **후각이상**

후각의 이상에는 후각소실, 후각감퇴, 후각부전이 있다. 냄새를 느끼지 못하거나 특정 냄새를 느끼지 못하는 것은 후각신경계의 장애나 어떤 후각수용체의 기능장애가 원인이다. 후각역치는 노화에 따라 상승한다. 또 감기에 걸려 코가 막히면 맛을 느끼지 못하는 것처럼 후각기능장애가 있으면 미각의 감수성도 저하되어 미각장애를 일으킨다.

임신기에는 후각상피에 대한 호르몬의 효과로 초기에는 후각과민, 후기에는 후각감퇴가 나타나기 쉽다. 또한 알츠하이머형 치매 또는 파킨슨병 등의 뇌변성 질환 초기 후각부전이 나타나기 쉽다.

당뇨병에서는 약 60%의 환자에게 후각감퇴가 나타난다.

• • • 핵심포인트 • • •

◈ 구강감각에는 촉각, 압각, 냉각, 온각, 통각을 느끼는 표면감각(피부감각)과 근육, 힘줄 및 관절에서 유래되는 심부감각, 그리고 맛을 느끼는 특수감각이 있다.

◈ 구강감각은 음식물의 성질 판별, 유해물질의 배제에 의한 생체방어, 타액분비의 반사적 조절, 저작, 연하, 발음 조절 등의 기능이 있다.

◈ 치아의 감각은 상아질과 치수에만 존재하며, 법랑질 표면에 자극을 가하면 촉각이나 압박이 발생하는 것은 법랑질의 감각이 아니라 치주인대의 감각수용기가 자극을 받았기 때문이다.

◈ 상아질에 기계적 자극, 화학적 자극, 온도자극이 가해지면 통각으로 나타나며 감각수용기(통각수용기)는 자유신경종말이다.

◈ 치수는 자극의 종류와 상관없이 통각이 발생하며 감각수용기는 자유신경종말이다.

◈ 치주인대의 감각은 치아의 촉각, 압각, 통각이며 감각수용기는 루피니소체(Ruffini's corpuscle), 크라우제소체(Krause corpuscle), 자유신경종말이다.

◈ 교합감각은 물체를 물었을 때 물체의 크기와 단단한 정도를 구분해내는 감각으로 치주인대의 감각정보와 교근과 악관절의 감각정보를 종합하여 인지한다.

◈ 위치감각은 치아에 자극을 가하였을 때 어느 치아가 자극을 받았는지 구분해내는 감각으로, 전치에 있는 치아일수록 정확하고 구치에서는 자극을 받은 치아보다 1치 근심위의 치아로 오인하기 쉽다.

◈ 구강점막의 감각수용기의 분포는 일반적으로 통점, 촉점, 압점, 냉점, 온점의 순서로 적어지며, 상하악 모두 일반적으로 전방의 밀도가 높고 후방의 밀도가 낮다.

◈ 미각은 특수감각 중 하나로 입속의 미뢰를 수용기로 해서 타액 속에 용해된 수용성 화학물질을 검출하는 화학감각이다.

◈ 맛물질의 기본맛으로는 단맛, 신맛, 짠맛, 쓴맛의 4가지가 있다.

◈ 맛을 느낄 수 있는 맛물질의 최저농도를 역치라고 하며, 물과 구별할 수 있는 최소농도를 검지역치, 맛의 차이를 알 수 있는 최소농도를 인지역치라고 한다.

◈ 미뢰는 미각의 수용기로 혀에 수천 개가 존재하며, 그 안에 미각세포가 존재한다.

◈ 미맹이란 정상인이 느낄 수 있는 맛을 전혀 느끼지 못하거나 다른 맛으로 느끼는 것을 말하는데 미맹을 가려내는 물질로는 PTC(phenylthiocarbamide)가 있다.

◈ 미각이상에는 미각소실(ageusia), 미각감퇴(hypogeusia) 등이 있는데 그 원인은 연령증가에 따른 자연적인 생리적 현상 외에, 신경기전의 장애, 전신적 · 국소적 질환 등이 있다.

Review Test

01. 구강점막의 감각수용기 중 차가운 감각을 받아들이는 구조물은?

① 근방추 ② 건방추 ③ 루피니소체
④ 파치니소체 ⑤ 크라우제소체

02. 치아에 자극을 주었을 때 자극받은 치아를 구분하는 감각은?

① 통각 ② 연관통 ③ 위치감각
④ 교합감각 ⑤ 치수감각

03. 환자가 실제 #47번 치아에 치수염으로 인한 통증이 있으나 #46번 치아에 통증이 있다고 가리키는 것은?

① 통각 ② 연관통 ③ 치통착오
④ 치수감각 ⑤ 치주인대감각

04. 단단한 정도를 식별하는 능력이며, 치주인대 내 감각수용기가 있어 자연치열자가 총의치자보다 민감한 감각은 ?

① 촉각 ② 압각 ③ 심부감각
④ 위치감각 ⑤ 교합감각

05. 구강의 후방보다 전방에 많이 분포되어 있으며, 온도가 25℃~45℃ 사이에서 자극을 받는 구강점막의 감각수용기는?

① 루피니소체 ② 파치니소체 ③ 메르켈소체
④ 마이스너소체 ⑤ 자유신경종말

06. 구강점막에 가장 많은 밀도 분포를 나타내는 감각수용기는?

① 온각 ② 냉각 ③ 통각 ④ 압각 ⑤ 촉각

07. 온도에 따른 미각역치에 대한 설명으로 옳은 것은 ?

① 신맛은 온도의 영향을 받지 않는다.
② 짠맛은 온도가 높을수록 강하게 느낀다.
③ 단맛은 온도가 낮을수록 강하게 느낀다.
④ 쓴맛은 온도가 높을수록 강하게 느낀다.
⑤ 신맛은 온도가 낮을수록 강하게 느낀다.

08. 구강점막에서 감수성이 가장 높은 것은 ?

① 치아 ② 입술 ③ 연구개 ④ 경구개 ⑤ 볼점막

09. 치주인대에 있는 감각의 종류는?

① 피부감각 ② 표면감각 ③ 심부감각
④ 특수감각 ⑤ 화학감각

10. 맛을 느낄 수 있는 맛물질의 최저 농도가 가장 높은 맛은?

① 쓴맛 ② 신맛 ③ 단맛 ④ 짠맛 ⑤ 감칠맛

정답 01. ⑤ 02. ③ 03. ③ 04. ⑤ 05. ① 06. ③ 07. ① 08. ② 09. ③ 10. ③

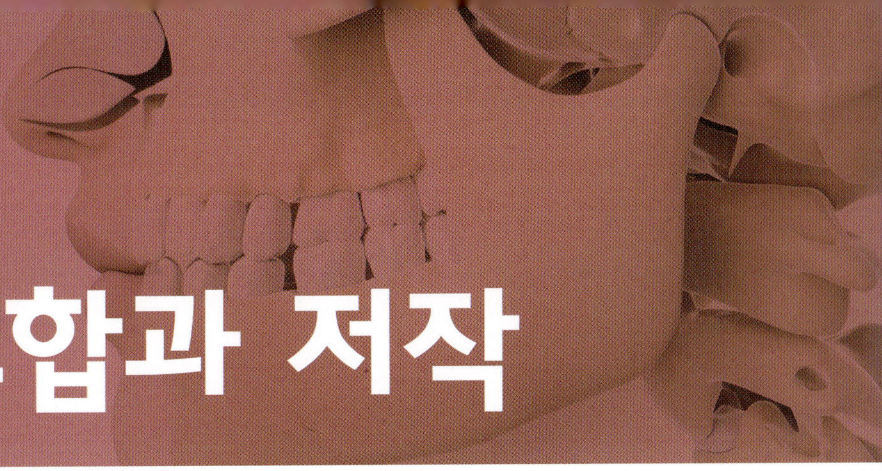

Chapter 14 교합과 저작

학습목표

1. 교합과 관련된 용어를 설명할 수 있다.
2. 하악반사의 종류와 특징을 설명할 수 있다.
3. 저작근의 작용에 대하여 설명할 수 있다.
4. 저작의 기능에 대하여 설명할 수 있다.
5. 구순의 기능을 설명할 수 있다.
6. 볼의 기능을 설명할 수 있다.
7. 혀의 기능을 설명할 수 있다.
8. 교합력과 저작력을 비교할 수 있다.
9. 저작능률 측정법을 설명할 수 있다.

〈핵심용어〉

교합 / 정상교합 / 부정교합 / 하악위 / 하악안정위 / 안정공간 / 돈더스 공간(space of Donders) / 교두감합위 / 중심교합위 / 중심위 / 접번활주관절 / 포셀트의 도형 / 전방한계 / 후방한계 / 측방한계 / 베넷운동 / 베넷각 / 저작근 / 교근 / 측두근 / 내측익돌근 / 외측익돌근 / 폐구운동 / 개구운동 / 전돌운동 / 후퇴운동 / 측방운동 / 하악반사 / 치주인대-교근반사 / 긴장성 치주인대-저작근반사 / 폐구반사 / 개구반사 / 저작 / 저작주기 / 외설근 / 내설근 / 설하신경 / 구개설근 / 미주신경 / 적순부 / 경구개 / 연구개 / 저작능력 / 교합력 / 저작력 / 최대 교합력 / 저작효율 / 저작능률

Chapter 14

교합과 저작

저작, 연하, 발음 등 구강의 모든 기능이 정상적으로 기능하기 위해서는 각 운동기능의 기본이 되는 상하악 치아의 교합이 정상적이어야 한다. 교합에는 상하악의 치아가 근접해서 교합하고 접촉할 때의 위치관계와 저작운동, 기능적인 하악의 움직임 등 다양한 동작이 포함된다.

저작에는 **저작근**을 비롯해 치아의 지지조직, 악관절, 혀 등이 관여하며 **구강 내 감각**이나 **운동기능**과 관련된 **지배신경**의 **조절**이 관여한다. **저작기능**은 **구음기능**(발성기능, articulatory function)과 함께 사회생활을 하는 데 중요한 기능이다.

이 장에서는 생리적인 교합을 유지하기 위한 신경 및 근육의 움직임 그리고 저작의 의의와 기능에 대해 살펴보기로 한다.

1 교합(occlusion)

교합이란 상악과 하악의 치아가 접촉한 상태를 말한다. 교합은 음식물을 저작할 때 힘을 발휘하는 기준이며 하악운동의 기준위이기도 하다.

1) 정상교합(normal occlusion)

치아의 지지구조에 병적 증상이 나타나지 않고 정상적인 구강기능이 이루어지는 상태를 **기능적 정상교합**이라고 한다(그림 14-1). 한편, 상하악 치아의 교합면의 접촉상태 또는 교두와 오목의 접촉상태가 일정한 기준에 맞는 상태를 **형태적 정상교합**이라고 한다.

기능적 정상교합 상태가 유지되기 위해서는 저작압이나 저작근의 기능, 인접치와의 접촉관계, 치조골(alveolar bone)의 상태 등이 생리적으로 정상이어야 한다.

교합은 단순히 치아와 치아가 접촉한 상태가 아닌 **기능적인 면**에서 더욱 중요한 의미가 있다. 입을 다물 때 상하악 치아의 비정상적인 **조기접촉**이 있거나 하악의 측방운동이나 전후운동 시 상하악 치아의 교두가 접촉 장애를 일으켜 원활한 하악의 활주운동을 방해하는 **교두간섭** 등의 교합 이상이 있을 경우 하악은 비정상적인 접촉을 피하는 운동을 하게 된다. 이것은 교합이 턱 운동에 영향을 미친다는 점을 나타내는 것이다. 반대로 저작근이나 악관절(temporomandibular joint)에 통증이 있으면 턱 운동에 영향을 미쳐 교합상태가 변화한다.

이와 같이 교합과 턱 운동이 서로 영향을 미치는 것은 하악운동을 관장하는 신경과 근육의 움직임에 따라 상하악의 치아가 교합하기 때문이며, 치아가 교합했을 때 턱, 구강의 감각에 의해 신경, 근육의 작용이 영향을 받기 때문이다.

따라서 기능적으로 정상적인 교합은 턱, 구강의 운동이나 감각에 이상이 발생하지 않는 교합으로 신경, 근육의 동작이 그 교합에 순응해 있는 상태라고 할 수 있다.

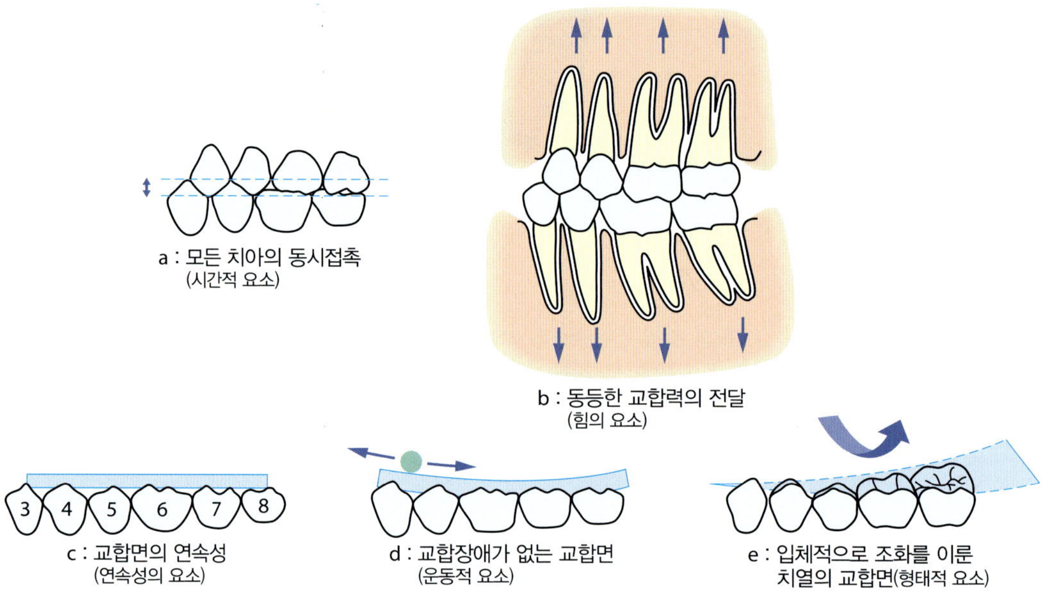

그림 14-1 **기능적 정상교합의 요건**

a~c : 하악을 닫은 자세인 교두감합위에서의 교합상태(정적 교합)
d, e : 하악운동 시 교합면의 접촉상태(동적 교합)
a~e는 서로 밀접한 관계에 있다.

2) 부정교합(malocclusion)

치아 교합면의 **접촉상태**가 일정한 기준에서 벗어난 **비정상적**인 경우를 **부정교합**이라고 한다. **상하악 제1대구치의 접촉관계**가 정상교합과 부정교합의 **기준**이 되며, 그 상대적인 위치관계에 따라 부정교합이 분류된다(그림 14-2).

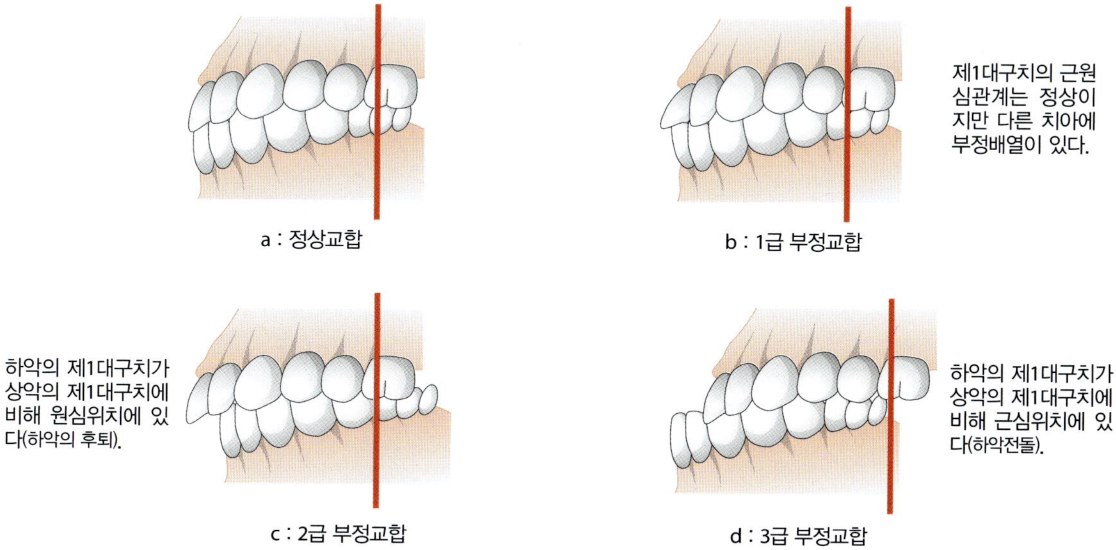

그림 14-2 **부정교합의 분류**

2 하악위의 유지

하악위는 상악을 기준으로 하는 하악의 위치를 말한다. **하악위** 중에서는 하악의 기능운동과 관련하여 **교두감합위**(intercuspal position), **안정위**(rest position), **최대개구위** 등이 중요하다. 하악위의 생리적 의의를 고려할 때 하악와(mandibular fossa)에서 하악두(head of mandible)의 위치로 표현되는 하악위와 상하악치열로 규정되는 하악위(교합위)로 분류하면 이해하기 쉽다.

1) 하악안정위(rest position of mandible) (그림 14-3)

하악운동이 종료된 후의 **하악의 정지자세**를 **하악안정위**라고 한다. 하악이 일정한 위치에 정지할 수 있는 것은 하악을 들어올리는 폐구근과 내려놓는 개구근 사이의 근긴장이 균형을 유지하고 폐구근의 자세반사(하악반사)에 의해 그 위치가 유지되기 때문이다.

(1) 안정공간(freeway space)

하악안정위 상태에서 얼굴을 수직으로 유지하면 상하악 교합면 사이에 2~3mm의 공간이 생기는데 이것을 **안정공간**이라고 한다(그림 14-3a).

또 하악이 안정위에 있을 때에는 혀가 구강저에 위치하고, 설배와 구개와의 사이에 공간이 존재하는데 이를 **돈더스 공간**(space of Donders)이라고 한다(그림 14-3b). 돈더스 공간은 연하 시에 음식물 덩어리의 통로가 되며 하악이 중심교합위를 취하게 되면 없어진다.

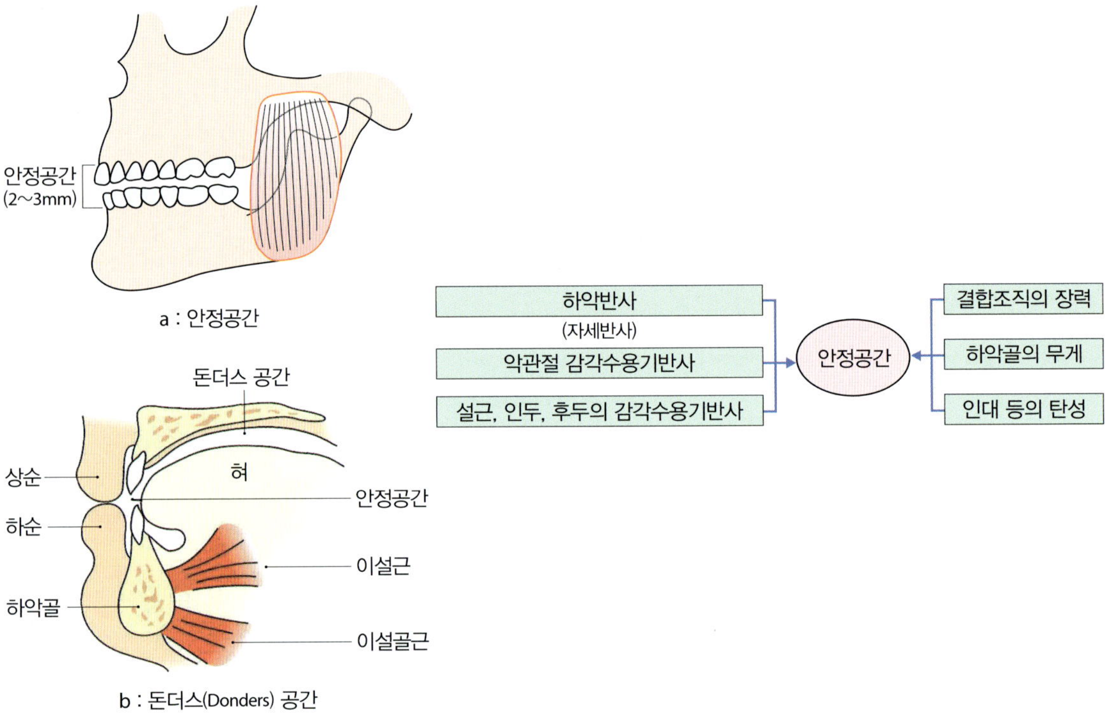

그림 14-3 **하악안정위(안정공간, 돈더스 공간)**

(2) 무치악과 하악안정위

하악안정위는 사람이 서 있거나 똑바로 앉아서 어떤 긴장도 없이 쾌적하게 쉬고 있는 상태에서의 하악의 위치이다. 이때 하악두는 악관절에서 무리 없이 자연스러운 위치를 차지한다(그림 14-4). **하악안정위**는 **몸의 자세** 및 **머리의 위치**뿐만 아니라 근긴장에 영향을 주는 **심리적 요인**의 영향을 받는다.

전신 및 구강의 건강상태에 커다란 변화가 없는 이상 어느 연령기가 되어도 그 시점에서 거의 일정한 하악안정위가 유지되기 때문에 의치 제작 시 **교합고경**(치아를 교합했을때 상하악간의 거리)을 결정하는 데 이용되고 있다. 무치악인 사람을 똑바로 서게 하거나 또는 똑바로 앉게 한 뒤 전방을 바라보게 하고 상악 구치의 교합면은 의치상면에 수평이 되도록 하여, S음(Sisty six 또는 yes) 또는 M음(M, Emma 또는 Mississippi) 을 발음시킨다. 그 외에도 타액 또는 물을 삼키게 한 후에 그대로 편안한 자세를 취하게 하면 하악안정위를 재현할 수 있다.

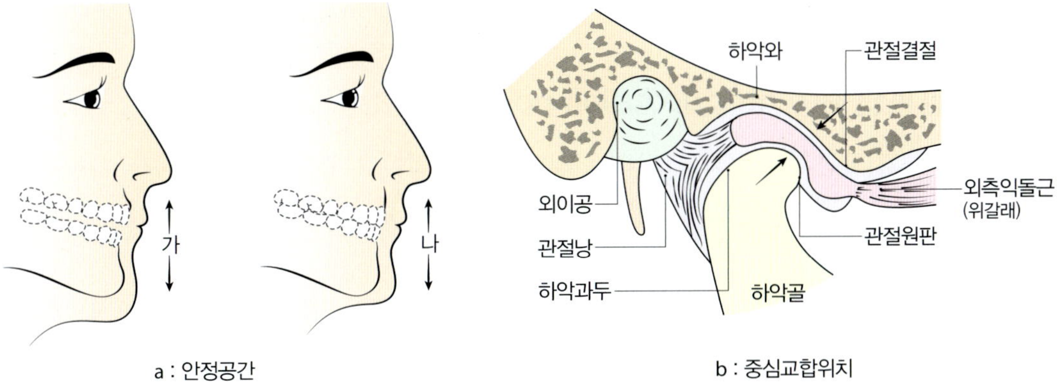

그림 14-4 **하악안정위**

a : 가, 나의 차이로 구할 수 있다.
b : 화살표 위치(관절원판이 가장 얇은 곳)에서 하악과두와 관절결절이 결합하고 있다.

2) 교두감합위(intercuspation position)

(1) 교두감합위의 의미

하악 치열의 교합면이 상악 치열 교합면과 접촉하여 맞물려 있고 안정된 상태에 있을 때의 하악의 위치를 교두감합위라고 한다. 각 개인에 따라 다소 차이가 있지만 상하악의 치아가 각 대합치와 최대한으로 교두로 교합하게 되면 교두감합이 이루어진다.

(2) 교두감합위와 치과임상

교두감합위는 상하악 치열의 교합면 상태에 따라 정해지는 교합위로 악관절부에서의 하악와와 하악두의 위치관계에 대해서는 어떤 규정도 없기 때문에 반드시 기능적으로 정확한 하악위라고는 할 수 없다.

하악절치점 부위의 운동궤적으로 보면 상악에 가장 근접한 위치인 경우가 많다. 정상적인 유치악자에서는 교두감합위와 중심교합위(centric occlusion position)는 같은 의미이고 재현성이 높다. 그러나 강하게 교합했을 때와 약하게 교합했을 때를 비교하면 치주조직의 변형 양상이 달라지기 때문에 뼈 부분에서 측정한 상하악 사이의 거리는 짧아진다. 가볍게 교합한 상태에서 하악위 재현성이 가장 높다.

3) 중심교합위와 중심위

(1) 중심교합위(centric occlusion position)

악관절이나 저작근의 기능과 조절하는 신경이 정상적이고 상하악 치아가 교두감합위인 상태를 **중심교합위**라고 하며, 이때의 교합을 **중심교합**이라고 한다. 정상 유치열자에게는 교두감합위와 동의어이다.

중심교합위는 정상적인 저작운동 중에 나타나므로 편의적 교합 또는 습관성 교합이라 부르기도 한다.

(2) 중심위(centric relation, CR)

음식을 삼킬 때 교합하고 접촉하는 교합위로 중심교합위와 중심위는 반드시 일치하지 않으며, 중심교합위가 중심위보다 0.5~1.0mm 전방에 위치한다. 이것은 중심교합위가 상악 치아에 대한 하악 치아의 상대적 위치관계를 나타내는 데 반해 **중심위**는 **하악와**에 대한 **하악두**의 상대적인 위치관계를 나타내기 때문이다. 따라서 중심위는 치아의 존재와 관계없이 재현될 수 있다.

즉, 중심위는 양측의 하악두가 전상방부에서 관절원판의 가장 얇은 부분을 사이에 두고 관절결절의 경사면과 마주보고 있을 때(그림 14-5)의 상하악의 관계를 의미한다.

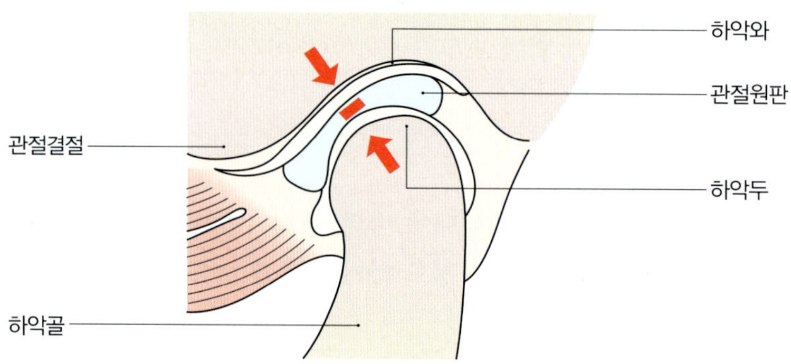

그림 14-5 중심위에서의 하악두와 관절결절의 위치관계
화살표 부분(관절원판의 얇은 부분)을 사이에 두고 마주보고 있다.

4) 하악운동과 악관절

(1) 악관절의 구조 (그림 14-6)

악관절은 측두골의 **하악와**와 하악골 관절돌기의 **하악두** 및 이 둘 사이에 있는 **관절원판**과 이들을 둘러싸고 있는 **관절낭**으로 구성되어 있다. **하악와**는 위쪽으로 움푹 파여 완만하게 전방 아래쪽으로 기울어진 S자 모양이다. 하악와의 전벽(앞벽)은 관절결절로 둘러싸여 있고, 후벽(뒤벽)은 관절후돌기로 둘러싸여 있다. 관절원판은 하악와와 하악두 사이에 있는 얇은 섬유성 타원형 판으로 콜라겐으로 이루어져 있으며 탄력성이 있다. 표면은 매끄러운 윤활막(synovial membrane)으로 덮여 있다.

악관절은 **동물의 식성**과 관계가 깊다. 육식동물은 하악두가 하악와 속으로 깊이 들어가 있기 때문에 회전축을 중심으로 한 하악의 개폐운동이 가능하지만 측방운동은 어렵다. 이 형태는 포착한 먹이를 가르고 찢는 데 적합하다. 반면 초식동물은 하악와가 얕고 측방운동이 자유로워 어금니로 먹이를 분쇄하고 짓이기는 데 적합한 형태이다. 사람과 같이 잡식성인 동물의 경우는 이들의 중간 형태이다.

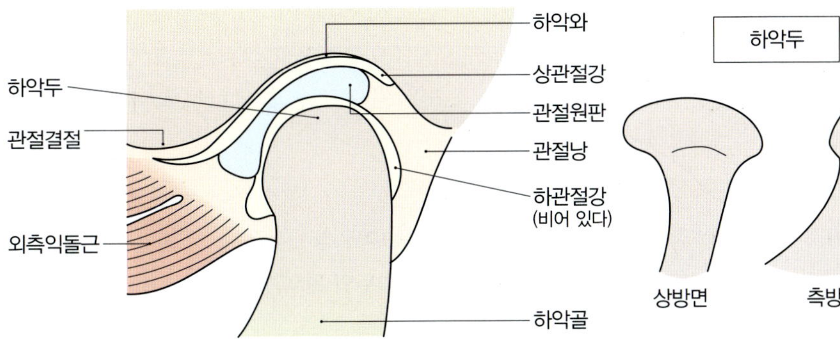

그림 14-6 **악관절의 구조**

(2) 악관절의 기능

악관절은 관절원판에 의해 상하 두 개의 관절강(상관절강, 하관절강)으로 나누어져 있으며 각각 윤활액으로 채워져 있다. 관절과 그 주위에는 강력한 인대가 있어 관절을 유지하는 데 도움이 된다. 이처럼 악관절에는 두 개의 **관절강**과 탄력성이 있는 **관절원판**이 있어서 저작 시 강한 힘이 관절에 가해져도 그것이 직접 두개골에 영향을 주지는 않는다.

(3) 하악운동과 악관절의 움직임

사람의 악관절은 기능적으로 볼 때 **접번활주관절**이다. 입을 벌릴 때 하악두가 가장 먼저 하악와 내에서 회전하지만 개구도가 커지면 하악두는 관절원판과 함께 전방으로 이동한다.

악관절 개구 시 처음에는 접번운동(hinge movement)이 일어나는데 이것은 접번축(hinge axis, 양측 하악두를 연결하는 가상의 회전중심) 상에서 하악의 개폐운동이다. 하악의 후퇴위에서 개구도 약 13도, 개구 거리 약 13mm의 범위 내에서 순수한 회전운동을 한다. 그러나 폐구근의 신전도에는 한계가 있어 어느 범위 이상은 개구가 불가능하다. 그러므로 폐구근을 더 이상 신전시키지 않고 더 크게 입을 벌리기 위해 악관절 지점(받침점)을 이동(하악두의 전하방으로의 활주)시킨다(활주운동, 그림 14-8c).

전방운동에는 하악두에 부착된 외측익돌근(하두)이 작용한다(그림 14-7). 한편 외측익돌근의 상두는 관절원판에 부착되어 있어, 폐구 시 작용하여 관절원판의 위치를 조절하도록 작용한다.

최대개구 시 하악두는 관절결절의 정점 또는 그보다 더 전방부에 있지만 전방부에 있더라도 통증 없이 자유롭게 움직이고 있는 이상 탈구된 것이 아니며 정상이다.

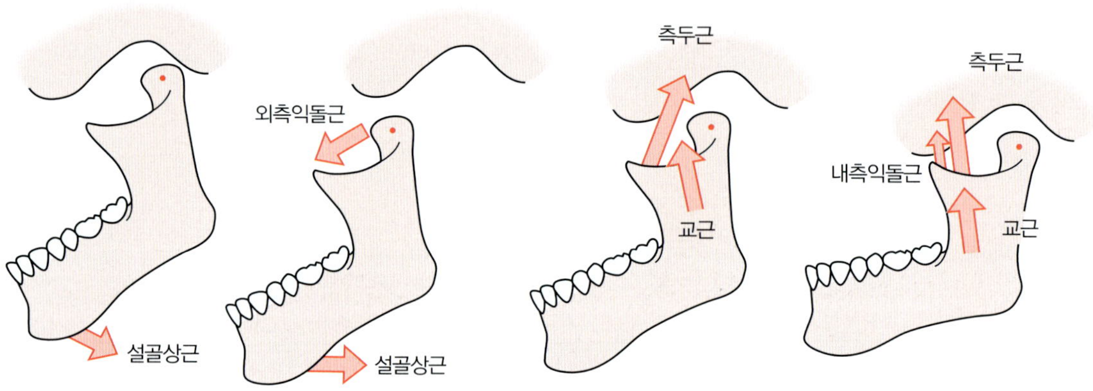

그림 14-7 개 · 폐구에 따른 하악두의 위치관계

> **Tip**
>
> **접번활주관절(ginglymoarthrodial joint)**
>
> 측두하악관절은 접번활주관절이라고한다. 즉, 접번관절(ginglymoid joint)과 활주관절(arthrodial joint)의 기능이 합쳐져 있는 형태이다.
> 접번관절은 하나의 축을 따라 구부리고 펼 수 있는 관절을 의미하는데 팔꿈치가 가장 좋은 예이다. 활주관절의 표면은 상대적으로 납작하며 좁은 범위에서만 활주할 수 있다. 척추 및 손목 뼈 일부가 여기에 해당한다.

5) 하악의 한계운동 (그림 14-8)

턱운동은 턱관절이나 하악에 부착된 저작근, 인대, 상하 치열의 교합에 의해 어느 범위 내로 제한된다. 이 범위의 최외측의 운동경로를 한계운동이라고 하며 측정점의 궤도는 하악의 한계운동로를 표현한다.

(1) 포셀트의 도형(Posselt's Diagram)

하악을 가동범위의 한계까지 움직였을 때, 절치부에서의 운동범위는 하단이 뾰족한 특징적인 마름모꼴 기둥 모양을 나타낸다(그림 14-8a). 하악운동의 한계영역을 나타내는 이 공간적 형태는 절치부에서 하악운동의 한계를 밝힌 연구자의 이름을 인용해 **포셀트의 도형**(그림 14-8)이라고 한다. 포셀트의 도형(운동범위) 윗면은 상하악 치아의 접촉활주운동에 의해 결정되며, 그 범위는 교두감합위(ICP, 그림 14-8b-1)에서 최전방위(F, 그림 14-8b-3)까지의 전방운동, 좌우측방위(L, R)까지의 측방운동 및 상하악 치아 접촉점의 최후방 위치(그림 14-8b-5)까지의 후방운동에 의해 결정된다.

(2) 전방한계와 후방한계

전방한계는 하악의 최전방위에서 최대개구위에 이르는 한계운동로이고(그림 14-8b-3~4) **후방한계**는 하악의 최후방위인 상하악 치아 접촉점의 최후방 위치에서 시작하는 종말접번운동로와 최대개구위에 이르는 한계운동로를 나타낸다(그림 14-8b-5~6과 5~4).

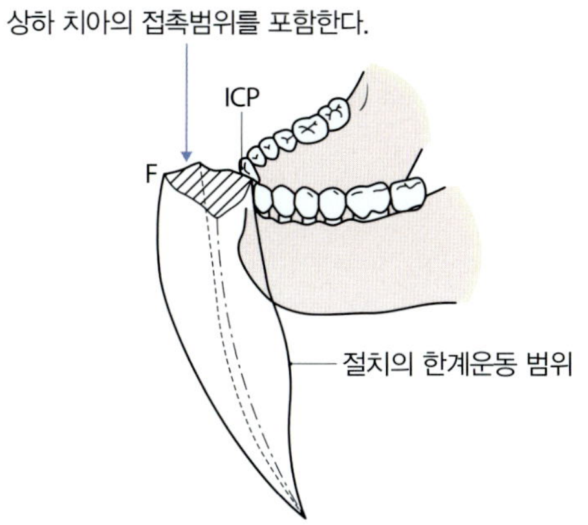

a : 하악의 한계운동 범위

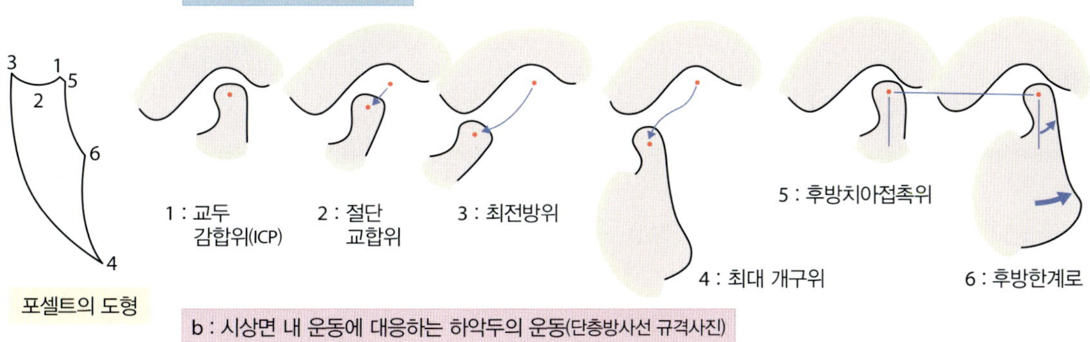

b : 시상면 내 운동에 대응하는 하악두의 운동(단층방사선 규격사진)

그림 14-8 하악의 한계운동

(3) 측방한계

음식물을 구치로 씹을 때 턱은 저작측으로 회전하며 이때 저작측의 하악과두는 약간 바깥쪽으로 치우치는데, 이것을 **베넷운동**(Bennett movement)라고 한다(그림 14-9). 저작측은 A_1에서 A_2로 베넷운동을 하며 반대쪽은 B_1에서 B_2로 전하 내측방향 운동을 하는데 이 운동을 일으키는 각도를 **베넷각**(Bennett angle)이라고 한다. 측방운동 시 ICP, R, L, F로 나타낸 한계운동 범위 내에서 움직이며 이때 R-ICP-R로 이어진 현을 고딕(gothic arch)이라고 한다.

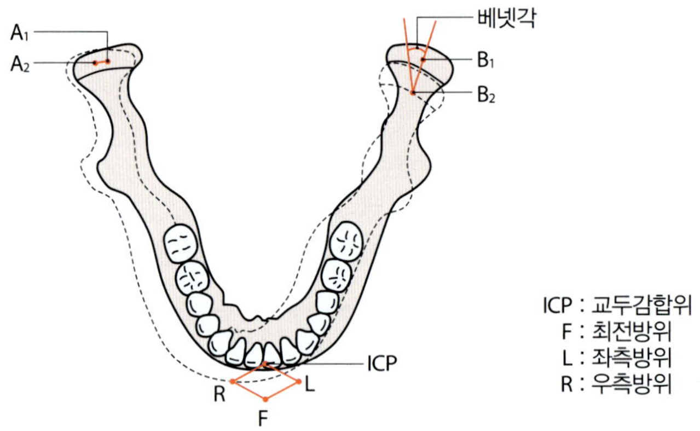

그림 14-9 하악의 우측방향 운동과 하악과두의 베넷운동(Bennett Movement)

(4) 치과임상과의 관계

하악의 **한계운동**은 교합기록 또는 교합재현의 기준이 되는 하악위(교두감합위, 중심위)와 하악운동(종말접번운동, 습관성 개폐운동)과의 관계, 하악의 운동기능(개구량의 대소, 악기능장애에서 나타나는 운동경로의 혼란 등)의 진단기준으로서 그 의의가 매우 크다.

3 저작근의 기능

저작근은 **하악운동** 또는 **저작**에 관여하는 근육으로 발생적으로는 제1인두궁근육에서 분화된다.

1) 구성

저작근의 분류에는 해부학적 분류와 기능적 분류가 있다.

(1) 해부학적 분류 (그림 14-10)

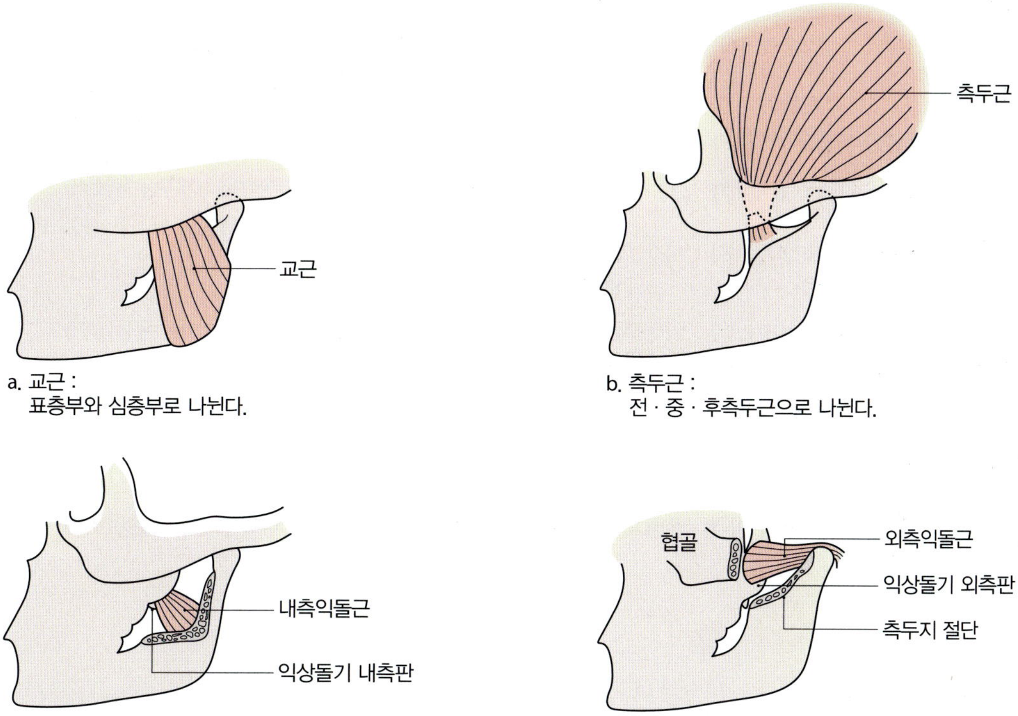

a. 교근 : 표층부와 심층부로 나뉜다.

b. 측두근 : 전 · 중 · 후측두근으로 나뉜다.

c. 내측익돌근 : 표층부와 심층부로 나뉜다.

d. 외측익돌근 : 상두와 하두로 나뉜다.

그림 14-10 **저작근**

① **교근**(masseter muscle; 표층부, 심층부)

② **측두근**(temporalis muscle; 전복, 중복, 후복)

③ **내측익돌근**(medial pterygoid muscle; 표층부, 심층부)

④ **외측익돌근**(lateral pterygoid muscle; 상두, 하두)

표 14-1 **저작운동에 참여하는 근육**

근육명	기시	정지	신경지배	작용
교근	표층부 : 관골궁의 앞쪽 심층부 : 관골궁의 뒤쪽	표층부 : 하악지의 외측면 교근조면 심층부 : 하악지의 외측면 윗부분	교근신경	**주작용 : 폐구운동**(교합력) 표층부 : 하악의 전진운동 심층부 : 하악의 후퇴운동
측두근	측두근막, 하측두선, 측두와	하악골의 근돌기	심측두신경	**주작용 : 폐구운동**(하악의 위치 결정) (전)측두근 : 하악의 전진운동 (중)측두근 : 하악의 회선운동 (후)측두근 : 하악의 후퇴운동 · 측방운동

표 14-1 **저작운동에 참여하는 근육** (계속)

근육명	기시	정지	신경지배	작용
내측익돌근	표층부 : 상악골의 상악결절, 구개골의 추체돌기 심층부 : 접형골의 익돌와	익돌근 조면	내측익돌근신경	**주작용 : 폐구운동** 표층부 : 하악의 전진운동 심층부 : 하악의 측방운동
외측익돌근	상두 : 접형골 대익의 측두하면 하두 : 접형골익상돌기의 외측면	상두 : 악관절의 관절낭 앞면 하두 : 하악경의 익돌근와	외측익돌근신경	**주작용 : 개구운동**(초기) 하악의 전진운동과 측방운동
악이복근	전복 : 하악골의 이복근와 후복 : 측두골의 유돌절흔	악이복근의 중간힘줄(설골에 닿아 있음)	전복 : 악설골근신경 후복 : 안면신경의 이복근지	**주작용 : 개구운동**(말기) 설골 및 구강저의 거상 개구운동 말기에 작용(전복)
악설골근	하악골 내측면의 악설골근선	설골체, 정중봉선	악설골근신경	**주작용 : 개구운동**(보조) 설골, 설근, 구강저의 거상
이설골근	하악골 내측면의 이극(턱끝가시)	설골체의 앞면	설하신경	**주작용 : 개구운동**(보조)

(2) 기능적 분류

① 개구운동에 관여하는 근육

→ 외측익돌근, 악설골근, 이설골근, 악이복근 전복

② 폐구운동에 관여하는 근육

→ 교근, 측두근, 내측익돌근

③ 하악의 전진운동, 후퇴운동 및 측방운동에 관여하는 근육

→ • 교근(표층부), 내측익돌근(표층부), 외측익돌근, (전)측두근 ⇒ 전진운동

• 교근(심층부), (후)측두근 ⇒ 후퇴운동

• 외측익돌근, 내측익돌근(심층부), (후)측두근 ⇒ 측방운동

• (중)측두근 ⇒ 회선운동

저작근의 운동신경은 이설골근(설하신경 지배)을 제외하고 삼차신경 제3지(하악신경)이며, 교근은 교근신경, 측두근은 심측두신경, 내측익돌근은 내측익돌근신경, 그리고 외측익돌근은 외측익돌근신경이 지배하고 있다.

2) 기능

(1) 폐구운동

폐구운동, 즉 하악의 거상에는 양측의 교근, 측두근, 내측익돌근이 관여하며 이 근육들의 협동 작용이 중심을 이룬다.

또 폐구 시에는 항상 교근보다 측두근이, 또 교근과 측두근보다 내측익돌근이 조기에 현저하게 수축한다는 점에서 측두근이나 내측익돌근은 하악의 위치를 유지하는 데 관여하고, 교근은 저작력에 관여하는 것으로 생각할 수 있다.

(2) 개구운동 (그림 14-11)

작게 입을 벌릴 때와 크게 입을 벌릴 때의 동작은 다르다. 작게 입을 벌릴 경우, 서 있는 경우라면 폐구근이 이완됨으로써 특히 개구근이 기능하지 않아도 하악골의 중량에 의해 입이 벌어진다. 또 입을 벌리는 동작은 악이복근, 악설골근 등의 설골상근들이 하악을 아래쪽으로 잡아당김으로써 이루어진다. 이때 설골은 설골하근(infrahyoid muscles)들에 의해 고정되어 있어야 한다. 여기까지의 개구는 악관절을 중심으로 하는 접번운동이 중심이다.

입을 크게 벌릴 경우에는 교근의 접번운동만으로는 어렵기 때문에 악관절이 외측익돌근에 의해 전방으로 이동됨으로써 입이 크게 벌어진다. 이때 교근 및 측두근도 작용하는데 이것은 하악골을 고정하는 역할을 한다.

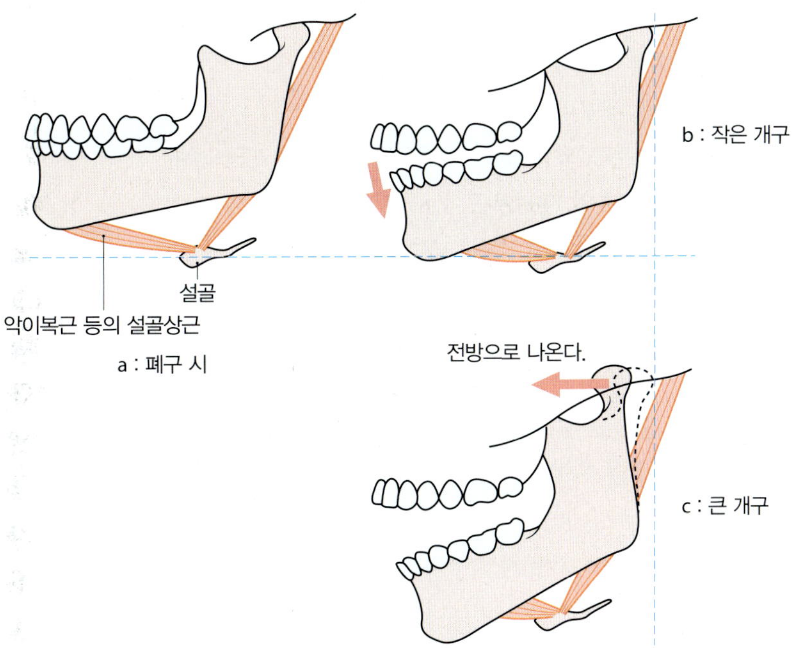

그림 14-11 개구운동

(3) 전진운동

교근, 내측익돌근 등의 폐구근이 가볍게 수축하여 개구를 방지하면서 양측 외측익돌근의 작용으로 하악의 전진운동이 이루어진다. 폐구근의 작용과 균형을 이루기 위해 악이복근도 수축한다.

(4) 후퇴운동

양측 측두근(중 · 후측두근)이 관여하고, 거기에 악이복근의 전복이 작용하여 하악의 후퇴운동이 이루어진다. 관절원판의 위치를 조절하기 때문에 외측익돌근 상두도 수축한다.

(5) 측방운동

측방운동은 회전방향의 후측두근의 긴장과 반대쪽 외측익돌근 하두의 수축으로 발생한다. 따라서 오른쪽의 외측익돌근 수축으로 하악은 왼쪽으로 선회한다. 이때 왼쪽 측두근은 하악두의 운동을 규제한다.

하악의 측방운동은 저작 쪽의 후측두근의 수축과 반대쪽 외측익돌근(하악)의 수축으로 발생한다.

Tip

하악운동에 관여하는 근육

하악의 운동	관여하는 근육
개구운동	(초기) 외측익돌근, (보조)악설골근, 이설골근
	(말기) 악이복근 전복
폐구운동	교근, 내측익돌근, 측두근
전진운동	(전)측두근, 외측익돌근, 내측익돌근(표층부), 교근(표층부)
후퇴운동	교근(심층부), (후)측두근
측방운동	외측익돌근, 내측익돌근(심층부), (후)측두근
회선운동	(중)측두근

4 하악반사

구강 및 구강 주변에 있는 감각수용기가 자극을 받으면 삼차신경, 설인신경(glosso-pharyngeal

nerve), 고삭신경(chorda tympani nerve)을 구심로로 교뇌나 연수, 척수 상부에 있는 각 신경의 감각핵을 통해 삼차신경운동핵이나 교뇌망상체 내의 측부에 위치한 안면신경핵에 전달되어 **하악**에서 **반사**가 일어난다. 이들 감각핵에서의 신호는 삼차신경운동핵 속의 각 저작근이 지배하는 운동세포에 대해 그 자극의 성질에 따라 **촉진적** 또는 **억제적**으로 작용한다. 따라서 자극의 성질에 따라 폐구반사, 개구반사 등 **하악반사가 구별**된다.

1) 하악반사(mandibular reflex)

턱끝을 아래로 툭쳐서 **교근**이나 **측두근** 등의 **폐구근**을 급격하게 **신전**시키면(턱을 아래로 늘이면) 반사적으로 입이 닫히게 되는데 이것을 **하악반사**라고 한다(그림 14-12). 하악반사의 수용기는 폐구근의 근방추이다.

하악반사의 회로는 근방추의 구심성 신경이 원심성 신경에 직접 결합하고 있는 단일시냅스 반사이다. 따라서 이 반사는 신속히 일어난다.

하악반사는 폐구근의 긴장을 조절하여 **하악의 중량**을 **지탱**하고, 하악을 **안정적인 자세**로 **유지**하기 위한 매우 중요한 역할을 한다. 폐구근 속의 근방추 흥분 빈도는 각기 다르며, 그 흥분의 동기성(synchronicity)이 나쁘기 때문에 폐구근은 매끄럽고 부드럽게 지속적으로 수축할 수 있다. 따라서 하악은 일정한 위치(안정적인 자세)에서 유지된다. **졸음**이 오면 **하악반사**가 일어나지 않게 되어 입이 벌어진다.

단단한 음식물을 잘게 부수면 순간적으로 하악이 급격하게 닫히지만 상악과 충돌하는 일은 거의 없다. 이것은 하악의 급격한 탈부하에 따라 근방추가 이완되어 하악반사를 통한 폐구근 기능이 급격하게 저하되기 때문이다(탈부하반사).

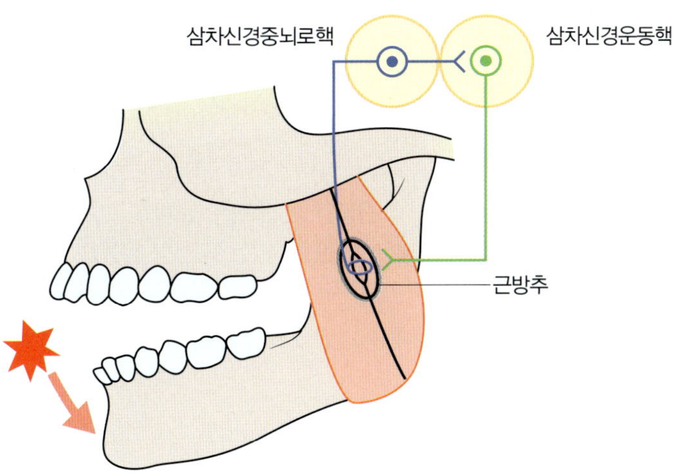

그림 14-12 **하악반사의 중추경로**

2) 치주인대-교근반사

나뭇조각을 어금니로 가볍게 물게 한 후 교근을 등척성 수축상태로 만들고, 상악의 중절치를 두드리거나 치은변연에 일과성의 전기 자극을 주게 되면 교근의 작용이 일시적으로 활발해지는데, 이것을 **치주인대-교근반사**라고 한다(그림 14-13).

근방추의 자극에 의한 하악반사는 폐구근이 늘어나면 수축되어 원래의 길이를 유지하는 **음성되먹임**(negative feedback)에 의해 하악위를 안정화시키는 기능이다. 이에 반해 치주인대의 기계적 감각수용기의 자극에 의한 치주인대-교근반사는 양성되먹임(positive feedback)에 의해 저작력을 증가시키는 역할을 한다. 예를 들면 음식물을 절치로 씹거나 구치로 저작할 때, 치아에 가해지는 힘에 의해 저작근 반사가 일어나 저작력이 강화된다.

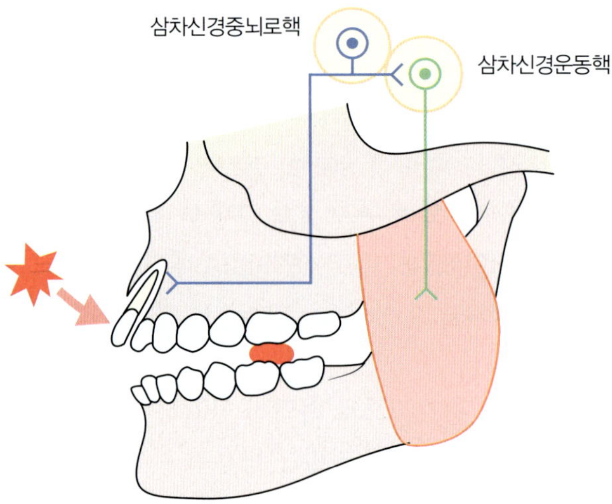

그림 14-13 **치주인대-교근반사의 중추경로**

> **Tip**
> **등척성 운동**
>
> 근육의 길이에는 아무런 변화가 없이 단지 긴장만 초래하는 것이다.
> 벽을 밀거나 철봉 오래 버티기는 일상생활에서 볼 수 있는 등척성 운동의 예이다.

Tip

음성되먹임(negative feedback) vs 양성되먹임(positive feedback)

산출된 결과를 입력 쪽으로 되돌리는 것을 되먹임 즉 피드백(feedback)이라 한다. 상호작용을 조절하는 방법 중 하나이다. 음성되먹임이란 되먹임하여 결과를 다시 산출해내는데 그 결과가 되먹임 전보다 작게 만드는 것을 말하며 결과를 크게 만드는 양성되먹임과 반대 의미를 가지고 있다.
신체에서 볼 수 있는 음성되먹임 기전에는 혈압 조절이 있다. 혈압이 증가하면 수용기가 감지하여 그 신호를 뇌의 심장박동 조절중추로 보낸다. 그 조절중추는 심장박동수를 감소시키고 혈관을 확장시켜 혈압을 감소시킨다.
혈액응고나 출산 과정은 양성되먹임 기전에 의해서 일어난다. 혈액이 응고하면서 생성된 트롬빈(thrombine)은 혈액응고 기전을 더욱 촉진하여 더 많은 혈액이 응고되는 원인이 된다. 또한 출산의 경우 임신말기에는 자궁입구 주변이 늘어나고 자궁근육의 수축을 자극한다. 이러한 수축으로 인해 아기는 자궁입구로 이동하게 되고 자궁입구는 더욱 늘어나게 된다. 이런 자극은 추가 수축을 일으켜 결과적으로 자궁에서 아기가 분만할 수 있다.

3) 긴장성 치주인대-저작근반사

나뭇조각을 어금니로 가볍게 물게 해서 교근을 등척성 수축상태로 만들고, 상악의 중절치에 설순 방향으로 지속적인 압박을 가하면 교근기능이 훨씬 높아지는 것(긴장)을 확인할 수 있다. 이것을 **긴장성 치주인대-저작근반사**라고 한다(그림 14-14). 나뭇조각 대신 교합력계를 두고 어금니 사이의 교합력을 관찰하면 자극기간 중 교합력이 증가되는 것을 알 수 있다. 단 절치를 순설 방향으로 압박하면 반대로 교근 기능은 억제된다.

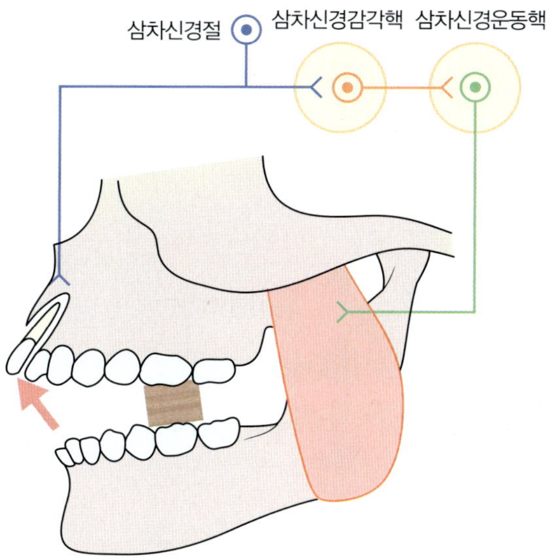

그림 14-14 긴장성 치주인대-저작근반사의 중추경로

긴장성 치주인대-저작근반사로 교합력이 반사적으로 증가하면 단단한 음식물을 잘게 부수는 데 필요한 단계까지 자동적으로 저작력을 강화시킬 수 있다. 그러나 음식물이 분쇄되어 커다란 저작력을 필요로 하지 않게 된 경우에는 **탈부하반사**가 일어나기 때문에 폐구근의 기능은 급속하게 저하된다.

4) 폐구반사(협의의 폐구반사)

설배나 **구개의 점막**을 가볍게 문지르면 하악이 천천히 거상하며 입이 다물어지는 반사(**폐구반사**)가 일어난다. 연하반사일 때의 폐구운동은 이 폐구반사에 의해 이루어진다. 반사궁에 대해서는 아직 잘 알려지지 않고 있다.

5) 개구반사

입 주변의 피부, 구순, 입천장, 잇몸, 치아, 혀, 구강점막 등 삼차신경 제2지 및 제3지의 지배를 받는 광범위한 구강안면 영역에 강력한 기계적 자극이나 통증자극(침해성 자극)을 가하면 반사적으로 입이 벌어지는데 이것을 **개구반사**라고 한다(그림 14-15). **개구반사**는 외측익돌근(lateral pterygoid muscle), 악이복근(digastric triangle) 등 **개구근의 수축**과 교근, 내측익돌근(medial pterygoid muscle), 측두근(temporal muscle) 등 **폐구근**의 **반사적 긴장억제**로 발생한다.

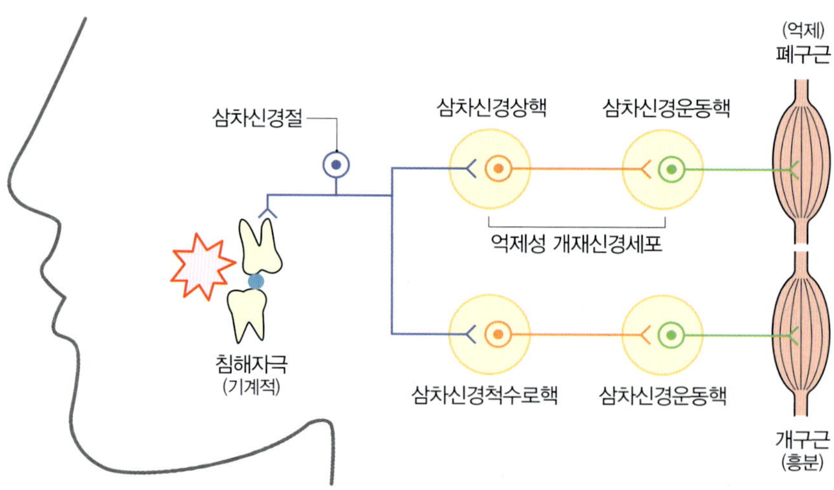

그림 14-15 개구반사의 중추경로

음식물에 단단한 이물질 또는 생선뼈처럼 뾰족한 것이 혼재되어 있는 경우, 이것을 씹게 되면 씹은 쪽뿐만 아니라 반대쪽에도 효과를 나타내어 반사적으로 폐구동작이 정지되고 **개구반사**가 일어난다. 치아나 구강조직이 손상되는 것을 방지하는 **방어반사**이다.

5 저작

1) 저작의 목적과 의의

음식물을 입에 넣은 후 삼킬 때까지 이루어지는 일련의 과정을 **저작**(mastication)이라고 한다.

(1) 저작의 목적

① 삼키기 쉽도록 음식물을 분쇄하고 타액과 섞어서 적당한 덩어리로 만든다.
② 소화액이 작용하는 표면적을 증가시켜 음식물이 소화되기 쉽도록 한다.
③ 음식물과 타액을 섞어서 음식물 속의 맛물질(taste substance)을 용해시켜 미각수용기로 확산시킴으로써 미각을 느끼기 쉽게 한다.
④ 음식물 속의 휘발성 물질을 휘발시켜 후각을 느끼기 쉽게 한다.
⑤ 음식물 속의 이물질이나 유해물질을 찾아낸다.

(2) 저작의 의의

① 음식물을 잘게 분쇄하여 소화와 흡수를 높인다.
② 타액의 분비를 촉진하고 구강 내의 자정작용을 높인다.
③ 치아에 부착되어 있는 음식물 찌꺼기를 제거하여 구강의 위생을 유지한다.
④ 치아나 치주조직, 악골 등에 적당한 자극을 주어 혈류의 촉진과 대사를 높이고, 이들의 정상적인 발육 및 성장을 촉진하여 안면과 두개의 형태를 정상적으로 유지함으로써 건강을 유지한다.
⑤ 저작에 의해 미각 등을 자극해서 식욕을 만족시켜 정신적 · 심리적 효과를 높인다.

(3) 저작이 전신건강에 미치는 효능

① 씹는 자극에 의해 타액이나 위액 분비를 촉진하여 음식물의 소화 및 흡수를 돕는다.

② 잘 씹어 천천히 식사를 함으로써 혈액 속의 혈당치가 높아지는 시간이 생기고 포만중추를 자극해서 과식과 비만을 예방한다.

③ 턱 운동이 뇌의 혈류량을 증가시켜 지적 발달을 촉진하며 노화를 예방한다.

2) 혀의 역할

혀는 구강의 모든 기관 중 가장 운동이 활발하며 감각도 민감하다. 특히 미각의 수용과 관계되어 있기 때문에 음식물의 섭취, 저작, 음식덩어리 형성, 연하의 각 운동이나 발음 등에 있어서 운동, 감각의 양 측면에서 매우 중요한 역할을 한다.

(1) 혀의 구조

혀는 구강저(oral floor)의 후부에서 융기한 기관으로 횡문근(striated muscle) 과 횡문근을 감싸는 점막으로 이루어지며, 고유구강을 채우고 있다. 혀에는 소타액선이 열려 있고, 설배 점막에는 4종류의 설유두(사상유두, 심상유두, 엽상유두, 유곽유두)가 있다.

혀가 안정적인 상태에서도 설근(muscles of tongue)은 자발적으로 활동(긴장)한다. 하악 이 안정위에 있을 때에는 혀가 구강저에 위치하여 설배와 구개 사이에 공간이 존재한다[돈더스 공간(space of Donders)]. 하악이 중심교합위를 취하면 돈더스 공간은 없어진다. 이 공간은 음식물을 삼킬 때 음식의 통로가 된다. 또한 치열이 고르지 못할 경우 혀의 위치가 바뀌며, 한쪽 치열이 결여되어 있는 경우 혀는 결여된 쪽으로 기울어진다. 한쪽 설하신경이 마비되면 혀를 내밀었을 때 혀가 환측으로 굽어진다.

(2) 혀의 기능

① 감각기관으로서의 기능

혀의 감각은 손가락 끝과 함께 체내에서 가장 예민한 곳이다. 또 혀에는 미각수용기가 있다.

a. 미각수용기의 작용으로 음식물의 맛을 인식하고 불쾌한 맛을 지닌 부패물질이나 독성물질을 판별하여 삼키지 않도록 방어한다.

b. 촉각 · 압각수용기의 작용으로 구강 내 음식물의 위치를 알 수 있다.

c. 민감한 혀 감각을 이용해서 물질의 성질을 알 수 있으며, 음식물에 섞인 작은 돌 등의 이물질을 찾아낼 수 있다.

d. 미각 등의 감각자극에 의해 반사성으로 타액이 분비된다.

② 운동기관으로서의 기능

a. 음식물을 포착해서 구강 내로 이동시키고 치아의 교합면에 올려놓아 저작을 돕는다.
b. 음식물을 타액과 섞어 덩어리로 만든다.
c. 음식덩어리를 인두부로 운반해서 삼키게 한다.

③ 발음기관으로서의 기능

구개에 대한 혀의 위치나 혀의 형상을 변화시킴으로써 모음이나 자음의 발음을 하는 데 중요한 역할을 한다.

(3) 저작 시의 혀 운동 (그림 14-16)

혀의 운동은 매우 복잡하고 운동범위도 넓은데, 그것은 설근에 매우 발달된 운동조절기전이 있기 때문이다. 혀에는 다른 골격근과 마찬가지로 근방추가 존재하여 혀의 운동이 고유반사(자가수용성 반사)에 의해 조절되고 있다.

① 설하신경 지배

혀의 운동신경은 설하신경이며, 혀의 수의운동 중추는 턱 운동의 중추와 함께 중심전회(precentral gyrus)의 아랫부분, 실비우스 틈새(Sylvius fissure) 또는 그 부근에 있다.

② 저작 시의 혀 운동

저작 시의 혀 운동은 그림 14-16과 같다. 설배 중앙부를 움푹 들어가게 해서 음식물을 모으는 준비기부터 음식물을 올려놓은 혀 앞부분이 저작 쪽으로 비틀려서 설배가 치아의 측면과 닿는 단계에 음식물이 구치의 교합면에 놓인다. 그 다음은 혀를 비튼 상태에서 설배를 치아의 내측면으로 꽉 누르는 유지기로, 음식물이 교합면에서 미끄러져 떨어지는 것을 방지한다. 교합기가 끝나고 상하 구치가 벌어졌을 때부터 충분히 저작되지 않은 음식물 찌꺼기를 다시 교합면에 올리기 위해서 분쇄된 음식물을 골라내는 운동(선별단계) 또한 이루어진다. 이때 충분히 저작된 음식물이 많으면 음식물과 타액이 혼합되어 덩어리를 만든다(음식덩어리 형성기). 이처럼 저작 중의 복잡한 혀의 운동은 하악의 움직임에 맞추어 타이밍이 맞춰지는데, 이 타이밍이 빗나갈 경우 치아로 혀를 물게 된다.

③ 혀 운동과 리듬 형성기

혀를 깨물지 않고 음식물을 저작하기 위해서는 혀 운동과 턱 운동이 시간적으로 협조를 이루어야 한다. 턱 운동이 리듬 형성기에 의해 자동적으로 조절되는 것처럼 혀의 율동적인 운동도 혀 운동의 리듬 형성기에 의해 조절된다. 각각의 신경기전이 협조적으로 기능하기 위한 통합기전이 존재함으로써 턱과 혀가 협조해서 저작 중에 혀를 씹지 않게 되는 것이다.

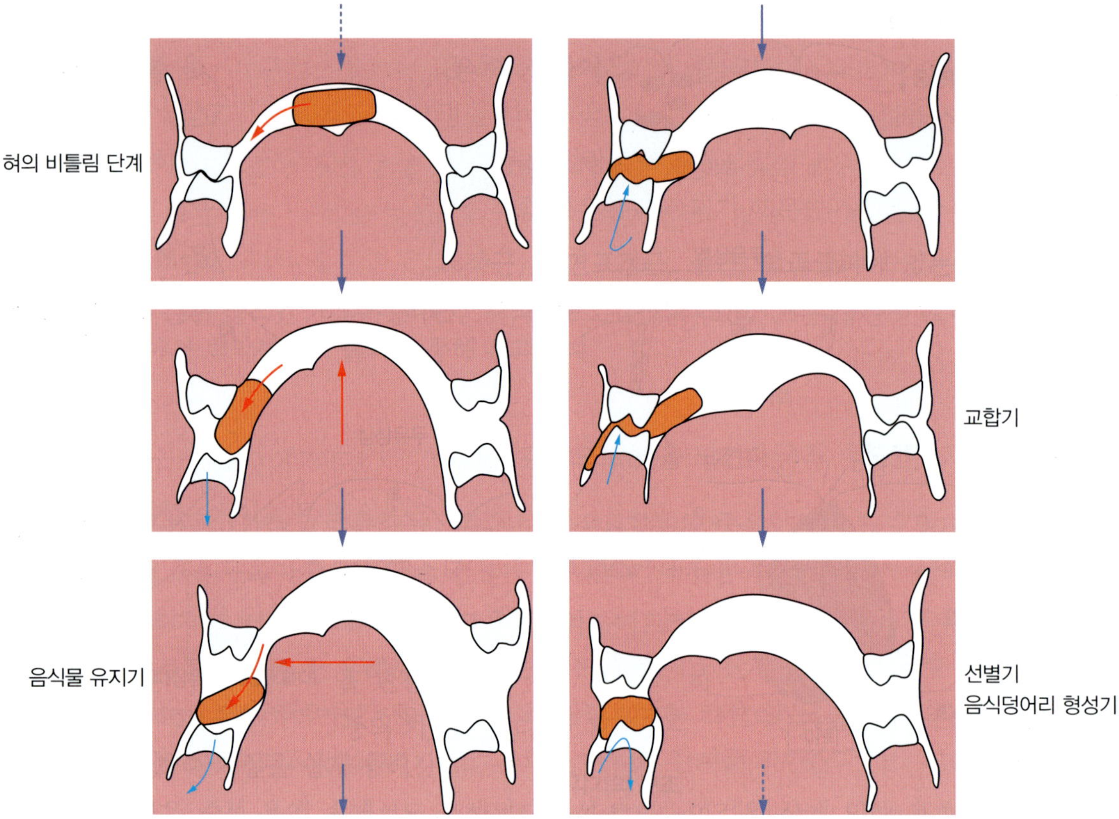

그림 14-16 저작 시의 혀 운동

3) 구순의 역할

(1) 구순의 구조

구순은 구강의 입구[구강열(oral fissure)]를 둘러싸고 구강의 앞벽을 형성한다. 바깥면은 피부, 안쪽면은 점막으로 둘러싸여 있다. 피부와 점막 사이의 이행부를 **적순부**라고 한다. 적순부는 모세혈관이 상피 표층 부근에 존재하기 때문에 붉은색을 나타낸다. 구순의 운동은 **구륜근**(orbicularis oris muscle)**의 수축**으로 이루어진다. 점막면에는 **구순선**(labial glands)이 분포하여 점막을 촉촉하게 해준다.

(2) 구순의 기능

① 음식물을 유지하고 음식물이 구강 밖으로 빠져나가는 것을 방지한다.
② 볼과 함께 구강내압을 유지한다.
③ 음식물의 성질을 감지하고 위험물의 섭취를 방지한다.

④ 혀와 함께 균형적인 압력을 만들어 치열을 정상적으로 유지한다.
⑤ 발음(순음의 형성) 및 호기류의 조절에 관여한다.

4) 볼의 역할

(1) 볼의 구조

볼은 구강전정(vestibule of mouth) 뒷부분의 앞벽을 형성한다. 볼의 바깥면은 피부, 안쪽면은 점막으로 둘러싸여 있다. **협점막**(buccal mucosa)은 탄성이 뛰어나고 각화가 적으며, 협근(볼근, buccinator muscle) 근막과 강하게 결합되어 있다. 따라서 저작운동 중에도 주름이 생기지 않는다. 소타액선[협선(buccal gland)]과 이하선(parotid gland)의 배설도관이 점막에서 열려 협점막을 매끄럽게 한다.

(2) 볼의 기능

① 혀와 협조해서 음식물을 치아의 교합면에 올리고 음식물을 유지한다(그림 14-17).
② 볼의 압력과 혀의 압력이 균형을 이루어 구치부 치열을 정상적으로 유지시킨다.
③ 표정을 나타내는 데 관여한다.

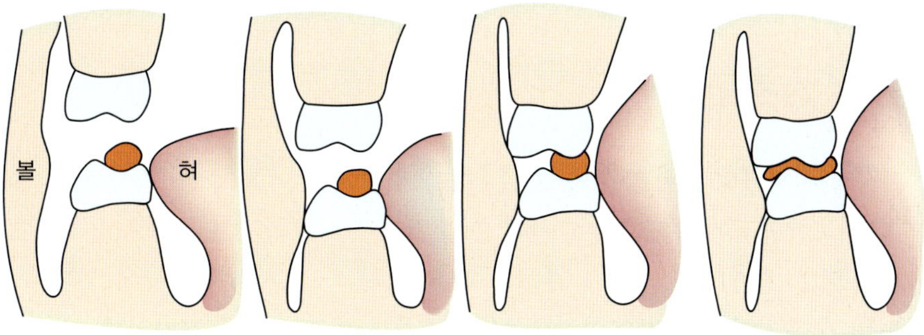

그림 14-17 **저작 시 음식물의 유지(볼과 혀의 협조운동)**

5) 구개의 역할

(1) 구개의 구조

구개(palate)는 고유구강(oral cavity proper)의 윗벽을 이루며, 전반부를 **경구개**(hard palate), 후반부를 **연구개**(soft palate)라고 한다. 경구개의 뒤쪽에는 소타액선(구개선)이 열려 점액을 분비하고,

연구개의 뒷모서리는 **구개범**(palatine sail)이라 하며, 중앙 부분에는 **구개수**(uvula)가 있다. 또한 연구개의 점막에는 **미뢰**(taste bud)가 있다.

(2) 구개의 기능

① 저작 시 음식물을 혀와 구개 사이에 끼워 누르고 으깨는 등의 작용을 한다.
② 횡구개 주름의 감각은 혀 운동의 지표가 되며 저작 및 발음기능을 조절한다.
③ 음식물의 특징을 인지하는 데 관여한다. 또 연구개의 미뢰는 미각을 나타낸다.
④ 연구개의 감각과 운동은 연하 및 발음기능에 관여한다.

6 저작능력

저작능력은 정상적인 치열을 가진 사람의 저작능력과 치아결손 등 구강 내에 장애가 있을 때의 저작능력의 저하 정도, 나아가 치과치료 후 치료효과를 예측하기 위해서 다양한 방법으로 측정된다.

다양한 저작능력 측정법 중 가장 많이 사용되는 교합압, 저작압의 측정과 저작에 의한 음식분쇄도의 측정에 대해 살펴보기로 한다.

1) 교합력과 저작력

교합이나 저작으로 치아의 교합면에 가해지는 힘을 **교합력** 또는 **저작력**이라고 하며, 교합 또는 저작 시 치아의 단위교합면적에 가해지는 교합력 또는 저작력을 **교합압** 또는 **저작압**이라고 한다.

교합이나 저작으로 치아의 교합면에 가해진 힘은 저작력의 근력이 정상이라도 치주인대의 저항성이 저하되면 작아지지만 저작근의 기능이 떨어져도 치주인대가 건강하면 정상이다. 따라서 **저작능력**은 **교합력** 및 **치주인대의 기능**, 특히 그 **감각**(촉각, 압각, 통각)에 의해 **조절**되고 있음을 알 수 있다. 이것은 치주인대에 통증이 있으면 씹을 수 없다는 일상적인 경험을 통해서도 이해할 수 있다.

(1) 최대 교합력 (그림 14-18)

이를 꽉 물었을 때 상하의 치아나 턱 사이에 나올 수 있는 최대의 힘을 **최대 교합력**이라고 한다. 최대 교합력의 측정은 다수치를 사용하는 방법과 1개 치아를 사용하는 방법이 있는데, 각각의 목적에 따라 구분해서 사용한다.

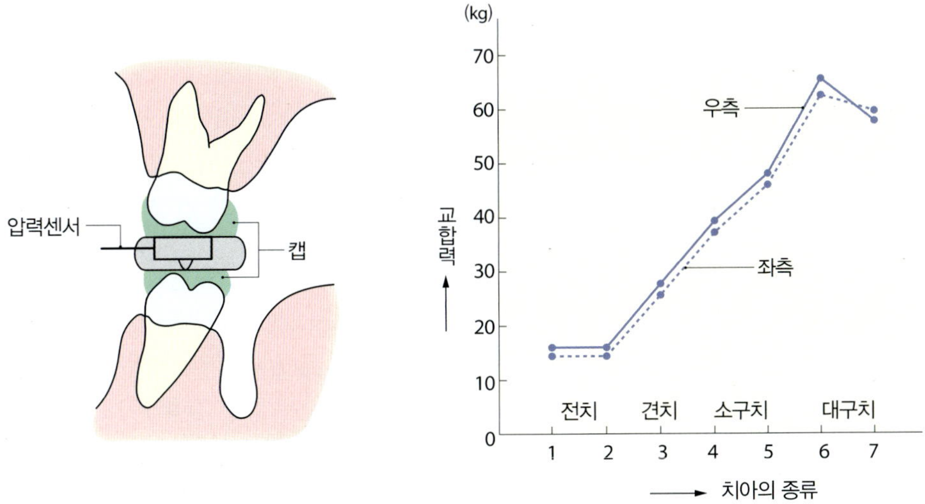

그림 14-18 **1개 치아에서 발휘할 수 있는 최대 교합력**

① 다수치를 사용하는 측정법

다수치를 사용하는 방법은 좌우의 구치를 금속판으로 연결하여 이 판의 중앙부에 압력센서를 올려놓고 폐구하려는 최대의 힘을 측정한다. 다수치에서 동시에 힘을 부담하기 때문에 치아 통증에 의한 영향이 작고, 폐구할 때 작용하는 근육(폐구근)의 전체 근력을 측정할 수 있기 때문에 손발 등 다른 부분의 근력과 비교되는 경우가 많다. 건강한 치열을 가진 17~55세의 성인 20명을 대상으로 이 방법으로 측정한 최대 교합력은 최소 25kg, 최대 127kg, 평균 74kg으로 매우 큰 힘이 발휘되는 것을 알 수 있다.

② 1개 치아를 사용하는 측정법

1개 치아를 사용하는 방법은 상하 각각 한 개의 치아에 금속이나 합성수지로 만든 캡을 씌우고 그 사이에 압력센서를 끼워 힘을 측정한다. 이 측정법에 따라 각각의 치아로 물어뜯거나 잘게 씹을 때 최대의 힘이 요구되기 때문에 건강한 치아 1개를 상실함으로써 일어나는 씹는 힘의 손실 크기나 치료에 의해 회복할 수 있는 힘에 대해 알 수 있다. 건강한 치열을 가진 20대 남성 50명을 대상으로 이 방법에 따라 최대 교합력을 측정해보면 중절치, 측절치 등 전치에서는 약 15kg, 견치에서는 30kg, 소구치에서는 40~50kg 정도이고, 제1대구치에서는 최대치 약 65kg을 나타낸다. 그러나 제2대구치가 되면 약간 감소해서 약 60kg이 된다.

구치가 낼 수 있는 교합압이 전치보다 훨씬 큰 이유는 저작근이나 하악두와의 위치관계로 볼 때 구치부에서 가장 강한 힘이 발생한다는 점을 들 수 있다. 씹을 때는 하악이 제3류의 '지레'로서의 기전이 성립하여, 악관절이 받침점이고 음식물이 씹히는 부위가 작용점이 되기 때문에 받침점에 가까울수록 힘이 강하고 후방의 치아일수록 강력한 교합압이 나오게 된다. 또 한쪽으로 씹을 때는 하악이 제2류의 '지레'로서도 작용하여 폐구근의 최대 힘은 제1대구치에서 나오기 쉽다.

이와 같이 **치아의 종류**에 따른 **최대 교합력**의 **차이**는 **치아의 형태**, **치아**나 **치아 주위의 감각**, 치아를 지탱하고 있는 **치주인대의 면적** 등에 의해 크게 영향을 받는다. **최대 교합력**은 연령이나 성별, 측정에 사용한 장치의 차이에 따라 약간의 차이는 있지만 건강한 **제1대구치**에서의 수치는 자신의 **체중**과 거의 동일하다고 생각해도 좋다(그림 14-19).

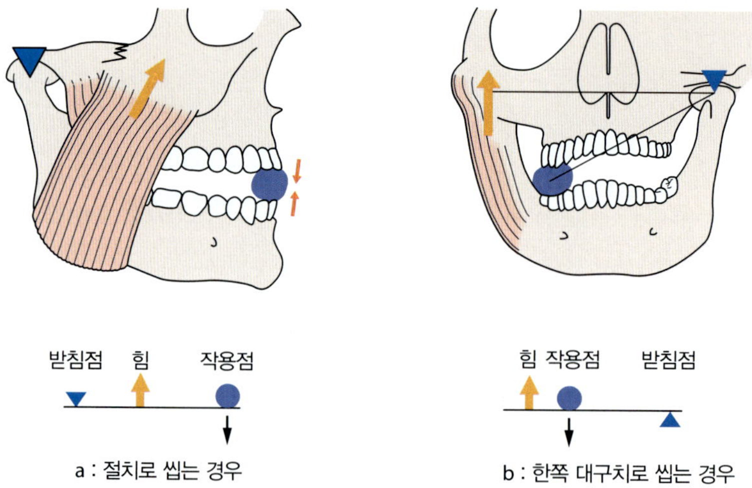

그림 14-19 **씹을 때의 힘의 작용**

(2) 악간거리와 교합력

악간거리가 어느 정도 이상이 되면 **교합력**은 오히려 작아진다(그림 14-20). 또 수직피개도(overbite)의 관계로 볼 때 절치부와 구치부에서는 최대 교합력을 발휘하는 악간거리가 다르다.

악간거리가 교합력에 영향을 미치는 것은 폐구근이 최대한 수축하는 데에는 **한계점**이 있어(15~18mm), 이 한계점을 넘어 근육이 늘어나거나 수축된 상태에서는 근육의 수축능률이 저하되어 발휘할 수 있는 힘이 감소하기 때문이다.

(3) 연령증가에 따른 교합력의 변화

연령에 따른 교합력의 변화를 보면 9세까지는 남녀의 성별 차이가 나타나지 않는다. 하지만 10세가 되면 남녀 간 교합력의 차이가 5kg에 이르고, 15~20세가 되면 제3대구치를 제외하고 교합력의 차이는 최고가 된다. 그 이후는 연령이 증가하면서 저하된다. 그러나 여성에서는 연령의 증가에 따른 교합력의 증가가 남성만큼 나타나지는 않는다.

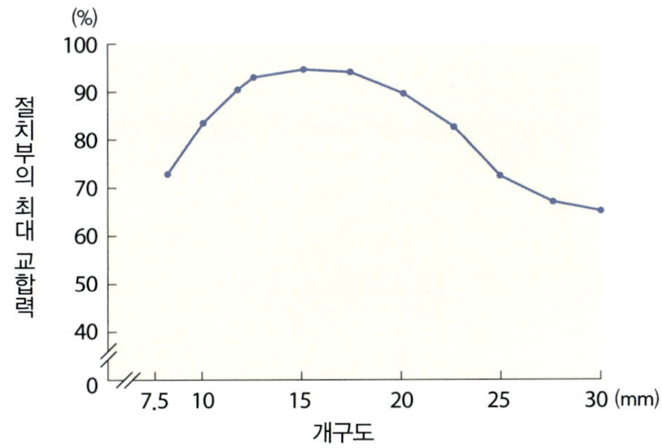

그림 14-20 **개구도와 최대 교합력의 관계**

(4) 의치 장착자의 교합력

의치를 장착하는 연령층에서 총의치 장착자의 교합력은 **전치부**에서는 **자연치열자의 1/2~1/3**, **구치부**에서는 1/4~1/8이다. 또 의치 장착자의 최대 교합력은 일반적으로 **자연치열자**의 **교합력의 15%**이다. 총의치를 장착한 사람의 교합력은 **소구치**에서 **최대**를 나타낸다. 그것은 의치에서는 교합 또는 저작할 때 소구치 부위가 가장 안정되어 있어 의치상에 가해지는 힘이 소구치 부위에 집중되기 때문이다.

(5) 교합력과 저작력의 차이

최대 교합력은 턱과 턱 또는 치아와 치아 사이로 꽉 물었을 때의 **정적인 힘**인데 반해 **저작력**은 실제로 음식물을 저작할 때 물어뜯고 분쇄하는 등의 **동적인 힘**으로 정의된다. 그러나 건강한 치아 사이에서 발휘되는 저작력의 수치를 측정하는 것은 기술적으로 무리가 있다. 따라서 치관이 결손되어 있는 치아나 치아가 탈락된 부위에 압력센서를 넣은 치관이나 의치를 장착해서 저작력을 측정하는 방법이 이루어지고 있다. 그림 14-21은 크기와 모양이 같고 경도가 다른 2종류의 음식을 저작했을 때의 저작력을 압력센서를 넣은 치관이나 의치를 사용해서 측정한 결과이다. 삶은 감자는 저작력이 작고 생당근은 크게 나타난다. 그러나 **저작력의 최대치**는 약 30kg 전후로 최대 **교합력의 절반 정도**이다. 저작을 함으로써 음식이 부드러워지면 저작력도 작아진다. 일반적인 평균 저작력은 최대 교합력의 1/6 또는 그 이하이다.

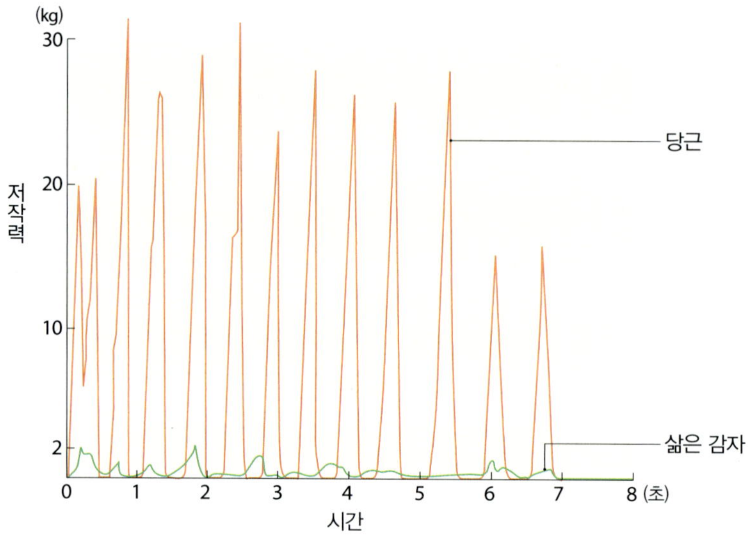

그림 14-21 경도가 다른 2종류의 음식을 섭취했을 때의 저작력 측정

2) 저작능력의 측정

저작능력의 판정은 각 기관의 개별적 기능보다 실제로 음식물을 씹고 분쇄하는 정도, 음식물 입자의 크기, 이들의 표면적을 측정하거나 무게를 측정하는 방법 등으로 이루어진다.

저작능력은 일정한 조건 아래, 즉 일정한 음식의 일정량을 일정한 저작횟수로 저작했을 때의 음식의 분쇄 능력으로 나타나며, 다음과 같은 방법으로 측정한다.

(1) 저작효율(masticatory efficiency)에 의한 방법

분쇄된 음식의 입자 크기에 따라 판정하는 방법이다. 구체적으로는 땅콩의 일정량(3g)을 20회 씹게 하고, 뱉어내게 한 다음 건조시켜서 10메시(mesh)의 체(체구멍 1.7mm)에 통과시켜 전체 섭취량(3g)에 대한 체를 통과한 양의 용량(%) 또는 중량(%)을 나타내는 것으로 이것을 저작효율이라고 한다. 저작에 의해 음식물이 어느 정도 크기의 입자로 세분되는지는 음식물의 양과 저작횟수에 따라 달라지기 때문에 저작횟수를 바꾸어 일정량의 시료를 저작했을 때의 분쇄입자의 크기를 대상으로 조사한 것이 그림 14-22이다. 저작효율과 저작횟수와의 상관성을 보면 땅콩은 10~20메시 이하의 체구멍 크기로는 좀처럼 분쇄되지 않는 것을 알 수 있다.

건강한 치열을 가진 사람과 결손치를 가진 사람의 저작횟수와 저작효율과의 관계는 그림 14-23과 같다. 10메시의 체를 이용해서 땅콩 3g을 20회 저작했을 때의 저작효율을 나타낸 것으로 제3대구치를 가진 자연치열자의 저작효율이 평균 88%인데 반해 결손치를 가진 사람의 저작효율은 저하되어 있는 것을 알 수 있다. 또 이 그림에서 보면 치아 상태가 동일해도 저작효율에 상당한 개인차가 있다는 것을 알 수 있다.

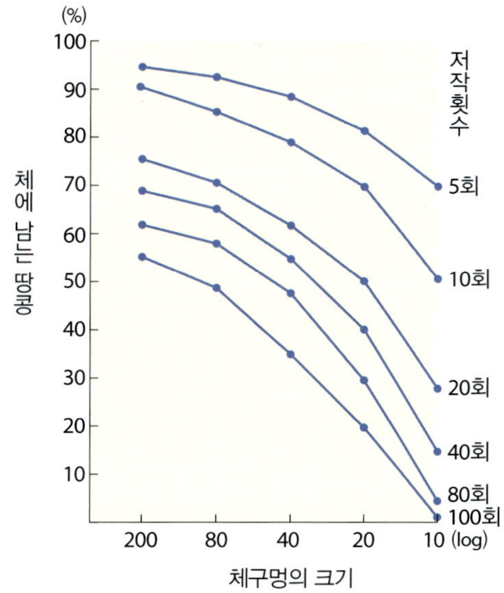

그림 14-22 저작횟수와 땅콩 분쇄도와의 관계

$$\text{저작효율} = \frac{\text{체구멍을 통과한 양}}{\text{건조중량(섭취량)}} \times 100(\%)$$

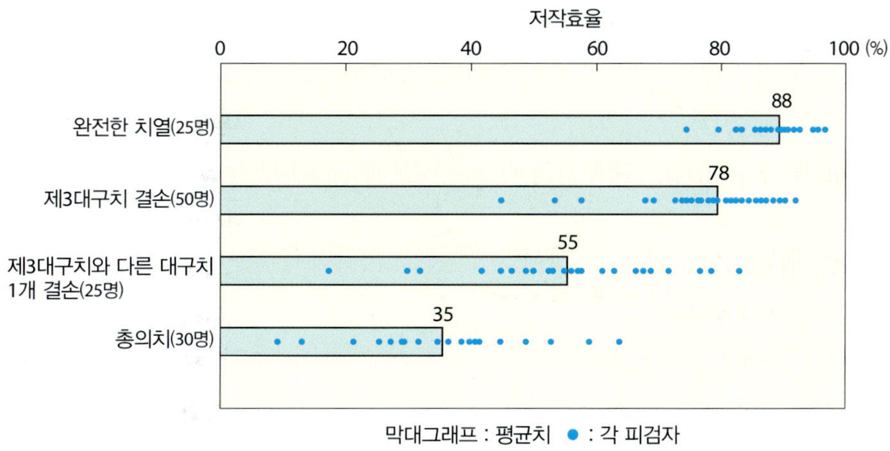

그림 14-23 치아결손과 저작효율의 관계

(2) 저작능률(masticatory performance)에 의한 방법

저작효율로 각 피검자의 저작능력을 비교하는 것은 불편하다. 맨리(Manly)는 제3대구치만 결여된 사람에게 20회를 저작시켜 전체의 78%가 10메시(체구멍 크기가 1.7mm)를 통과한 경우를 정상치로 간주하여 이것을 저작능률 100%로 정의하고 있다. 즉 어떤 피검자에서 전체 시료의 78%가 10메시를 통과하기 위해 40회 저작했을 때, 그 사람의 저작능률은 50%라고 한다. 그러나 실제 측정에서 78%가 10메시를 통과하도록 저작시키는 것은 불가능하다. 따라서 20회를 저작시킴으로써 저작효율을 구하고, 평균 저작능률 환산표를 이용해서 이 수치로 저작횟수를 산출한다. 다음 식으로 저작능률을 구하는 것이다.

$$\text{저작능률} = \frac{20}{\text{피검자의 저작횟수}} \times 100$$

한편 치식에 의한 저작효율 및 저작능률과의 관계는 표 14-2와 같다.

표 14-2 **치식(dental formula)에 의한 저작효율과 저작능률**

치식	저작효율	저작능률
45678	82	133
4567–	74	98
–5678	65	78
45–78	62	67
456––	57	56
45–7–	43	34
4––7–	41	31
45–––	21	22
의치		24

주) –은 결손치를 나타낸다.

• • • 핵심포인트 • • •

- 교합이란 상악과 하악의 치아가 접촉한 상태로 음식물 저작 시 힘을 발휘하는 기준이며 하악운동의 기준이 되는 위치이다.
- 기능적 정상교합이란 치아의 지지구조에 병적 증상이 나타나지 않고 정상적인 구강기능이 이루어지는 상태를 말한다.
- 형태적 정상교합이란 상하악 치아 교합면의 접촉상태 또는 교두와 오목의 접촉상태가 일정한 기준에 맞는 상태를 말한다.
- 부정교합이란 치아 교합면의 접촉상태가 일정한 기준에서 벗어난 비정상적인 상태를 말한다.
- 하악안정위란 어떤 긴장도 없이 쾌적하게 쉬고 있는 상태에서의 하악의 정지자세를 말한다.
- 교두감합위란 상하악 치아가 최대의 접촉면적을 가지고 교합할 때의 하악의 위치를 말하며, 최대교합위라고도 한다.
- 중심교합위란 악관절과 저작근이 정상적이고 상하악 치아가 교두감합위인 상태를 말한다.
- 중심위란 양쪽의 하악두가 전상방부에서 관절원판의 가장 얇은 부분을 사이에 두고 관절결절의 경사면과 마주보고 있을 때의 상하악의 관계를 말한다.
- 저작근은 하악운동과 저작에 관여하는 근육으로 교근, 측두근, 내측익돌근, 외측익돌근으로 구성되며 폐구운동, 개구운동, 전돌운동, 후퇴운동, 측방운동을 한다.
- 하악반사란 턱끝을 아래로 툭 쳐서 폐구근을 급격하게 신전시키면(턱을 아래로 늘이면) 반사적으로 입이 닫히는 현상을 말한다.
- 치주인대-교근반사란 상악의 중절치를 두드리거나 치은에 전기적 자극을 가함으로써 교근의 활동이 일시적으로 활발해지는 현상을 말한다.
- 개구반사란 광범위한 구강안면영역에 강한 기계적 자극이나 통증자극을 가하면 반사적으로 입이 벌어지는 현상을 말한다.
- 폐구반사란 설배나 구개의 점막에 가벼운 자극을 가했을 때 하악이 느리게 거상하며 입이 닫히는 현상을 말한다.
- 저작은 음식물을 분쇄하여 소화와 흡수를 돕고, 타액의 분비를 촉진하며 치아, 치주조직, 악골 등에 자극을 주어 혈류의 촉진과 대사를 높이며 미각 등을 자극함으로써 정신적 · 심리적 효과를 높이는 기능을 한다.

• • • 핵심포인트 • • •

◈ 혀는 감각기관으로서 체내에서 감각이 가장 예민한 곳으로 미각수용기가 있으며, 운동기관으로서 음식물을 포착해서 이동시켜 저작을 도우며 덩어리로 만들어 삼킬 수 있게 하며, 발음기관으로서 혀의 위치나 형상을 변화시킴으로써 발음하는 데 중요한 기능을 한다.

◈ 구순은 음식물의 성질을 감지하고 음식물이 구강 밖으로 나가지 못하게 유지시키며, 구강내압을 유지하고 치열의 유지에 기여하며 발음과 호기류의 조절에도 관여한다.

◈ 볼은 혀와 함께 음식물을 치아의 교합면에 올리고 유지하며, 혀의 압력과 균형을 이룸으로써 구치부 치열을 정상적으로 유지하고, 표정을 나타내는 데 관여한다.

◈ 구개는 저작 시 음식물을 누르고 으깨는 작용을 하고, 횡구개 주름의 감각은 혀운동의 지표가 되어 저작 및 발음기능을 조절하며, 연구개는 연하 및 발음기능에 관여하고, 연구개의 미뢰는 미각을 나타낸다.

◈ 교합력은 턱과 턱, 치아와 치아 사이로 꽉 물었을 때의 정적인 힘이고, 저작력은 음식을 씹을 때의 동적인 힘인데, 일반적으로 저작력은 최대교합력의 1/6 이하이다.

◈ 저작능률은 일정한 음식의 일정량을 일정한 횟수로 저작했을 때의 음식의 분쇄능력으로 알 수 있다.

Review Test

01. 구강 내 위해자극으로부터 피하려고 하는 방어반사는?

① 개구반사 ② 폐구반사 ③ 하악반사
④ 탈부하반사 ⑤ 치주인대-저작근반사

02. 치주인대의 기계적 수용기에 대한 자극에 의해 폐구근이 일시적으로 활발해지는 반사는?

① 개구반사 ② 폐구반사 ③ 하악반사
④ 부하반사 ⑤ 치주인대-저작근반사

03. 치아를 두들기거나 치아에 지속적인 힘을 가할 때 폐구근의 활동이 활발해지는 반사는?

① 개구반사 ② 하악반사 ③ 부하반사 ④ 폐구반사 ⑤ 탈부하반사

04. 제1대구치의 교합력이 최대인 사람은?

① 15세 남성 ② 25세 남성 ③ 35세 남성
④ 25세 여성 ⑤ 45세 여성

05. 교합력에 대한 설명으로 옳은 것은?

① 치아 수가 적을 때 교합력이 크다.
② 전치가 구치에 비해 교합력이 크다.
③ 치주인대가 예민한 경우 교합력이 크다.
④ 15~20mm의 개구도에서 최대 교합력을 발휘한다.
⑤ 정상 치열인 사람은 제2대구치에서 교합력이 최대이다.

06. 다음 설명으로 옳은 것은?

① 교합력과 저작력은 같다.

② 하악의 운동범위는 한계가 없다.

③ 하악을 기준으로 한 상악의 위치를 중심교합이라 한다.

④ 하악반사는 턱끝을 아래로 쳤을 때 반사적으로 입이 닫히는 현상이다.

⑤ 상 · 하악 치아가 최대의 접촉면적을 가지고 교합하는 것을 중심교합이라 한다.

07. 상악을 기준으로 하는 하악의 위치를 무엇이라 하는가?

① 상악위　② 하악위　③ 안정공간
④ 최대교합　⑤ 부정교합

08. 하악운동의 한계영역을 나타내는 마름모꼴 기둥 모양을 무엇이라 하는가?

① 전방한계　② 후방한계　③ 베넷운동
④ 측방한계　⑤ 포셀트의 도형

09. 폐구운동에 관여하는 근육은?

① 측두근　② 이설골근　③ 악설골근
④ 외측익돌근　⑤ 악이복근

10. 다음 그림에 대한 설명으로 옳지 않은 것은?

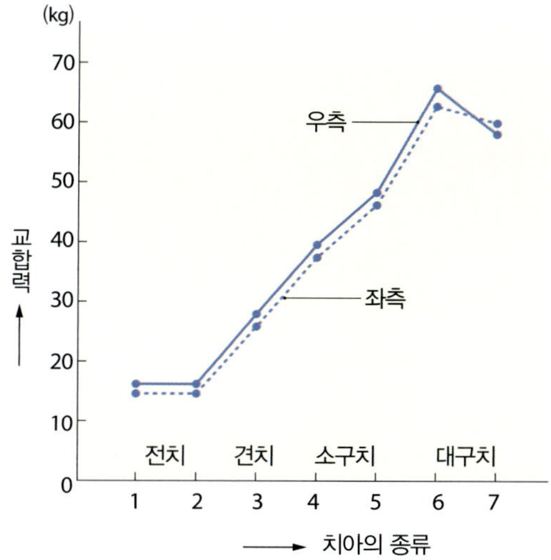

① 전치가 교합력이 가장 낮다.

② 제2대구치의 교합력이 가장 높다.

③ 개구도와 교합력의 관계는 알 수 없다.

④ 소구치에 비해 대구치의 교합력이 높다.

⑤ 좌측보다는 비교적 우측의 교합력이 높다.

정답 01. ① 02. ⑤ 03. ③ 04. ② 05. ④ 06. ④ 07. ② 08. ⑤ 09. ① 10. ②

Chapter

15 타액과 구강건강

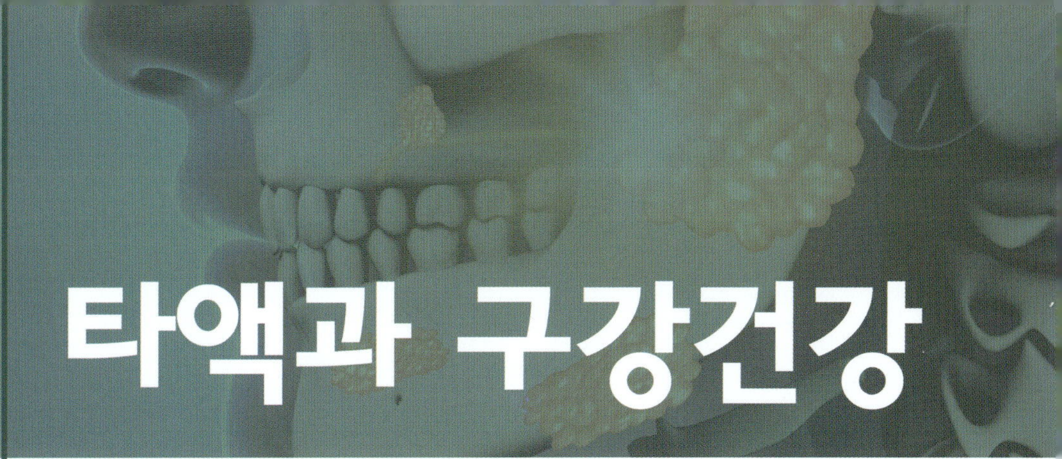

학습목표

1. 타액선의 구조와 종류를 설명할 수 있다.
2. 타액의 기능을 설명할 수 있다.
3. 타액의 조성과 특징을 설명할 수 있다.
4. 타액선의 신경지배를 설명할 수 있다.
5. 타액분비기전을 설명할 수 있다.
6. 타액과 관련된 질환을 설명할 수 있다.
7. 타액분비 저하의 치료법에 대하여 설명할 수 있다.

〈핵심용어〉

타액선 / 대타액선 / 이하선 / 악하선 / 설하선 / 소타액선 / 구순선 / 설선 / 에브너선(Ebner's glands) / 협선 / 구개선 / 구치선 / 선방부 세포 / 장액성 세포 / 점액성 세포 / 도관부 세포 / 근상피세포 / 원타액 / 구강내 타액 / 상타액핵 / 하타액핵 / 브래디키닌(bradykinin) / 타액분비량 / α아밀라아제 / 뮤신(mucin) / 라이소자임(lysozyme) / 과산화효소(peroxidase) / 락토페린(lactoferrin) / 히스타틴(histatin) / β디펜신(β-defensin) / 분비형 면역글로불린 A / 항탈회작용 / 용매작용 / 세정작용 / 획득피막 / 쇼그렌증후군 / 바이러스성 질환 / 인공타액 / 타액분비촉진제

Chapter 15

타액과 구강건강

타액(saliva)은 구강 내 환경을 유지하는 데 중요한 역할을 하는 체액으로 타액선(salivary gland)에서 만들어지고 자율신경의 이중지배로 분비가 조절된다. 타액 안에는 수분이나 전해질 등의 저분자물질과 다양한 단백 성분이 고분자물질로 들어 있다. 타액 속 성분 소화작용, 보습작용, 항균작용, 치아 및 구강점막의 보호기능 등에 관여한다. 따라서 타액의 분비이상은 다양한 구강 질환과 관련이 있다.

1 타액선의 구성 (그림 15-1)

타액선은 타액을 만들어 구강으로 분비하는 기능을 가진 선(샘)조직으로, **대타액선**(major salivary glands)과 **소타액선**(minor salivary glands)으로 분류된다.

- **대타액선** : 이하선(parotid gland), 악하선(submandibular gland), 설하선(sublingual gland)의 3대 타액선이 있다.
- **소타액선** : 구순선(labial glands), 설선[전설선(anterior lingual gland), 에브너선(Ebner's glands), 후설선(posterior lingual gland)], 협선(buccal gland), 구개선(palatine gland), 구치선(molar gland) 등이 있다.

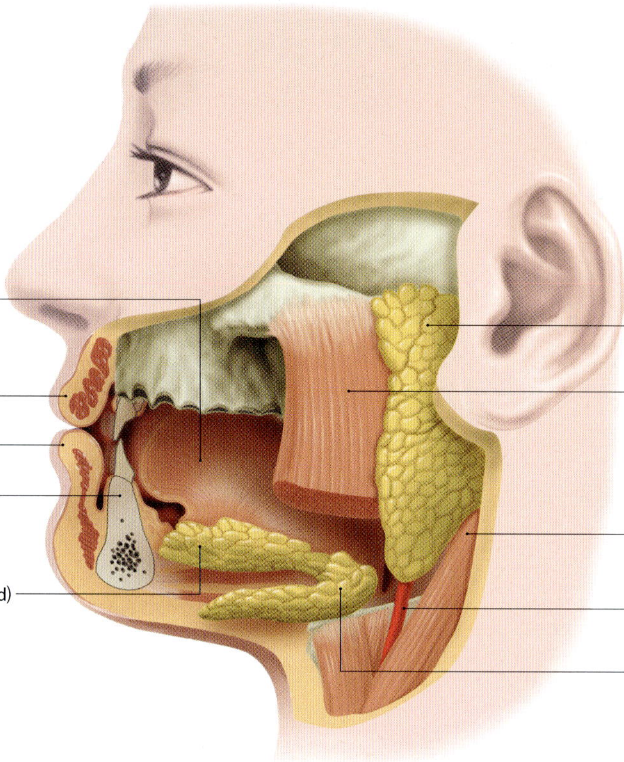

그림 15-1 타액선

1) 타액선의 구조

타액선은 **외분비선**(exocrine gland)의 일종이다. 외분비선의 공통된 점은 **선방부세포**와 **도관부세포**로 구성되어 있다는 것이다(그림 15-2). 타액은 선방세포(acinar cell)에서 먼저 만들어지고 도관부를 통과해 구강 내로 분비된다. 타액선 주위에는 **근상피세포**(myoepithelial cell)가 부착되어 있고 **혈관**이 분포한다. 또 타액선의 기능을 조절하는 신경이 존재한다.

① 선방부 세포

타액선의 **선방부 세포**는 **장액성 세포**와 **점액성 세포**의 2종류로 분류된다. 점액성 세포는 타액 속 성분인 당단백질 뮤신(mucin)을 합성해서 분비하며, 장액성 세포는 뮤신을 거의 분비하지 않고 다른 성분을 분비한다.

이하선 선방세포는 장액세포(serous cell)로 이루어지는데 탄수화물분해효소인 α-아밀라아제를 합성해서 분비한다. 악하선은 장액세포와 점액세포(mucous cell)로 이루어진 혼합선(mixed gland)이며 설하선은 점액세포가 많은 혼합선이다. 소타액선에서는 에브너선(Ebner's glands)이 장액세포로 이루어져 있으며 그 외에는 점액세포로 구성되어 있다.

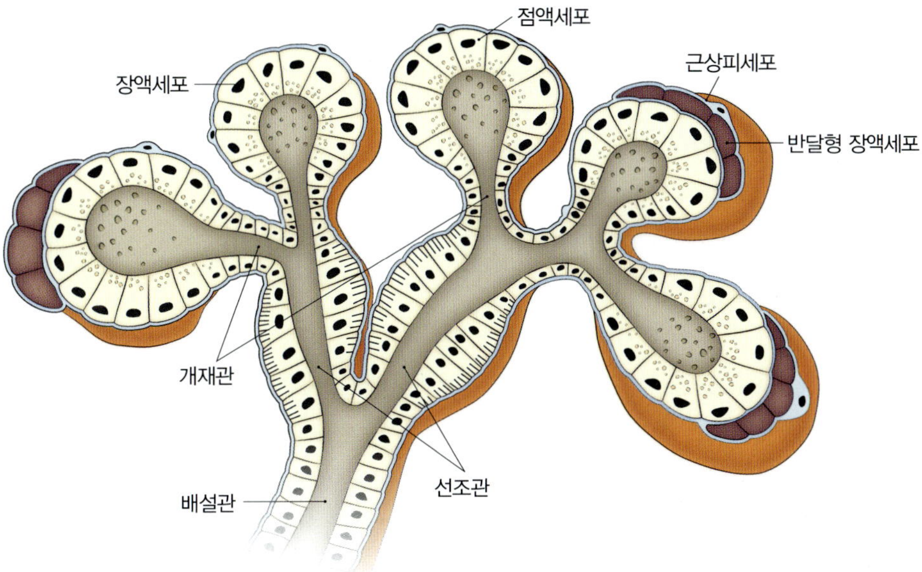

그림 15-2 타액선의 선방부와 도관부

② 도관부 세포

도관부 세포는 선방부와 가까운 쪽부터 **개재부 도관**, **선조부 도관**, **배설 도관**으로 구분된다.

③ 근상피세포

근상피세포는 선방부나 개재부 도관부에 부착되어 있다. 이 세포는 **액틴**(actin)이라는 수축 단백질을 함유하고 있어 수축능력을 가지고 있다.

④ 혈관

타액선에는 **혈관**이 분포해 있어 일반 장기와 마찬가지로 혈류에 의한 **산소**나 **영양소**의 **공급**을 받아 기능한다. 또 타액 속 성분은 혈액에서 유래하는 것도 있기 때문에 타액선에서의 혈관분포는 중요하다.

⑤ 신경

타액선의 기능은 자율신경의 이중지배를 받으므로 **교감신경** 및 **부교감신경**이 분포되어 있다.

2 타액의 생성과 분비

타액 속에는 다양한 물질이 함유되어 있는데 크게 분류하면 수분과 이온, 혈장에서 유래하는 단백질과 타액선에서 유래하는 단백질이 있다.

타액은 선방부에서 만들어지고 도관부에서 조절을 받아 배출된다. 그리고 이온과 수분은 혈장 성분에서 유래되어 타액 중으로 분비된다.

타액 분비는 자율신경의 이중지배에 의해 조절된다(그림 15-3). 부교감신경의 흥분으로 신경종말에서 아세틸콜린(acetylcholine)이 분비되고, 선방세포의 기저측막(basolateral membrane)에 존재하는 무스카린성 아세틸콜린 수용체와 결합하면 수분이 많은 타액이 다량으로 분비된다. 한편 교감신경의 흥분으로 신경종말에서 노르에피네프린이 분비되어 선방세포의 기저측막에 존재하는 β 에피네프린 수용체와 결합하면 단백질이 분비된다.

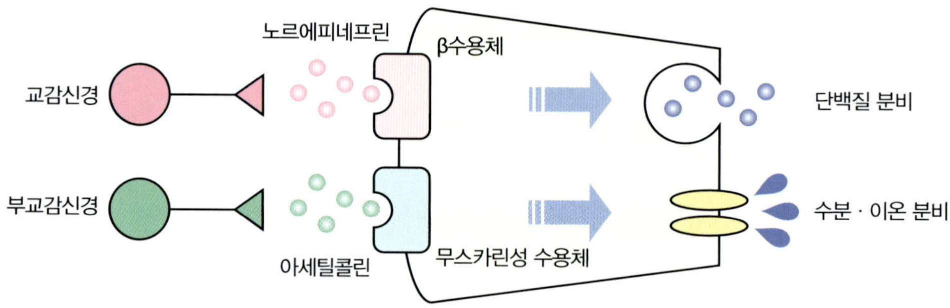

그림 15-3 타액선에서 자율신경의 이중지배

1) 원타액과 구강내 타액

원타액은 선방부 세포에서 만들어진 타액으로 삼투압과 이온의 조성이 혈장성분과 가깝다. 그러나 구강 내 타액의 삼투압은 저장성을 띠며, 이온의 조성도 원타액과는 다른데 그것은 도관부의 기능 때문이다.

도관부 특히 선조부 도관에는 이온의 재흡수 기전이 존재한다. 도관부 세포도 기저측과 관강측으로 구별되는데 기저측막에는 강한 $Na^+ - K^+$ - ATPase 활성이 나타나며, 그 펌프기능 때문에 Na^+은 혈관 쪽으로, K^+은 세포 내로 수송된다. 따라서 관강측막에서 Na^+의 세포 내 농도가 높아져 Na^+ 통로를 통해 Na^+의 재흡수가 이루어진다. Cl^-은 Na^+의 수송에 동반되어 수송되며 선강에서의 NaCl은 도관부에서 재흡수된다. 그러나 도관부 세포는 수분을 투과시키지 않으므로 그 결과 저장성 타액이 형성된다.

2) 타액의 성분 조성과 특성 (표 15-1)

타액은 99% 이상이 수분이고, 색조는 무색투명하며, 적당한 점도를 가지고 있다. 비중은 물보다 약간 커서 1.004~1.009이며, 삼투압은 혈액(285mOsm)보다 낮아 (저장액)100~200mOsm을 나타낸다. 또한 타액의 pH는 대략 6.0~8.0의 범위인데, HCO_3^-(중탄산이온) 농도에 따라 변화한다. HCO_3^- 농도는 타액의 분비속도가 빨라지면 높아지며 그 결과 타액의 pH도 높아져 타액 분비량이 많으면 약알칼리성을 나타내고, 분비량이 적으면 약산성을 나타낸다.

표 15-1 타액의 성분 조성

조성	비율	성분
수분	99.2~99.5%	
뮤신	약 0.3%	
유기물	0.4~0.5%	아밀라아제, 리소자임, 티오시안산염, 효소 등
무기물	0.1~0.3%	NaCl, KCl, $NaHCO_3$, Na_2HPO_4, $CaCO_3$ 등

3) 타액의 분비속도와 타액 중 이온조성의 변화 (그림 15-4)

타액에는 다양한 전해질이 들어있지만 분비속도의 변동으로 전해질 농도가 달라진다. 분비속도가 증가함에 따라 Na^+(나트륨이온), Cl^-(염소이온) 및 HCO_3^-(중탄산이온) 농도는 상승하고, K^+(칼륨이온) 농도는 약간 감소한다. 원타액에는 혈장에서 유래한 전해질이 함유되어 있으며 농도도 혈장과 비슷하다. 그러나 도관부를 통과하는 동안 Na^+이나 Cl^-은 재흡수되어 NaCl의 농도는 감소한다. 한편 도관부에서는 K^+이 분비되기 때문에 K^+ 농도는 상승한다. 이 변화는 분비속도가 느릴수록 뚜렷하게 나타난다. 그러나 분비속도가 빨라지면 도관부에서 변화를 받는 시간이 짧아진다. 따라서 Na^+이나 Cl^-의 농도는 혈장농도와 비슷해지게 된다.

HCO_3^-은 혈장에서 유래하는 것은 아니다. 선방부와 도관부 세포의 대사과정에서 CO_2가 생기는데 이것을 완충시키기 위해 $CO_2 + H_2O \rightarrow H^+ + HCO_3^-$ 반응이 진행된다. 이 반응에서 생성된 H^+은 도관부 세포 기저측과 관강측으로 이동하는 데 비해 HCO_3^-은 오로지 관강측으로 이동한다. 따라서 분비속도가 빨라지면 타액 속의 HCO_3^- 농도가 높아지며, 그 결과 타액의 pH는 상승한다.

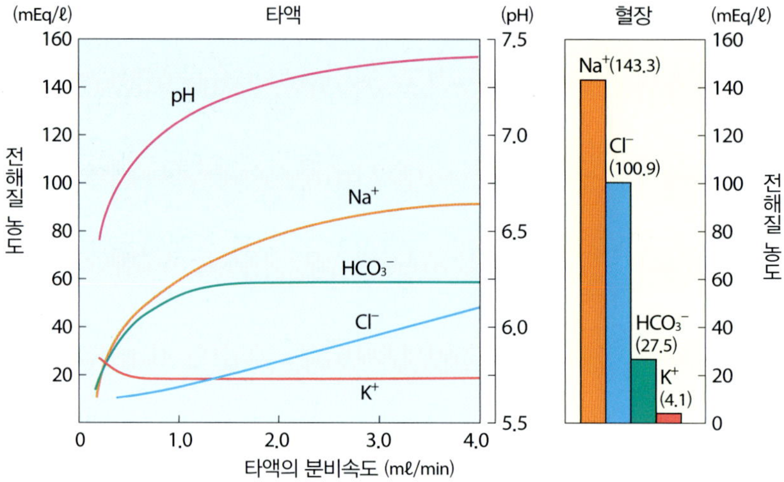

그림 15-4 이하선에서 타액의 분비속도와 이온조성의 관계

3 타액선의 신경지배 (그림 15-5)

1) 자율신경계의 일차중추

(1) 부교감신경계

부교감신경의 일차중추는 연수의 망상체에 존재하며 악하선, 설하선을 지배하는 **상타액핵**(superior salivary nucleus)과 이하선을 지배하는 **하타액핵**(inferior salivary nucleus)이 있다.

상타액핵에서의 **신경정보**는 안면신경(중간신경) → 고삭신경(chorda tympani nerve) → 설신경을 통과해 악하신경절(submandibular ganglion)에 이른다. 여기에서 시냅스를 통해 정보가 신경절이후신경섬유(postganglionic nerve fiber)로 전달되고 악하선, 설하선에 이른다.

하타액핵에서의 **신경정보**는 설인신경(glossopharyngeal nerve) → 고실신경(tympanic nerve) → 소추체신경(lesser petrosal nerve)을 통과하여 이신경절(otic ganglion)에 이른다. 여기에서 신경절이후신경섬유로 정보가 전달되고 이개측두신경(auriculotemporal nerve)을 통과해 이하선에 이른다.

(2) 교감신경계

교감신경의 일차중추는 제1~제4흉수에 존재한다. 여기에서 정보는 신경절이전신경섬유를 통해 상경신경절(superior cervical ganglion)에 이르고 신경절이후신경섬유를 통해 각각의 타액선이 이른다.

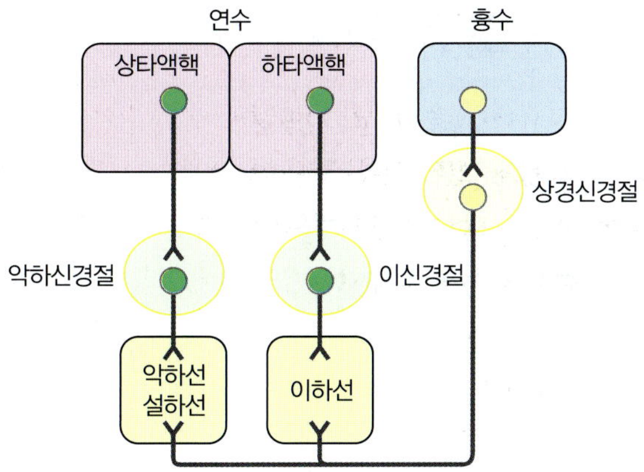

그림 15-5 타액선의 신경지배

2) 상위중추

자율신경의 일차중추에는 다시 타액 분비에 관여하는 상위중추가 존재하고, 여기에서의 정보가 타액 분비를 조절한다. 상위중추에는 연수 주위, 시상하부, 대뇌변연계, 대뇌피질이 있다. 미각의 정보 또는 저작의 정보가 상위중추를 통해 타액 분비를 조절한다.

4 타액 분비와 혈류

타액선의 혈관은 타액이 분비될 때 확장되며, **자율신경계**에 의해 조절된다. **부교감신경**은 **혈관 확장**을 일으키고 **교감신경**은 **혈관수축**과 **확장**을 일으킨다. 혈관확장에는 브래디키닌(bradykinin)이 관여한다. 부교감신경의 자극으로 도관부 세포에서 단백질 분해효소인 칼리크레인(kallikrein)이 분비되어 혈액 속 키니노겐(kininogen)을 분해하여 강한 혈관확장 작용을 가진 브래디키닌이 생성된다.

이 외에도 혈관성 장관폴리펩티드(vasoactive intestinal polypeptide, VIP)가 부교감신경에서 신경전달물질로 방출되어 아세틸콜린과 함께 혈관확장을 유발하거나, 혈관확장 작용을 가진 일산화질소(NO)를 신경전달물질로 방출하는 신경이 존재하여 혈관확장에 관여한다.

5 타액분비량의 변화

하루의 타액분비량은 약 1~1.5L이다. 그러나 타액분비량은 개인차가 크고, 채취조건에 따라서도 크게 변동하기 때문에 편차가 생긴다. 타액선의 상대분비율은 상태에 따라 변화한다. 타액은 수면 중에도 분비되는데, 자극이 적은 조건에서는 악하선에서의 분비가 많아진다. 반면 이하선 타액의 분비는 산 자극이나 기계적인 자극에 반응해서 증가한다. 그러나 수면 중에는 이하선에서 분비가 일어나지 않는다(그림 15-6).

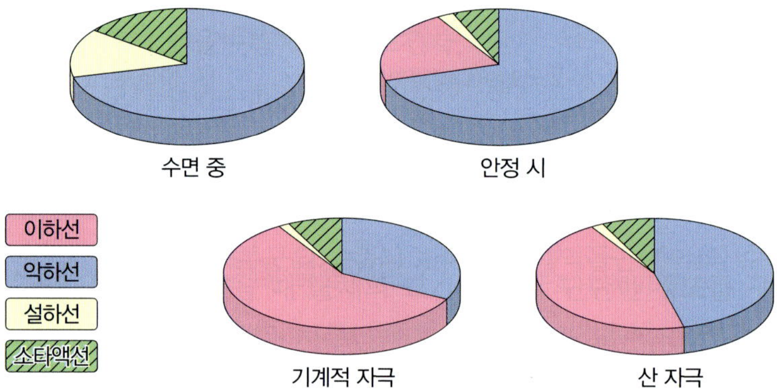

그림 15-6 타액선의 상대분비율

생각해 보자

안정 시, 수면 중, 산 자극에 따른 타액분비량의 변화에 대해서 논의해보자.

6 타액의 기능(생리작용) (그림 15-7)

(1) 타액의 소화작용

이하선에서 분비되는 α-아밀라아제는 다당류인 전분이나 글리코겐을 가수분해하고, 올리고당인 α한계덱스트린, 말토트리오스(maltotriose)나 이당류인 말토오스(maltose)까지 소화한다.

혀에 존재하는 소타액선 중 하나인 에브너선(Ebner's glands)은 리파아제를 분비하여 지방의 소화에 관여한다.

(2) 구강점막 · 치질의 보호작용

악하선, 설하선, 소타액선에서 분비되는 당단백질과 타액 속의 수분은 음식물을 축축하게 해서 덩어리로 만드는 것을 돕는다. 또 연하를 부드럽게 하고 대화할 때 혀나 입술의 움직임을 원활하게 한다. 뮤신(mucin)은 보수성, 습윤성이 뛰어나 점막이 건조하지 않게 한다. 또 법랑질에 달라붙어 획득피막(acquired pellicle)을 형성함으로써 보호막으로 기능한다.

(3) 항균 및 살균작용

① **라이소자임**(lysozyme)

세균의 세포막 무코다당체를 가수분해하고 용균작용을 발휘한다.

② **과산화효소**(peroxidase)

로단염(SCN^-)과 세균의 대사산물인 과산화수소(H_2O_2)를 반응시켜 항균인자 하이포타이오사이안산염(hypothiocyanite, $OSCN^-$)을 형성한다. $OSCN^-$은 세균 내에서 단백질인 시스테인을 산화하여 분자 내 또는 분자 사이에 부적합한 S−S결합을 촉진한다. 이것이 세균에 필요한 단백질의 기능을 저해하는 것으로 보인다.

③ **락토페린**(lactoferrin)

철 이온을 결합하는 단백질이다. 세균증식에 필요한 철을 빼앗음으로써 항균작용을 하는 것으로 알려져 있다. 최근에는 철 결합작용과 관계없이 항균작용, 항바이러스작용, 항진균작용을 하는 것으로 보고되고 있다.

④ **히스타틴**(histatin)

타액 속에는 10종 이상의 히스타틴이 존재한다. 칸디다균에 대한 항진균작용, 치주병원균인 *Porphyromonas gingivalis*의 트립신성 프로테아제의 활성저해, 비만세포에서의 히스타민 방출 촉진작용 등이 있다.

⑤ **β디펜신**(β−defensin)

그람음성 세균 표층의 리포폴리사카라이드(lipopolysaccharide)와 결합해서 세균세포벽을 투과성으로 만들어 살균작용을 나타낸다.

⑥ **분비형 면역글로불린 A**(secretory IgA, s IgA)

외래성 세균이나 바이러스의 부착을 억제하고 독소중화 작용을 한다.

(4) 완충작용

타액은 산이나 알칼리를 중화한다. 중탄산이온(HCO_3^-)에 의한 pH의 완충작용은 세균이 생산하는 산을 중화시켜 치아를 탈회에서 방지하는 항탈회작용을 한다.

(5) 항탈회작용

법랑질 근처에서 칼슘이온(Ca^{2+})과 인산염 농도가 높으면 무기물의 포화상태를 유지하게 되어 탈회가 억제된다. 타액 중 스타테린이나 프롤린이 풍부한 단백질 등은 인산칼슘의 침전을 억제하고 타액 속의 칼슘이온과 인산을 과포화로 유지하며 항탈회작용을 한다.

(6) 용매작용

맛물질(taste substance)은 타액에 용해됨으로써 미각수용기에 도달한다.

(7) 세정작용

치아나 점막에 부착된 음식물 찌꺼기는 타액으로 세정된다. 대타액선 도관의 개구부 근처에는 타액의 흐름이 많기 때문에 우식의 발생률이 낮다.

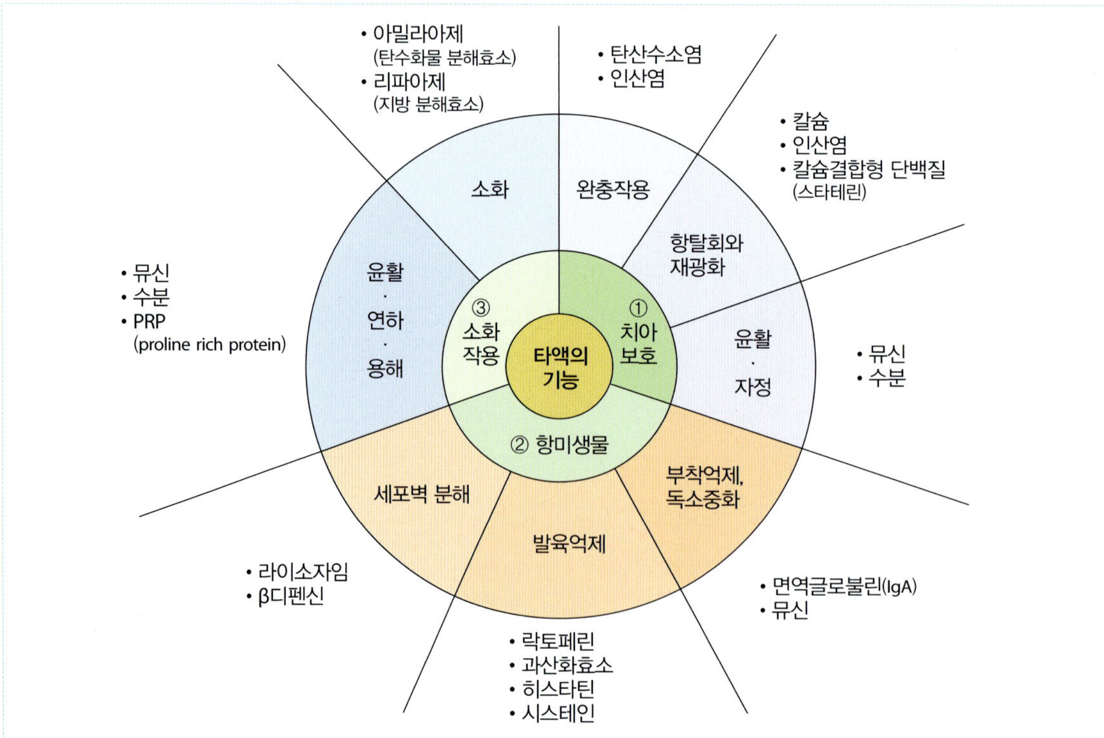

그림 15-7 타액 조성에 따른 기능 분류

(8) 배설작용

혈중에 존재하는 성분이 **타액 중**으로 **배설**된다. 중금속류나 약물의 대사물이 배설된다.

7 타액과 질환

타액은 다양한 생리작용을 가지고 있기 때문에 타액의 분비이상은 구강기능에 큰 영향을 준다. 타액의 항균 및 살균작용이나 세정 및 항탈회작용이 감소되면 우식이나 치주질환이 발생하기 쉽다.

타액분비량의 **저하**는 구강점막에 대한 보호작용도 저하시키기 때문에 **구강점막**이 쉽게 **손상**된다. 타액분비량의 저하와 함께 항균 및 살균작용이 감소되면 세균의 증식이나 세균총의 변화가 생기고 점막에 염증이 발생한다. 또한 미각의 감수성 저하나 저작 및 연하장애, 대화곤란 등도 야기된다.

1) 타액과 치아우식증

타액이 함유하고 있는 특수한 당단백질 **뮤신**(mucin)은 법랑질의 수산화인화석과 결합하여 피막을 만든다. 이 피막을 **획득피막**이라고 하는데 이 피막은 **치아**나 **구강점막**을 **보호**하는 반면 **우식세균**을 **법랑질**에 **부착**시키는 역할도 한다. 획득피막에 부착한 우식성 세균은 자당(sucrose)으로 덱스트란, 뮤탄, 레반 등의 다당체를 합성하는 것이 있는데 이들 다당체는 점착성이 강해 치아 표면에 강하게 부착한다. 여기에 치은열구액과 타액이 가해져 치면세균막(plaque)이 형성되며 우식세균이 증식하고 산을 생산하여 치아로부터 칼슘이나 인을 분리(탈회)함으로써 치아우식을 일으킨다.

2) 타액과 치주질환

치주질환은 **치석**(calculus)의 **침착**과 깊은 관계가 있다. 치석은 타액이나 치은열구액에서 유래한 칼슘과 인산이 인산칼슘이나 수산화인회석의 형태로 치면세균막에 침전한 것이다.

치면세균막 내의 칼슘과 인산의 농도는 타액보다 훨씬 더 높으며, 치면세균막 내의 pH가 높아지는 상태에서는 인산칼슘이 침전되기 쉽다. 타액에서 이산화탄소(CO_2)가 방출되거나, 요소에서

암모니아가 생산되거나, 타액 중의 펩타이드로부터 폴리아민(polyamine)이 생산되면 치면세균막 내의 pH가 높아지며 인산칼슘이 쉽게 침전될 수 있다. **세균**은 **치석 형성 과정**에서 **간접적**인 역할을 하는 것으로 간주되고 있다.

한편 타액 중에 존재하는 **분비형 면역글로불린 A**(IgA) 및 분자량이 큰 **뮤신**(mucin)은 외래성 세균이나 바이러스가 점막에 부착하는 것을 저지하고 독소중화작용을 하여 **치주질환의 발생**을 **예방**한다.

3) 타액과 전신질환

(1) 쇼그렌증후군

쇼그렌증후군(Sjögren syndrome)은 **타액선**과 **안구** 및 **결합조직**에 장애를 일으키는 **만성 자가면역 질환**으로 **구강건조증**, **안구건조증**, **결합조직**에 병변이 나타난다.

특히 구강건조증으로 인해 치아우식증, 치주질환이 빈발하며 혀의 사상유두, 심상유두의 위축으로 인해 혀점막이 붉게 보이고 타액분비의 감소가 나타난다. 심한 경우 구강출혈, 연하곤란 및 구내염 등이 나타날 수 있다.

(2) 바이러스성 질환

타액 속에는 각종 병원성 바이러스가 관찰된다. **인플루엔자바이러스**, **유행성이하선염바이러스**, **간염바이러스**, **AIDS바이러스**는 타액 중에 섞여 감염의 원인이 되기 때문에 치과의사, 치과위생사 등은 충분한 예방조치를 취해야 한다.

그러나 타액 중으로 분비되는 **분비형 면역글로불린 A**(IgA)와 **뮤신**(mucin)은 **항바이러스 작용**을 하여 바이러스가 점막에 부착하는 것을 막아주는 역할을 한다.

생각해 보자

치과는 모든 진료에서 환자의 타액이 접촉될 수밖에 없어 접촉성 감염이 일어날 가능성이 높다. 환자와 의료진 모두를 위한 치과 내 위생관리 방법에는 무엇이 있을까?

8 타액분비 저하의 원인 및 치료

1) 타액분비 저하의 원인

(1) 타액선 세포의 파괴

자가면역질환 중 하나인 쇼그렌증후군은 타액선 세포의 파괴로 타액분비량이 감소한다. 또한 두경부 종양 치료를 위한 방사선 조사에서도 타액선 세포의 파괴가 나타나며 타액선 종양으로 타액선을 절개한 경우도 타액분비량은 감소된다. 타액분비량이 저하되면 구강건조증이 나타난다.

(2) 체액조절

염분의 과잉섭취나 구토, 설사에 의한 탈수, 당뇨병 등이 원인이며, 혈장삼투압이 상승하고 수분 보충이 요구될 때 타액분비량이 감소한다.

(3) 분비자극 부전

중추성 신경장애나 타액선 지배신경의 장애 등이 원인이 되는데 신경지배가 중단되면 타액분비량이 저하된다. 또 많은 약물에 의한 신경전달물질의 분비장애나 그 수용장애가 원인이 되어 타액분비량 저하가 나타난다.

(4) 노화

타액선은 나이가 들면 선방부 세포의 위축, 세포 수의 감소로 선(샘) 전체가 위축된다. 노화에 따른 기능적인 변화로 안정 시 타액분비량의 감소가 나타나지만, 노화로 인한 반사성 타액의 변화는 적다. 고령자의 약 25%가 구강건조증 또는 이와 관련한 증상을 호소한다는 보고가 있다. 대부분의 경우 그 원인으로 순환기질환이나 당뇨병 등의 질환을 가지고 있어 치료를 위한 약물을 복용하고 있는 것으로 알려져 있다.

2) 타액분비 저하의 치료

(1) 약물요법

① 인공타액(artificial saliva)

인체의 타액을 대체할 수 있는 물질로 수시로 구강을 적셔서 **구강건조감**을 **완화**시킬 수 있다. 타액선의 실질적 기능이 저하된 무반응자의 경우 활용되는 제제이다.

② 타액분비촉진제(sialogogue)

자극성 타액분비율이 정상인 반응자에게 효과적인 제제이다. 일반적으로 염산필로카르핀(pilocarpine HCl, 상품명 : 살라겐정) 1정(5mg)을 1일 3회 경구투여한다.

(2) 생활요법

① 평상시 스트레스를 잘 관리하고 수분을 충분히 섭취하게 한다(하루 8잔 이상).
② 식사 시 신선한 야채와 과일을 충분히 섭취하게 한다.
③ 맵고 자극적인 음식이나 과도한 탄수화물 섭취를 피하게 한다.
④ 커피 섭취는 줄이고 가급적 녹차를 마시게 한다.
⑤ 입술이 마를 경우 입술보호제를 사용하게 한다.
⑥ 당분 섭취는 제한하며, 가급적 금연하게 한다.
⑦ 적극적 구강 위생관리와 정기적 불소도포가 필요하다.
⑧ 신 음식(레몬)은 타액분비를 자극하지만 치질이 탈회될 수 있으므로 조절이 필요하다.
⑨ 매일 취침 전 불소가글을 하게 한다.
⑩ 정기적인 치과검진을 받도록 지도한다.

• • • 핵심포인트 • • •

- 타액선은 외분비선의 일종으로 대타액선과 소타액선으로 분류되고, 선방부세포와 도관부세포로 구성되며, 타액은 선방부에서 만들어지고 도관부에서 조절을 받아 배출된다.
- 타액은 소화작용, 구강점막과 치질의 보호작용, 항균 및 살균작용, pH의 완충작용, 항탈회작용, 용매작용, 세정작용, 배설작용 등의 기능을 한다.
- 타액은 99% 이상의 수분, 뮤신, 유기물, 무기물 등으로 구성되어 있으며 무색투명하고 적당한 점도를 가지고 있으며, pH는 약 6.0~8.0이다.
- 타액선의 신경지배는 자율신경계의 일차중추로, 부교감신경계의 일차중추는 연수의 망상체에 존재하고 교감신경계의 일차중추는 제1~제4흉수에 존재한다.
- 타액분비는 자율신경의 이중지배에 의해 조절되는데 부교감신경의 흥분으로 수분이 많은 타액이 다량으로 분비되며, 교감신경의 흥분으로 단백질이 분비된다.
- 타액분비량의 저하는 구강점막의 손상, 세균증식, 세균총의 변화, 점막염증, 미각감퇴, 연하장애, 대화곤란 등을 야기하여, 치아우식증, 치주질환 등을 발생시킨다.
- 타액분비량 저하의 원인에는 타액선세포의 파괴, 체액조절, 분비자극 부전, 노화, 질환(쇼그렌증후군) 등이 있으며 치료에는 인공타액을 사용하는 방법과 타액분비촉진제를 투여하는 방법, 일생생활에서의 생활요법 등이 있다.

Review Test

01. 타액의 중탄산염은 pH를 적정수준으로 유지시켜주는 역할을 하여, 치아의 우식을 예방하는 효과를 가지고 있다. 이것과 관련된 기능은?

① 항균작용 ② 완충작용 ③ 자정작용
④ 물리적작용 ⑤ 배출작용

02. 타액분비 조절에 관여하는 신경은?

① 시신경 ② 설하신경 ③ 체성신경
④ 자율신경 ⑤ 내이신경

03. 타액 안의 철 이온과 결합하는 단백질로 세균의 증식을 억제하는 작용을 하는 성분은?

① 히스티딘 ② 락토페린 ③ 라이소자임
④ 과산화효소 ⑤ 면역글로블린

04. 세균의 세포벽을 가수분해하여 용균작용을 발휘하여 항균작용을 나타내는 성분은?

① 히스티딘 ② 락토페린 ③ 라이소자임
④ 과산화효소 ⑤ 면역글로블린

05. 산 자극이나 기계적인 자극으로 크기가 증가하는 타액선은?

① 악하선 ② 이하선 ③ 설하선
④ 구순선 ⑤ 에브너선

06. 면역체계가 타액선이나 누선을 공격하여 구강건조증 또는 건조성 결막염을 유발하는 자가면역 질환은?

① 다운증후군
② 애디슨증후군
③ 쇼그렌증후군
④ 베체트증후군
⑤ 대사증후군

07. 타액선에 대한 설명으로 옳은 것은?

① 이하선은 혼합선이다.
② 안정 시에는 이하선 분비가 많다.
③ 수면 중에는 타액이 분비되지 않는다.
④ 원 타액과 구강 내 타액의 조성은 다르다.
⑤ 교감신경은 수분과 이온이 다량 함유된 타액을 분비한다.

08. 타액선의 구조에 대한 설명으로 옳은 것은?

① 체성신경의 지배를 받는다.
② 외분비선과 내분비선으로 이루어진다.
③ 모든 타액선은 장액성 세포로 구성된다.
④ 선방부세포와 도관부세포로 구성되어 있다.
⑤ 혈관이 잘 분포되어 있지 않아 산소와 영양공급이 원활하지 않다.

09. 타액의 생성과 분비에 대한 설명으로 옳은 것은?

① 수분이 약 70%이다.

② 비중은 물보다 작다.

③ pH는 4.5~7.0 범위이다.

④ 분비량이 적으면 약알칼리성을 나타낸다.

⑤ 중탄산이온의 농도에 따라 pH가 변화한다.

10. 타액분비 저하에 의해 발생되는 질환으로 거리가 <u>먼</u> 것은?

① 연하장애 ② 점막염증 ③ 치아우식

④ 치주질환 ⑤ 유행성이하선염

정답 01. ② 02. ④ 03. ② 04. ③ 05. ② 06. ③ 07. ④ 08. ④ 09. ⑤ 10. ⑤

Chapter 16

흡인 · 연하 · 구토 · 구호흡 · 구취

학습목표

1. 연하과정을 설명할 수 있다.
2. 구토의 원인과 증상에 대하여 설명할 수 있다.
3. 구취의 원인에 대하여 설명할 수 있다.
4. 구호흡의 특징과 장애현상을 설명할 수 있다.

〈핵심용어〉

흡인운동 / 포유운동 / 유즙 분비 / 구순열 / 구개열 / 연하운동 / 구강단계 / 인두단계 / 식도단계 / 구토 / 구토중추 / 구취 / 휘발성 황화합물 / 구호흡 / 비성 구호흡 / 치성 구호흡 / 습관성 구호흡 / 구호흡선 / 긴장능선 / 아데노이드얼굴 / 아데노이드

Chapter 16

흡인 · 연하 · 구토 · 구호흡 · 구취

흡인(sucking)은 신생아, 유아가 젖을 뗄 때까지 생명을 유지하기 위한 가장 중요한 생리현상이다. 연하는 입으로 섭취한 고체나 액체의 영양물을 인두, 식도를 거쳐 위로 보내는 반사성 운동이다. 또 연하 시에는 복수의 운동이 단시간에 연속해서 이루어진다.

반면, 구토는 소화관 내 유해물질을 배제하기 위한 생체방어반사 중 하나이다.

연하, 구토의 반사중추는 연수에 있으며, 뇌혈관장애나 노화로 인한 운동 및 감각기능의 저하로 저작 · 연하기능은 장애를 받기 쉽다. 저작으로 음식물을 덩어리로 만들기까지의 과정도 연하에 크게 영향을 주기 때문에 연하를 이해하려면 섭식행동 전체를 통합적으로 생각하는 것이 중요하다.

1 흡인(sucking)

1) 흡인의 발생기전

흡인이란 영유아가 모유를 섭취하기 위한 목적에 적합한 행동이자 생명을 유지하기 위해 필요한 원시반사이다. 젖꼭지가 입술을 통해 구개를 자극하면 혀로 젖꼭지를 둘러싸고 구개로 밀어 압박하듯이 율동적인 흡인을 시작한다.

신생아의 경우 흡인 시 하악을 고정하기 위해 주로 안면신경이 지배하는 악이복근 후복, 협근, 구륜근 등의 안면근이 작용한다.

흡인은 저작과 마찬가지로 연수에 의해 조절되며 연하나 호흡중추와의 기능적 연대를 유지한다. 이 흡인운동은 생후 9개월 전후 저작운동으로 바뀐다.

2) 흡인운동과 구강 내 형태 (그림 16-1)

영유아는 흡인에 적합한 구강 형태를 가지고 있다. 예를 들면 코에서 턱끝까지의 길이가 짧고 생후 5개월까지는 치아가 맹출하지 않는다. 따라서 입의 용적이 매우 작아 구강 내를 음압으로 만들기 쉽다. 또 상악 치조제의 안쪽에는 섬유조직으로 이루어진 부치조제가 존재해 구개 중앙부에 젖꼭지를 안정시키는 우묵하게 파인 곳, 즉 흡인와를 형성한다. 협부 내면에는 흡인 시 음압을 유지하기 좋은 볼지방체가 있어, 흡인 시 치조제와 혀의 간극을 메운다. 또 폐구 시 상하 전치부 치조제에는 약간 공간이 있어 젖꼭지를 쉽게 물도록 되어 있다.

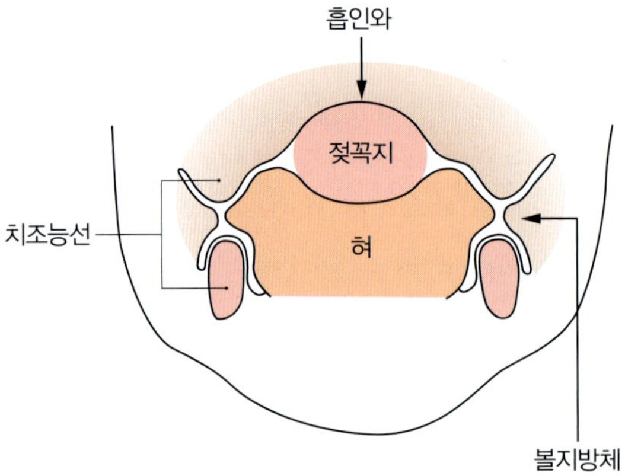

그림 16-1 흡인에 적합한 신생아, 유아의 구강 내 형태

3) 흡인운동

흡인운동은 하악이나 혀가 협조해서 움직이는 율동적인 구강운동이다.

(1) 흡인운동의 과정

① 위아래 입술과 치조제로 유방 끝부분(젖꼭지)을 크게 물고 구강 내에 단단히 잡는다.
② 유륜부에 고정된 입술과 혀끝으로 구강 전방을 폐쇄하여 공기가 통하지 않도록 밀착시킨다.
③ 유방 끝부분을 혀의 표면에 대고 흡인와로 밀어붙인다.
④ 턱을 들어 올려 유방 끝을 압축한다.
⑤ 턱과 혀의 하강으로 구강 내를 음압으로 만든다.
⑥ 혀의 파상운동으로 유즙의 분비를 촉진한다.

흡인에는 혀의 움직임이 중요하며 젖꼭지를 바짝 당기는 파상운동이 특징이다. 혀와 구개로 둘러싸인 공간의 용적변화에 따라 음압(50~250mmHg)이 발생하여 유즙이 거의 연속적으로 구강 내로 사출된다. 1회의 흡인시간은 평균 0.6~0.8초이며, 턱은 재빨리 닫히고 천천히 열린다.

연하 시에는 연구개가 인두후벽에 닿아 기도를 막고 호흡을 억제해서 유즙을 삼키지만, 호흡 억제가 매우 짧은 시간이기 때문에 호흡과 동시에 연하가 이루어지는 것처럼 보인다.

Tip

유륜부

유두 주변의 둥근 모양으로 피부가 착색된 부위를 말한다.

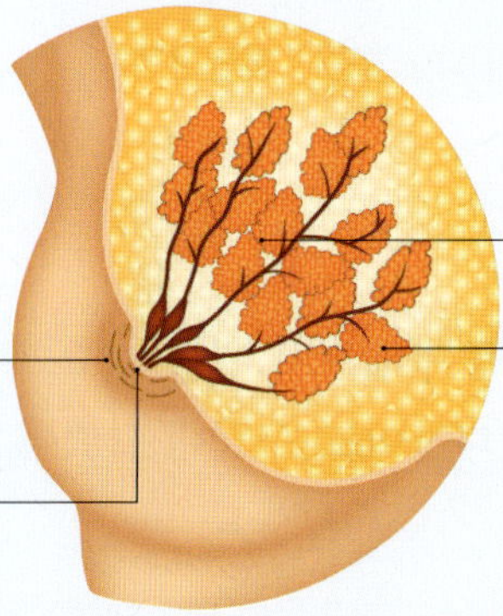

(2) 흡인에서 저작으로의 이행

① 반사의 형성과 변화

신생아는 흡인에 의한 **포유운동**으로 영양을 섭취한다. 유아의 섭식과 관련된 반사는 **태생기**에 형성된다. 이유기를 맞아 유절치가 맹출할 때가 되면 하악지(ramus of mandible)가 길어지고, 혀도 치아판(dental lamina)의 후방에 자리 잡는다. 또한 저작을 위한 공간이 생기며, 저작운동이 가능해진다. 이 시기가 되면 흡인도 반사운동에서 점차 수의적으로 이루어지게 된다.

(3) 흡인운동 관련 요인

① 유즙분비

영아의 흡인운동은 모유를 공급하는 어머니의 유즙 분비량에 의해 영향을 받을 수 있다. 영아의 **젖꼭지**나 **유방 접촉자극**은 어머니의 뇌하수체 전엽에서 젖분비호르몬인 **프로락틴**(prolactin) **분비**를 **촉진**하여 유즙 생산을 증가시키고, 동시에 뇌하수체 후엽으로부터 **옥시토신**(oxytocin) **분비**를 **촉진**하여 유즙을 나오게 함으로써 영아의 흡인을 돕는다(그림 16-2).

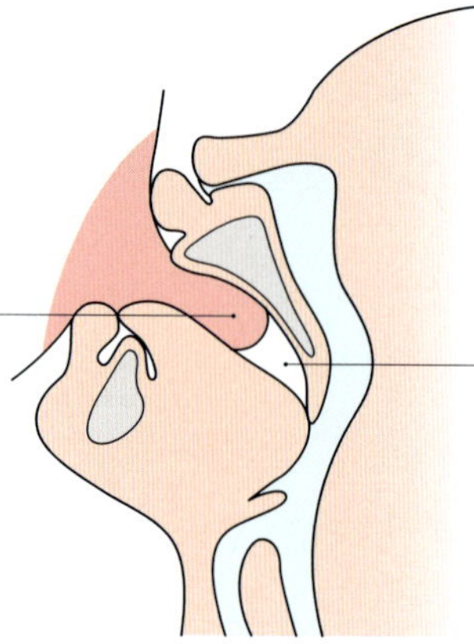

그림 16-2 흡인운동

② 구순열 및 구개열

영아가 흡인하기 위해서는 입안을 음압으로 만들 필요가 있는데, 유아에게 구순열이나 구개열 등의 기형이 있으면, 입을 다물어도 구강내 압력이 음압으로 되지 않아서 흡인이 잘 되지 않는다.

MEMO

손가락 빨기

〈의의〉

아이가 손가락을 빠는 것은 본래는 생리적인 행동이다. 왜냐하면 아기가 태어난 후 6개월 정도에 이유기가 시작되는데, 이 무렵에는 팔의 움직임도 활발해져 다양한 장난감을 입으로 가져가서 그 감촉을 확인하려는 행동을 하는데 그러한 시기에 자신의 손가락이 우연히 입에 들어가는 경우가 있다. 장난감과 달리 자신의 손가락은 늘 옆에 있으므로 심심할 때면 손가락이 입에 들어가게 된다. 이러한 행동이 빈번하게 습관적으로 일어나는 것이 손가락 빨기의 시작이다. 손가락 빠는 행동을 통해 아이들은 매우 안도감을 느끼고 만족하여 자신의 세계에 몰입해 있는 것처럼 보인다.

손가락 빨기의 생리발달적인 의의로는 심심할 때나 불안할 때 자신의 기분을 안정시키는 데 도움이 되며, 또한 밤중에 우는 일도 적어진다고 한다. 또, 손가락을 빨고 있을 때에는 입으로 호흡을 할 수 없게 되므로 비강호흡을 촉진한다는 견해도 있다. (계속)

MEMO

〈문제점〉

손가락 빨기 습관은 대부분 만 3세까지는 없어진다. 이는 주위 사물 등으로 흥미가 옮겨져 손을 사용한 다양한 놀이를 하거나 손이나 손가락을 사용해서 주위 사람과 의사소통을 함으로써 손가락 빨기를 하는 시간이 짧아져 손가락 빨기에 흥미를 잃기 때문이다.

그러나 만 4세가 지나도 손가락을 계속 빠는 경우에는 치열이나 발음발달에 영향을 미쳐 아래 치열에 비해 위 치열이 앞으로 돌출되거나 위아래 절치가 맞물리지 않게 된다(개교). 또, '사' · '타' · '차' · '샤' 등의 음을 구별해서 발음하지 못하는 경우도 있다.

만 3세까지의 손가락 빨기는 치열에 영향을 주지 않으므로 생리적인 행동으로 생각할 수 있으나 만 3세가 지나도 손가락 빨기를 계속하는 경우에는 부정교합 등을 야기할 수 있으므로 최대한 그 습관을 없애는 방향으로 유도하는 것이 좋다.

2 연하(swallowing)

연하는 저작운동으로 분쇄된 음식물이나 액체를 구강에서 인두, 식도를 거쳐 **위**로 보내는 **반사성 운동**이다. 식사 중에는 연하가 평균 1시간당 180±55회의 높은 빈도로 관찰된다. 또 안정 시나 수면 중에도 타액의 연하를 볼 수 있다. 연하 시에는 구강, 인두, 후두, 식도의 연하와 관련된 근육이 정해진 시기에 활동한다. 그 결과 각 부위에 압력의 차이가 발생하고 이 압력의 차이로 음식물이나 액체가 위로 보내진다. 연하는 영양물질을 구강에서 위로 보낼 뿐만 아니라 기도를 방어하는 기능을 가지고 있다. 즉 포유류는 **호흡의 통로**와 **음식물의 통로**가 **인두**에서 **교차**하기 때문에 호흡과 연하를 엄밀히 구별해서 동작하도록 조절되는 것이다(그림 16-3). 또 음식물이나 액체가 기관으로 들어가면 이것을 배제하기 위해 **기침** 등의 강력한 **방어반사**가 일어난다.

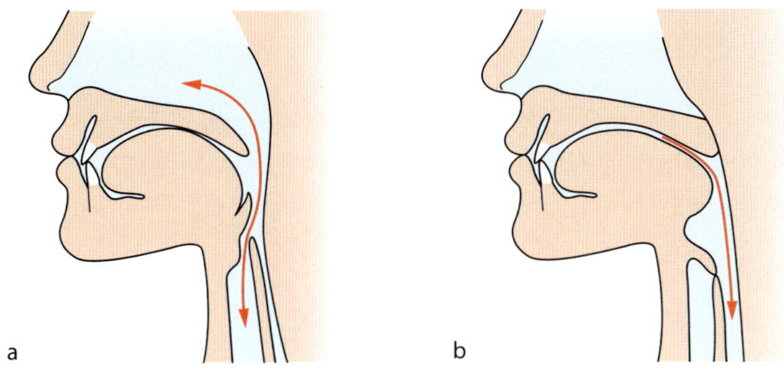

그림 16-3 호흡과 음식물의 통로

a : 호흡의 통로 b : 음식물의 통로

1) 연하운동 (그림 16-4)

연하의 양식은 동물의 종류에 따라 약간 다르지만 음식물을 씹어 일정 크기 이상 세밀하게 분쇄되어 일정량의 덩어리가 형성되면 연하가 일어난다. 이때 사람은 반드시 1회의 연하로 섭취한 모든 음식물을 연하하는 것은 아니다. 때로는 저작 도중에 연하가 일어나서 덩어리의 일부가 연하되면 다시 저작이 계속되어 여러 차례의 연하를 거쳐 비로소 구강 내의 모든 덩어리가 연하된다. 또 저작된 음식물의 특성에 따라서는 그 일부가 중인두로 보내져 연하반사가 유발될 때까지 중인두에 저장되는 경우도 있다.

연하는 음식덩어리의 이동에 따라 **구강단계**, **인두단계**, **식도단계**의 3단계로 분류된다. 현재 구강단계와 인두단계를 명확하게 구별하기 어려워 구강인두단계로 간주하고 있다. 여기에서는 기능적인 구별을 이해하기 위해서 3단계로 분류한다.

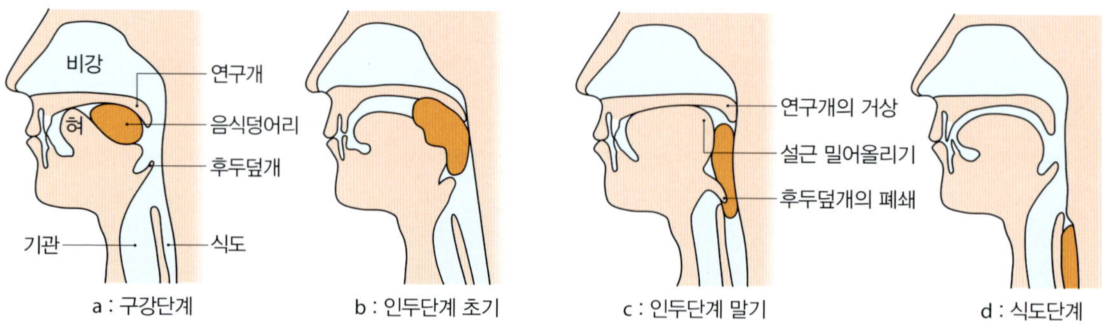

그림 16-4 **연하운동**

(1) 1단계(구강단계, oral phase) (그림 16-4a)

1단계는 음식덩어리가 구강에서 인두로 운반되는 단계(0.5~1초)로 **수의적 조절**이 가능하다. 주로 혀의 운동으로 **음식덩어리**가 혀와 구개 사이를 통과해서 **인두강**으로 보내진다. 이때 입술은 다물어지고 하악은 고정된다.

음식덩어리를 만들기 위해 혀끝은 상악절치의 구개측 또는 경구개 전방으로 눌려지고, 설배는 측연부를 들어올림으로써 스푼 모양처럼 움푹 파이게 된다. 이곳에 모인 음식덩어리는 혀운동(내설근의 활동)에 의해 인두로 보내진다. 이 스푼 모양의 형태는 혀가 양쪽 치열과 치조제로 유도되어 유지된다. 무치악자(특히 혀기능이 저하된 환자)는 이 형태를 유지할 수 없기 때문에 음식덩어리를 만들거나 삼키지 못하는 경우도 있다.

무치악자는 저작근이나 안면근의 활동이 조화를 이루지 못해 안면근이 먼저 수축한다(구륜근과 아래턱근의 활동이 뚜렷하다). 또한 하악을 고정시키기 위해서 입술을 긴장시키고 혀 특히 혀끝이나 혀가장자리를 상하악의 치조정 사이에 삽입시킨다. 치조정 사이에 혀를 두면 무치악자도 음식물을 삼키기 쉬워진다.

(2) 2단계(인두단계, pharyngeal phase) (그림 16-4b, c)

음식덩어리가 인두에서 식도로 보내지는 단계(약 1초)이다. 음식덩어리가 구강 후부, 인두로 보내지면 이 부분이 자극을 받아 의식으로 조절할 수 없는 **반사성 운동**으로 **연하반사**(swallowing reflex)가 나타난다. 이 반사가 일어나면 연하에 관여하는 근육들이 차례로 수축하며 도중에 멈추지 못한다.

[인두단계의 과정]

① **인두강과 구강 차단** : 혀의 후부가 올라가고 인두강과 구강이 차단되어 음식덩어리의 역류를 방지한다.

② **인두강과 비강 차단** : 연구개가 올라감과 동시에 인두강과 후비강이 차단되어 음식덩어리가 비강으로 진입하는 것을 방지한다(비인강폐쇄, 그림 16-4b).

③ **인두강과 후두강 차단** : 설근이 뒤쪽 아래 방향으로 잡아당겨짐과 동시에 설골이 앞쪽 위 방향으로 올라가며, 후두도 앞쪽 위 방향으로 올라간다. 동시에 후두덮개를 아래쪽으로 회전시켜 후두의 입구를 폐쇄한다(후두구폐쇄). 이 시기에 호흡이 억제되고(연하성 무호흡), 성문이 폐쇄됨과 동시에 약한 호기압이 발생하여 음식물이 잘못 연하되는 것을 방지한다(그림 16-4c). 음식덩어리가 인두로 밀려가면 인두강 전체가 강하게 수축해서 연하압이 발생한다. 이 압력으로 음식덩어리는 인두강에서 식도로 보내진다.

(3) 3단계(식도단계, esophageal phase) (그림 16-4d)

음식덩어리가 식도 내에 도달한 후 위로 보내질 때까지의 단계를 말한다. 식도의 상부는 후두와 척주 사이에 끼여 있으며 보통은 협착되어 있지만 연하반사가 일어날 때는 설골과 후두의 앞쪽 위 방향으로 이동함에 따라 식도가 확장되어 음식덩어리를 통과시킬 공간이 확보된다.

연하에 따라 **상부식도괄약근**은 **반사성**으로 **이완**되어 **음식덩어리**는 **식도**로 들어간다. 음식덩어리는 분문(들문)으로 진행되는 식도근의 연동운동에 의해 1초당 약 4cm의 속도로 위로 보내지고, 액체는 인두에서 위식도이행부를 3초에 통과하며, 고형물은 보통 8초에 통과한다.

식도의 연동운동(꿈틀운동)은 미주신경을 통해 이루어지기 때문에 미주신경을 양측에서 절단하면 연동운동은 발생하지 않는다. 식도의 연동운동이 위에 가까워지면 하부식도괄약근이 이완되어 음식덩어리를 통과시킨다.

3 구토(vomiting)

구토는 위나 장의 내용물을 식도나 구강을 거쳐 구강 밖으로 배출하는 반사성 운동이다.

1) 원인

구토는 소화관 내의 **유해물질**을 **배제**하기 위한 생체의 방어반사 중 하나지만 항상 목적에 맞게 일어나는 것은 아니며 미로자극(차멀미), 입덧, 심한 기침, 극심한 복통, 뇌압항진, 약물 부작용, 악취, 정신적 긴장 등에 의해서도 발생한다.

2) 증상

구토는 설근, 인두, 가슴 부위에 투사되는 특유의 불쾌감, 즉 **오심**(구역질)을 동반한다. 또 자율신경기능에도 이상이 발생하여 **타액분비 항진**, **동공산대**, **안면창백**, **발한** 등이 일어난다.

3) 구토의 과정

구토는 다음과 같은 과정으로 발생한다.

① 심호흡으로 시작하고 이어서 성문이 닫힘으로써 잘못 삼키는 것을 방지한다.

② 횡격막과 복근이 강하게 수축됨과 동시에 위체(위몸통) 및 식도괄약근이 이완되어 위유문부에서의 역연동이 분문부에 도달, 내용물이 구강 쪽으로 밀려들어간다. 호흡은 깊은 흡기에서 호기로 바뀐다. 구토 시에는 후두구가 폐쇄됨과 동시에 하악반사가 억제된다.

③ 횡격막과 복근이 수축하여 복강내압을 현저하게 높인다(약 100mmHg에 이른다). 이 압력으로 위가 압박을 받아 위의 내용물이 식도를 역행해서 구강 밖으로 나온다. 이 시기에 비인강이 폐쇄되어 상기도는 토사물로부터 방어된다. 또 유문은 닫혀 있지만 구토가 몇 번이나 계속해서 일어날 때는 유문도 열려 십이지장의 내용물도 나오게 된다.

구토 시에는 분문이 열려야 하는데 위가 수축하지 않아도 분문이 열리기만 하면 구토가 이루어진다. 배변 시에도 복강내압은 높아지지만 분문이 열리지 않기 때문에 구토는 일어나지 않는다. 또 **영유아**는 위식도괄약근의 발육이 미숙하여 위 내용물이 구강 밖으로 **역류**하기 쉽다.

4) 구토중추

연수에는 **구토중추** 및 **화학수용체 발통대**(chemoreceptor trigger zone, CTZ)가 있다. 구토중추는 미주신경 배측핵 부근에 있으며 화학수용체 발통대는 구토중추 뒤쪽에 위치해 있다. 화학수용체 발통대는 다른 연수부위에 비해 물질에 대한 투과성이 높다. 소화관이나 그 밖의 내장에서 오는 구심성 자극이 교감신경, 미주신경 및 설인신경을 통해 구토중추를 직접 자극하거나 또는 혈액이나 체액 속의 구토유발물질(아포모르핀, 황산동 등)에 의한 자극이나 소뇌에서 오는 자극이 화학수용체 발통대에 작용하여 그 흥분이 **구토중추**를 **자극**해서 **구토**가 일어난다. 그 외에 구토는 **정동**(**감정**)**자극**에 의해서도 일어난다. 즉 간뇌 및 변연계에서도 구토중추로 정보가 들어오는 경우도 있다. 구토중추에서 나오는 정보는 미주신경, 자율신경, 체성운동신경을 통해 구토를 일으킨다(그림 16-5).

특히 구강 뒷부분이나 인두부의 자극은 토사물을 동반하지 않는 **구토성 구역반사**도 유발한다. 구역반사는 구토와 유사하지만 토사물을 동반하지 않을 뿐만 아니라 자율신경성 반응이 적어 개구도도 작다는 특징이 있다.

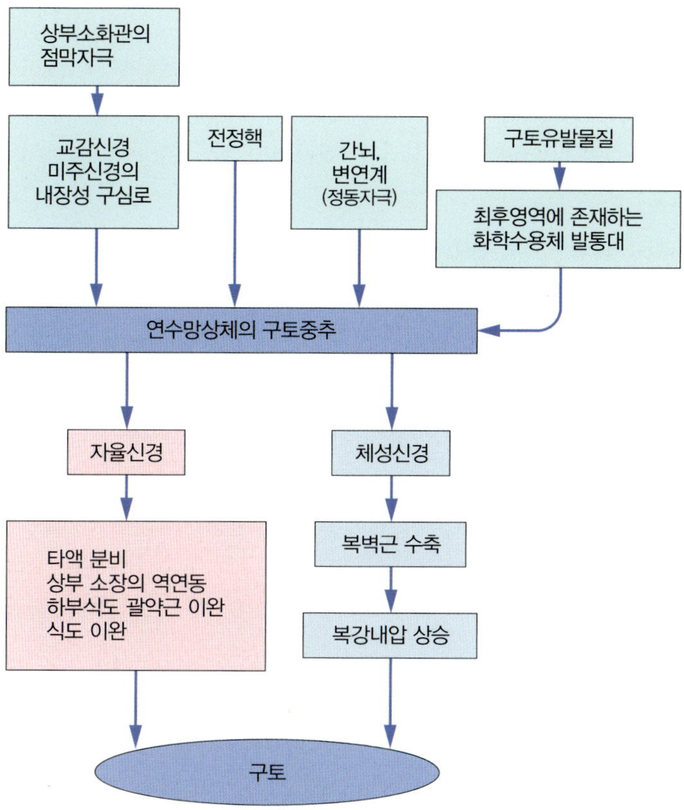

그림 16-5 연수에 있는 구토중추의 입력계와 출력계의 모식도

4 구취(oral malodor, halitosis)

구취는 구강 및 인접 기관에서 발생하여 구강을 통해 신체 외부로 배출되는 불쾌한 냄새를 말한다. 누구에게나 어느 정도의 구취는 발생하지만 일반적으로 자신이나 타인에게 불쾌감을 주는 악취를 병적 구취로 간주한다. 구취는 생명을 위협하는 질환은 아니지만 사회생활에서 구취로 인해 받는 괴로움은 다른 중증 질환 못지않게 심각하다고 볼 수 있다. 연구에 따라 다르지만 전체 인구의 약 1/4 정도, 여성의 약 60%가 구취를 겪고 있는 것으로 나타났다.

생리적 원인으로 인해 **아침 기상** 시 **심한 구취**가 발생하는데 이것은 수면시간 동안 저작, 연하, 타액 분비 등이 저하되면서 구강 내 세균의 활동이 활발해지기 때문이다. 중장년과 노년 인구의 약 50% 이상에서 구취가 증가되고 있으며 **여성**의 경우에는 **월경주기**, **생리기간**, **임신** 등 **신체 내 호르몬**의 변화에 영향을 받는다. 구취의 발생원인을 살펴보면 다음과 같다.

1) 구강 내 원인

구취의 약 90% 정도는 **구강 내 원인**에 의해 발생한다. 구취와 연관이 있는 구강 내 질환으로는 외상성 궤양, 치성 농양, 헤르페스바이러스 감염, 재발성 아프타궤양, 구강칸디다증, 구강암, 치주질환, 구강건조증, 치아우식증, 매복지치 등이 있으며, 불량한 구강위생이나 불량한 보철물 등도 원인이 될 수 있다.

치주질환의 경우 치주낭의 수와 깊이에 비례하여 **호기 시 휘발성 황화합물**(**황화수소**나 **황화디메틸**, **메틸메르캅탄**)의 양이 증가하는 것으로 알려져 있다.

특정한 구강 내 질환이나 구강 내 상태가 원인이 아닌 경우 구취를 유발하는 대표적인 구강 내 부위는 **혀**(특히 설배면 후방 1/3)이다. 젊은 성인의 경우 주로 **설태**에 의해 구취가 유발되며, 고령자의 경우 설태 이외에 **치주질환**도 구취의 중요한 원인이 된다.

Tip

마늘 먹고 나는 입냄새, 어떻게 제거할 수 있을까?

마늘은 다양한 한식 요리에 쓰이는 뿌리채소지만 독특한 향 때문에 싫어하는 이들도 많다. 특히 마늘이 잔뜩 들어간 음식을 먹고 나면 전철 타기가 두려울 정도로 입냄새가 난다. 양치를 해도 몸 구석구석으로 퍼진 마늘 냄새는 지우기 힘들다.

최근 미국의 오하이오 주립대학에서 이 고약한 마늘 냄새를 획기적으로 줄일 수 있는 방법을 발표했다. 연구팀은 마늘을 먹게 한 후 여러 음식을 섭취해 입냄새를 제거하는 실험을 했다. 피실험자들은 마늘 3g을 25초간 씹은 후 생수, 익히거나 주스로 만든 사과, 양상추, 박하잎, 녹차 등으로 입안을 씻어냈다. 그 후 냄새를 구성하는 '디알릴 디설파이드' 같은 황화알릴 성분들을 질량분석한 결과 박하잎, 사과와 양상추가 입냄새 제거에 매우 효과적인 것으로 나타났다.

특히 사과나 양상추를 생으로 먹고 나서 30분이 지나자 처음에 났던 입냄새의 50%가 사라졌다. 박하잎의 경우는 사과나 양상추보다 입냄새 제거 효과가 더 뛰어났다.

연구팀은 "사과 · 양상추에 든 효소가 냄새를 유발하는 마늘 성분을 중성화하는 동시에 향긋한 페놀성 화합물들이 냄새가 퍼지는 걸 막는다"며 "만약 이 음식들을 익혀 먹으면 효소가 사라지기 때문에 냄새 제거 효과가 떨어진다"고 하였다.

2) 구강 외 원인

① 호흡계 질환

구취를 유발할 수 있는 호흡계 질환으로는 비염, 부비동염, 후비루, 편도염, 편도결석, 기관지염, 폐렴, 인후염, 종양, 결핵, 폐기종, 호흡기 내 이물질 등이 있다.

특히 **비강 내 점액**이 **설배면 후방**에 모여 **세균**에 의해 **분해**되면 심한 구취를 일으키게 된다. **편도결석**도 종종 구취의 원인이 되는데 편도결석은 울퉁불퉁한 편도 표면의 홈 사이로 음식물 찌꺼기가 끼면서 노란 알갱이로 석회화된 것이다. 생선 비린내와 같은 지독한 냄새가 나고 이로 인해 목에 이물질이 낀 듯한 불편감을 느끼는 경우도 많다.

② 소화계 질환

간경화, **간부전** 등에 의해 **간성 구취**(fetor hepaticus)가 유발될 수 있으며, 말기 간부전 및 요독증 등에서는 **생선 비린내**를 유발한다. 역류성 식도염, 유문협착, 위암 등도 구취를 유발할 수 있다.

③ 전신적 요인

전신적 요인으로는 공복, 비타민 결핍, 탈수, 당뇨병, 스트레스, 백혈병, 암종, 화학요법, 방사선 치료, 쇼그렌증후군, 월경 등이 구취와 연관이 있는 것으로 알려져 있다.

④ 약물복용

약물복용도 중요한 구강 외 원인이 될 수 있다. 호기를 통해 구취 유발물질이 배출될 수도 있고 약물에 의한 **구강건조증**이 구취를 유발시킬 수도 있다.

특히 구강건조증과 관련하여 고혈압약이나 신경안정제 등의 복용 여부를 확인해야 한다.

⑤ 음식물

음식물은 그 자체로 구취 특유의 냄새를 유발하는 것은 아니다. 그러나 **황화합물**이 다량 함유되어 있는 양파, 마늘, 양배추 등의 식품을 섭취하면 섭취된 황화합물이 혈액순환을 통해 폐에 도달하여 호기를 통해 구취를 유발할 수 있다.

⑥ 흡연

흡연의 경우 **담배**의 **황화합물**에 의해 구취가 유발될 수 있고, 흡연에 의해 **구강**이 **건조**해져 구취를 악화시킬 수 있다.

⑦ 심리적 요인

심리적 요인에 의한 구취는 타인들의 태도에 근거한 자신의 억측 때문인 경우가 많다. 객관적인 구취가 없음에도 불구하고 스스로 구취를 느끼는 **가성 구취**와 가성 구취를 치료한 이후에도 구취를 호소하는 **구취공포증**, 구강을 포함하여 코, 귀 등 모든 체표면에서 악취가 난다고 호소하는 **신체악취공포증** 등에 대해서는 임상심리학적 상담 또는 정신건강의학적 치료가 필요할 수 있다.

5 구호흡(mouth respiration)

1) 구호흡의 특징

호흡은 **주로 비강**을 통해 이루어지지만 경우에 따라 **구강**을 통해 이루어지기도 하는데 이것을 **구호흡**이라고 한다. 운동이나 흡연, 발성 시에 나타나는 구호흡은 정상인에게 나타나는 것으로 문제가 되지 않으나 여러 가지 장애로 인해 발생하는 경우 문제가 된다.

구호흡은 코질환, 구순폐쇄부전, 나쁜 습관 등이 원인이며, 치면이나 치은을 건조시키므로 치면세균막이 치면에 견고하게 부착되어 제거하기 어렵게 된다. 또한 타액에 의한 자정작용, 항균작용이 부족해져 치은이나 점막이 감염되기 쉬우며 재생력이 부족해진다.

원인에 따라 **비성 구호흡**, **치성 구호흡**, **습관성 구호흡**으로 분류하는데 비성 구호흡은 비인두강질환에 의한 통기장애로 발생하며 아데노이드비대, 축농증, 비중격만곡증 등에서 나타난다. 치성 구호흡은 상악돌출이나 개교 등으로 구순폐쇄가 어려운 경우에 발생하며, 습관성 구호흡은 손가락빨기나 손톱깨물기 등의 나쁜 습관이 원인이다.

2) 구호흡에 의한 장애

구강점막의 건조나 탈수에 의해 타액에 의한 자정작용, 항균작용이 감소하여 치면세균막이 축적되기 쉽다. 특히 상악 전치의 순측면과 구개측면의 치은이 영향을 받기 쉬우며 쉽게 종창된다.

상악전치의 **순측**에는 **구호흡선**(그림 16-6)이 나타나고 **구개측면**에는 다수치에 걸쳐 **긴장능선**(tension ridge, 그림 16-7)이 나타나는 경우가 많다. 구호흡선이나 긴장능선이 나타나는 경우는 구근 트레이닝이나 구순폐쇄훈련 등을 실시하며, 코질환이 원인으로 의심되는 경우는 이비인후과 검진을 받아야 한다.

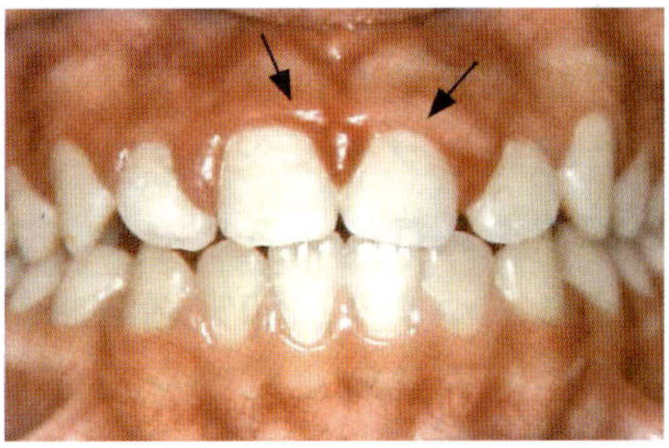

그림 16-6 **구호흡선**

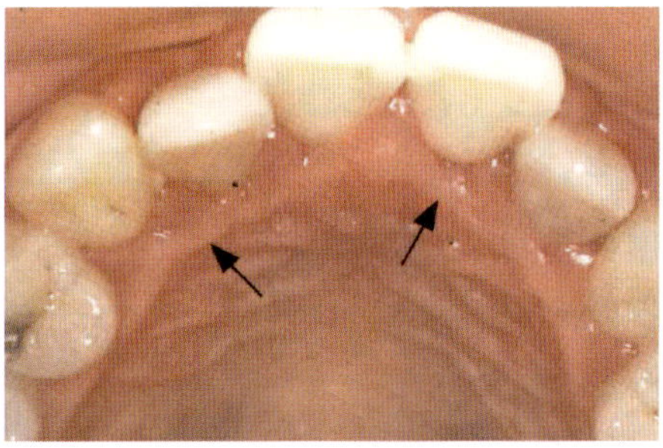

그림 16-7 **긴장능선**

구호흡으로 인해 발생하기 쉬운 장애는 다음과 같다.

① 외부의 바이러스나 세균이 구강을 통해 침입하면 목의 점막이 건조해 있어 염증을 일으키기 쉽고 감기에 걸리기 쉽다.
② 구강 내 타액이 부족하여 세균이 번식되기 쉽고 치아의 재석회화가 어려워 치아우식증이 진행되고 치주질환에 걸리기 쉽다.
③ 구강점막이 수분을 상실하여 구강건조증이 일어나기 쉬워 혀 표면의 미뢰가 제기능을 하지 못해 미각장애가 일어난다.
④ 코를 사용하지 않게 됨으로써 코 감각이 둔해져 후각 이상을 초래한다.
⑤ 구호흡을 오래 지속하면 얼굴근육이 약해지고 골격이 틀어져 아데노이드얼굴(adenoid face)이 된다.

목구멍에는 편도라고 불리는 림프조직들이 있어 세균이나 바이러스가 침입하는 것을 막아 주는 역할을 한다. 대표적인 편도조직은 목구멍 안쪽 좌우에 있는 구개편도와 비강 안쪽에 있는 인두편도이다. 이 인두편도를 아데노이드라고 하는데 비강과 목구멍이 연결되는 장소에 있기 때문에 육안으로 확인할 수가 없다. 이 아데노이드가 비대해져 나타나는 특유의 얼굴을 **아데노이드얼굴**이라고 한다(그림 16-8).

아데노이드가 비대해지면 코로 들어오는 공기의 흐름이 나빠져 코로 호흡하기가 힘들어진다. 따라서 구호흡을 많이 하게 되고 이 현상이 오래 지속되면 턱이 거의 없어지고, 얼굴이 길어지며, 치열이 나빠지고 얼굴에 탄력이 없어지는 등 아데노이드얼굴이 된다.

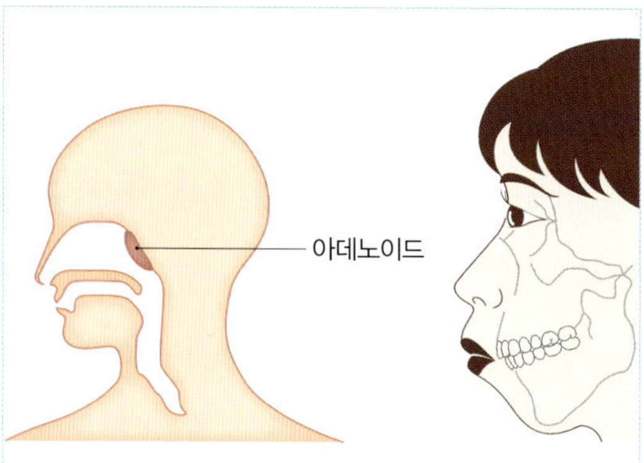

〈특징〉
① 상악보다 하악이 후퇴되어 있다.
② 턱이 거의 없다.
③ 상악과 하악의 가로폭이 좁다.
④ 얼굴이 길다.
⑤ 볼에 탄력이 없다.
⑥ 전치가 돌출되어 있으며 치열이 나쁘다.
⑦ 입술이 건조하고 젖혀져 있으며 아랫입술이 두껍다.
⑧ 콧구멍이 작다.
⑨ 입이 약간 벌려져 있다.
⑩ 혀가 보인다.

그림 16-8 아데노이드얼굴

핵심포인트

- 흡인은 영유아가 모유를 섭취하기 위한 적합한 행동이자 생명을 유지하기 위한 원시반사이다.
- 연하는 저작운동으로 분쇄된 음식물이나 액체를 구강, 인두, 식도를 거쳐 위로 보내는 반사성 운동으로, 연하과정은 음식덩어리의 이동에 따라 구강단계, 인두단계, 식도단계의 3단계로 구성된다.
- 구토는 소화관 내의 유해물질을 배제하기 위한 방어반사이지만 차멀미, 입덧, 심한 기침이나 복통 등 기타의 원인에 의해서도 발생하며, 구역질을 동반하고 타액분비 항진, 동공산대, 안면창백, 발한 등의 증상이 나타난다.
- 구취는 구강을 통해 신체 외부로 배출되는 불쾌한 냄새로, 발생원인은 치주질환, 치아우식증, 구강칸디다증 등의 구강내 원인과 호흡계나 소화계 질환, 약물복용, 흡연 등의 구강외 원인으로 구분할 수 있다.
- 구호흡이란 구강을 통해 이루어지는 호흡으로 코질환, 구순폐쇄부전, 나쁜습관 등이 원인이 되며, 원인에 따라 비성 구호흡과 치성 구호흡, 습관성 구호흡으로 구분된다.
- 구호흡에 의한 장애현상으로는 구호흡선, 긴장능선 등의 특징적인 증상이 나타나며 감기, 치주질환, 구강건조증, 미각장애, 후각이상, 아데노이드 얼굴 등이 발생하기 쉽다.

Review Test

01. 연하의 1단계 과정으로 구강에서 음식물 덩어리가 인두로 이동하는 단계는?

① 구강단계 ② 인두단계 ③ 후두단계
④ 식도단계 ⑤ 불수의단계

02. 인두단계에서 일어나는 반사로 음식물 덩어리가 인두를 자극하면서 식도로 들어갈 때 일어나는 반사는?

① 개구반사 ② 폐구반사 ③ 연하반사
④ 조건반사 ⑤ 무조건반사

03. 수의적인 조절이 가능한 연하운동 단계는?

① 구강단계 ② 인두단계 ③ 식도단계 ④ 2단계 ⑤ 3단계

04. 연하과정 3단계에 대한 설명으로 옳은 것은?

① 연하성 무호흡이 일어난다.
② 의식적으로 조절이 가능하다.
③ 후두개가 후두 입구를 닫는다.
④ 연동운동에 의해 음식물이 이동한다.
⑤ 구강에서 인두로 음식물이 이동한다.

05. 소화관 내의 유해물질을 배제하기 위한 방어반사로, 타액분비 항진, 안면창백, 발한 등의 증상이 동반되는 것은?

① 구취 ② 구토 ③ 연하 ④ 구호흡 ⑤ 설사

06. 구강 내에서 구취를 일으키는 물질은 ?

① 구연산 ② 황화수소 ③ 칼슘 이온
④ 칼륨 이온 ⑤ 나트륨 이온

07. 구취의 구강 내 발생 원인으로 거리가 먼 것은?

① 흡연 ② 구강암 ③ 치주질환
④ 외상성 궤양 ⑤ 구강칸디다증

08. 치열형성 이상, 치태 축적 및 전치부 치은 종창, 아데노이드 형 얼굴의 원인은 ?

① 구토 ② 구취 ③ 구호흡
④ 연하습관 ⑤ 부정교합

09. 축농증과 비중격의 질환으로 인해 발생될 수 있는 질환은?

① 구토 ② 연하장애 ③ 하악돌출
④ 비성 구호흡 ⑤ 치성 구호흡

10. 구순과 그 주위가 느슨하고 하순이 두껍고, 구순이나 구강점막이 건조하고 타액의 자정성이 상실되기 때문에 치태가 누적되기 쉬우며, 전치부 치은에 종창이나 염증이 발생할 수 있는 특징을 유발하는 것은?

① 구취 ② 구토 ③ 연하장애 ④ 구호흡 ⑤ 손가락빨기

정답 01. ① 02. ③ 03. ① 04. ④ 05. ② 06. ② 07. ① 08. ③ 09. ④ 10. ④

Chapter

17 발성과 발음

학습목표

1. 발성기관의 구조를 설명할 수 있다.
2. 음성의 생성에 필요한 구조를 설명할 수 있다.
3. 언어음의 형성을 구분하여 설명할 수 있다.
4. 발음장애에 대하여 설명할 수 있다.

〈핵심용어〉

음성언어 / 발성 / 발성기관 / 후두연골 / 갑상연골 / 윤상연골 / 피열연골 / 후두근 / 후두 / 성대 / 성문 / 발성기전 / 후두음 / 흉성 / 두성 / 이성 / 지성 / 변성 / 음색 / 발음기관 / 언어음 / 공명 / 기류조작 / 팔라토그램 / 언어중추 / 브로카영역 / 베르니케영역 / 운동성 언어중추 / 감각성 언어중추 / 발음장애

Chapter 17

발성과 발음

사람은 언어를 이용해서 의사소통을 한다. 음성언어에 의한 의사소통에서 청각적으로 볼 때 판별적 특징을 갖는 기호단위를 조합시켜 음성정보로 전달하는 것이다. 음성언어에 의한 의사소통은 정보전달의 능률이 좋아 문자정보의 전달보다 먼저 진화해 왔다.

음성언어는 발성과 발음, 즉 주로 후두의 운동 및 그 상부인 부속관강[성도(vocal tract)]의 운동에 의해 연속적인 음파로 발생한다.

척추동물 특히 사람의 경우 호흡운동에 의해 공기가 유동할 때 음성을 내는 것을 **발성**이라고 한다. 발성의 기본적인 원리는 호흡기계에서 내보낸 운동에너지를 후두에서 음향에너지로 변환하는 것이다. 이로써 **호흡기계**는 **발성**의 동력원이며, **후두**는 **에너지변환기**라고 할 수 있다(그림 17-1).

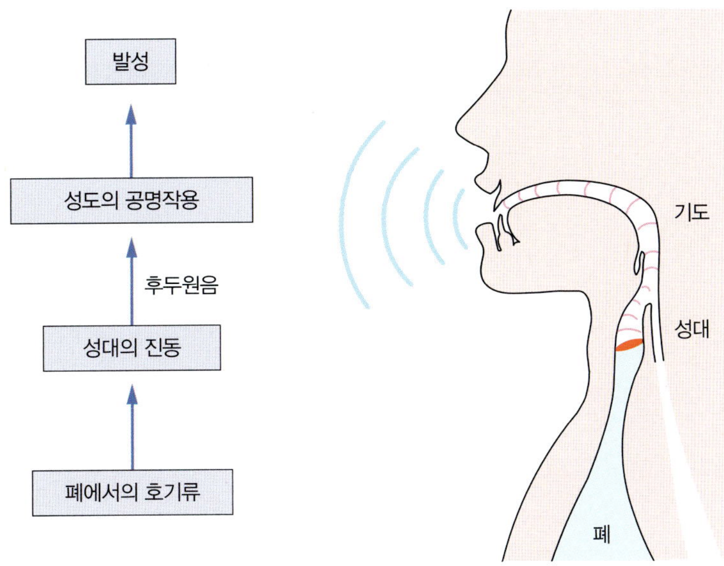

그림 17-1 **발성의 원리**

1 발성

1) 발성기관

발성기관은 **후두**(협의의 발성기관) 및 **인두**, **구강** 및 **비강**, 그 외의 **호흡기관**으로 이루어진다.

후두는 구강과 기관 사이에 있으며, **3종류**의 **후두연골**(laryngeal cartilage)과 **6종류**의 **후두근**(laryngeal muscles)으로 이루어진다(그림 17-2).

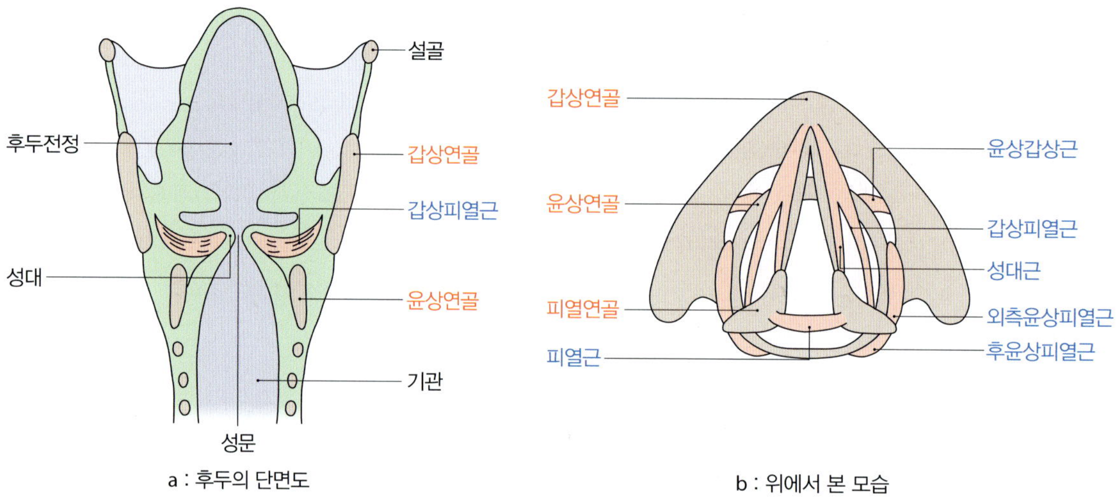

그림 17-2 **후두의 구조**

(1) 후두연골

갑상연골(thyroid cartilage), **윤상연골**(cricoid cartilage), 그리고 1쌍의 **피열연골**(arytenoid cartilage)의 3종류(총 4개)로 구성된다.

(2) 후두근

① **윤상갑상근(cricothyroid muscle)** : 윤상연골과 갑상연골을 이어주며 성대의 긴장에 관여한다.
② **갑상피열근(thyroarytenoid muscle)** : 성문을 닫는 데 관여한다.
③ **피열근[사피열근(arytenoid muscle)]** : 성문을 닫는 데 관여한다.
④ **외측윤상피열근(lateral cricoarytenoid muscle)** : 성문을 닫는 데 관여한다.
⑤ **후윤상피열근(posterior cricoarytenoid muscle)** : 성문을 여는 데 관여한다.

⑥ **성대근**(vocalis muscle) : 성대의 긴장 및 이완에 관여한다. 성대는 성대근과 성대인대로 구성된다.

(3) 후두

후두는 기관의 입구에 있으며 **기관과 식도의 분기부**에 해당한다. 본래의 기능은 기도의 이물질 침입을 방지하는 **방어기전**이지만 포유류 특히 사람은 **발성기능**이 발달해 있다.

후두는 연골의 틀에 둘러싸인 관상의 기관으로 내강에는 좌우의 벽에 상하 2쌍의 주름모양 융기가 있는데 위쪽의 주름을 가성대, 아래쪽의 주름을 성대라고 한다(그림 17-2a).

(4) 성대

성대는 점막상피 바로 아래 성긴 조직으로 구성된 점막고유층이 있고, 그 심부에 촘촘한 섬유구조를 보이는 성대인대와 그것에 밀착한 성대근(갑상피열근 내측부)이 위치해 있다. 이처럼 성대가 **층 구조**를 갖는 것은 기능적으로 중요하다. 즉 상피 및 점막고유층 천층은 그 심부조직(성대근과 그것을 덮은 성대인대)과 느슨하게 결합해 있으며 이 부분이 엇갈리면서 **성대진동**이 이루어지게 된다.

(5) 성문

양쪽 성대 사이의 간극을 성문이라고 한다. 발성에서는 성문폐쇄근(갑상피열근, 외측윤상피열근, 피열근)의 활동과 성문개대근(후윤상피열근)의 억제에 의해 성문이 닫히게 된다. 반대로 발성에 이어서 일어나는 흡기 시에는 성문개대근(opening muscle)의 활동이 더욱 촉진되어 성문이 크게 열리게 된다.

2) 발성기전

안정적인 **호흡 시**에는 좌우의 **성대**가 **벌어지고**, 성문이 열려 공기가 자유롭게 그 사이를 통과한다. 그러나 **발성 시**에는 좌우의 **성대**가 **맞닿아** 성문이 닫히게 된다.

그리고 호기근(expiratory muscle)인 복벽근의 수축으로 폐에서 나오는 호기압이 높아지면 성대는 호기압으로 인해 좌우로 밀려 열린다. 호기는 부속관강 쪽으로 흘러나가 그곳에서 공기의 소밀파가 생기는데 이것을 후두음(후두원음)이라고 한다. 이때 성대는 주로 좌우 방향으로 진동하지만 약간의 상하운동도 일어난다. 이렇게 성대를 넓혀 부속관강 안으로 흘러나간 호기류는 부속관강에 **고유진동**을 일으키며 소리를 내게 된다.

3) 음성의 종류

음성은 높낮이에 따라 크게 **흉성**과 **두성**으로 나뉘며, 음색에 따라 **지성**과 **이성**으로 나뉜다.

(1) 흉성(chest voice) · 두성(head voice)

흉성은 흉부를 울리듯이 내는 **낮은 소리**로, 성문은 거의 닫힌 상태에서 흉곽을 강하게 진동시켜 발성한다.

두성은 두부를 공명시켜 내는 **높은 소리**로, 성문을 연 상태에서 성대를 떨게 해 발성한다.

(2) 이성(natural vioce) · 지성(falsetto)

지성은 **자연적인 목소리**로 폐쇄근이 작용해서 성대가 거의 닫힌 상태에서 나오는 소리이다. 반면 **이성**은 **노력해서 내는 목소리**로 윤상갑상근에 의해 성대가 긴장하며, 주로 성대의 진동에 의해 나오는 높은 음역의 소리이다.

4) 음성의 성질

음성은 음성의 **높이**, **크기**, **음색**에 따라 특징이 나타난다.

(1) 음성의 높이

음성의 높이는 **성대의 진동수**에 의해 달라지며, 성대의 진동수는 성대의 긴장도, 성대 진동부의 길이와 폭, 성대의 두께(형상) 및 날숨압의 크기와 관계가 있다.

어린이나 여성의 음성이 높은 것은 성대가 짧고(여성 : 9.4mm), 얇으며, 긴장력이 강하고 개폐주기가 짧기 때문이다. 남성은 사춘기에 이르면 후두가 발달하고(갑상연골의 돌출), 성대의 길이가 1/3 정도 늘어난다(12.4mm). 또한 성대의 긴장도는 약해지고, 음성 영역이 상한 · 하한 모두 약 1옥타브 낮아지는데 이것을 **변성**이라고 한다. 여성은 음성 영역의 상한과 하한이 1~2음 증가하며 부드러운 소리가 된다. 여성의 변성은 뚜렷하게 나타나지 않는다.

(2) 음성의 크기

음성의 크기는 성대가 진동하는 **진폭**과 관계가 있다. 진폭의 크기는 호기압의 강약(140~200mmHg)에 따라 달라지는데 호기압이 강해지면 성대는 긴장도를 증가시키기 때문에 음성도 커진다.

(3) 음성의 음색

음성의 높이나 크기가 동일하더라도 감각적으로는 각기 다른 소리로 들리는데, 이 느낌의 차이를 일으키는 것을 **음색**(음이 갖는 특색)이라고 한다.

사람의 음색은 **성대의 구조**와 관계가 있으며, 이 외에도 **부속관강의 형태**나 **크기** 및 **고유진동**에 의해 음색의 **개인차**가 **발생**하게 된다. 각 개인마다 음색이 다른 것은 부속관강의 형태 및 크기에 개인차가 있기 때문이며, 부모형제가 서로 음색이 비슷한 것은 부속관강이나 성대의 형태가 유사하기 때문이다.

2 발음

1) 발음기관

발음과 관련된 주요 기관은 **혀**, **하악**, **연구개**, **입술**이지만 **인두근의 긴장**도 **말소리**의 **성질**을 결정한다. **후두** 또한 말소리 조절과 밀접한 관련이 있기 때문에 발성기관과 동시에 발음기관에 포함시킬 수 있다. **성도**(vocal tract)의 정중앙 시상단면의 모식도와 각 발음기관의 위치는 그림 17-3과 같다. 성도란 소리의 발생기관인 성대에서 체외로 방출될 때까지의 소리가 통과하는 길을 말한다.

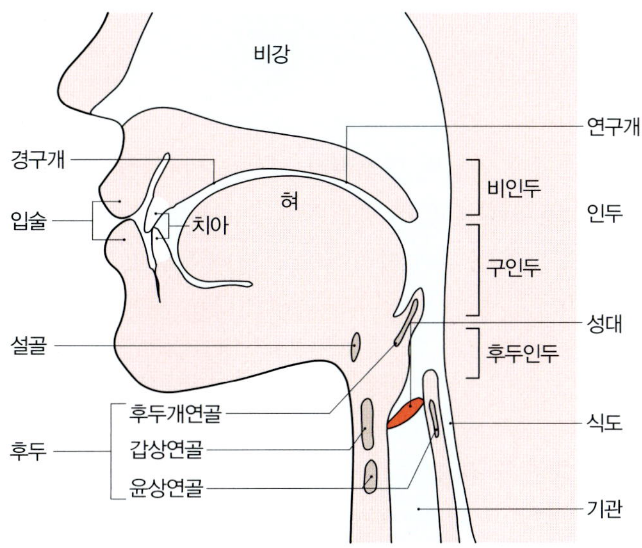

그림 17-3 성도의 정중앙 시상단면도

(1) 혀

혀는 **근육성 기관**으로 발음기관 중 가장 중요한 부위이다. 자음의 발음에서는 혀끝의 빠른 운동이 일어나며, 이로 인해 구강 내에는 자음의 음원을 만들기 위한 좁은 공간이 생성되거나 폐쇄가 이루어진다.

(2) 턱

턱은 **턱관절**에 의해 개폐가 이루어지며 개구도가 변화된다. 발음 시 상악은 거의 움직이지 않으므로 발음기관에는 **하악**만을 포함한다. 턱이 열리는 정도는 혀의 모양과 함께 모음의 음색을 결정한다.

(3) 구개

구개는 구강과 비강의 경계에 있는 판상구조이다. 구개는 치경을 시작으로 그 뒤쪽으로 뼈가 있어서 딱딱한 경구개, 뼈가 없어서 물렁물렁하고 가동성이 있는 연구개, 연구개의 끝부분이며 구강 쪽으로 드리워져 있는 구개수로 나뉜다. **연구개**는 안정 호흡 시에는 내려가 있으며 구강과 비강은 서로 통해 있다. 그러나 말을 할 때 내는 소리의 대부분은 코로 가는 통로를 막은 상태로 산출된다. 코로 가는 기류를 막기 위해 구개의 뒤쪽, 즉 연구개에 있는 구개범거근(levator veli palatini)이 수축되어 성대를 통과한 기류가 비강으로 가는 길이 차단되어 구강으로만 흐르게 된다. 이것을 **비인강폐쇄**라고 한다.

반면에 연구개가 내려진 상태로 기류가 올라오게 되면 비강으로 기류가 흐르게 되어 **비음**이 생성된다.

(4) 구순

구순(lip)은 성도의 외측단에 있으며 말소리가 외부로 방사되는 출구를 형성하고 있다. 구순의 운동은 주로 **구륜근**의 **수축**, **이완**에 의해 발생한다. 이 부위의 폐쇄, 개방에 의해 'p', 'b', 'm' 등의 음이 만들어진다. 또한 모음의 종류에 따라 구륜근의 활동으로 입술이 앞으로 돌출되거나 둥글게 된다.

(5) 후두

후두는 발성기관으로 **음원**을 **공급**한다. **언어음**에는 성대의 진동을 동반하는 **유성음**과 성대의 진동을 동반하지 않는 **무성음**이 있다. 유성음을 생성할 때는 성문폐쇄가 일어나고 성대진동을 지속시키며, 무성음을 생성할 때는 성문이 한순간 열리고 성대진동을 정지시킨다.

2) 발음의 양식

(1) 언어음의 형성

발음의 양식은 기본적으로는 **공명**과 **기류조작**으로 크게 구별된다.

① 공명

성도, 즉 구강, 인두 등의 공간은 공기로 채워져 있고, 그 공기가 공간의 형태나 크기에 따라 주어진 **음원**에 대해 **공명**을 일으킴으로써 **고유의 음색**이 만들어진다. 예를 들어 모음에서는 성대음원이 여기에 해당한다. 또 비음의 특징도 비강공명의 결과이다.

② 기류조작

기류조작은 주로 **자음**의 **발음**에서 일어나는 것으로 성도의 어느 부위를 좁게 하거나 폐쇄시켜 **호기류**를 **제한**하는 동작이다. 각각의 언어음에서는 성도 안에서 특징적으로 좁아지는 부위가 있는데 이것을 조음부위 또는 조음점이라고 한다. 좁은 공간을 기류가 통과할 때는 's' 등의 마찰음을 얻을 수 있고, 일단 폐쇄되었던 부위가 열려 급속하게 호기가 나올 때는 'p', 't', 'k' 등의 파열음이 생긴다.

③ 말소리의 음향적 특징

말소리의 음향적 특징을 결정하는 것은 음원의 성질, 성도 내에서의 공명 특성 및 입술이나 콧구멍에서의 음파의 방사특성 등이다. **모음의 음원**은 성대진동에 의해 발생한 **후두원음**이지만, 무성자음에서는 성도 안이 좁아지면서 생기는 난류잡음(turbulence noise) 등이 음원이 된다.

(2) 모음

모음은 **호기류**가 **성도**를 통과하는 데 **방해를 받지 않고** 발음하는 언어음으로 각 부속관강의 형태, 혀의 형태와 위치, 입술의 형태와 벌어지는 모습, 입안이 벌어지는 정도에 의해 결정된다. 한국어의 모음은 ㅏ, ㅑ, ㅓ, ㅕ, ㅗ, ㅛ, ㅜ, ㅠ, ㅡ, ㅣ 10개이다.

「ㅏ」음은 혀의 위치가 낮을 때에 발음되고, 「ㅣ」음은 혀가 높아지며 입천장의 중간점을 기준으로 할 때 입안의 앞쪽에서 발음되며, 「ㅜ」음은 입천장의 중간점을 기준으로 해서 입안의 뒷부분에서 발음된다(그림 17-4).

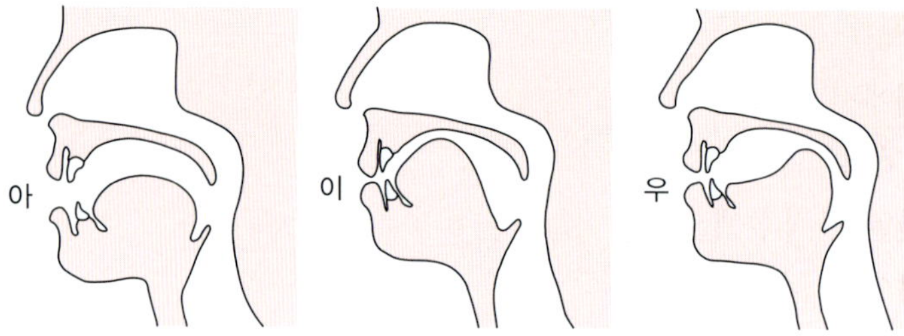

a : '아', '이', '우'의 발음 시 입의 형태와 혀의 높이(조음점)

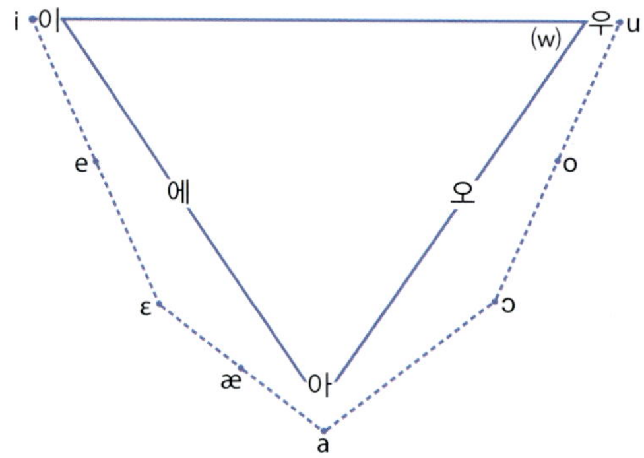

b : 모음삼각형

그림 17-4 모음의 조음점과 모음 삼각형

모음을 발음할 때 입을 상하로 벌리고, 혀를 좌우로 취하면 삼각형이 그려진다.
위 그림의 조음점을 연결한 것이다. 참고로 영어 등의 모음을 첨부했다.

(3) 자음

자음은 **호기류**가 **성도**를 통과할 때 혀, 입술, 치아 및 연구개 등에서 **방해를 받아** 발생하는 지속시간이 매우 짧은 언어음으로 **유성자음**과 **무성자음**이 있다. 또 자음은 조음부위에 따라 양순음, 치음, 치경음, 경구개음, 연구개음, 성문음 등으로 구별되고, 발음양식에 따라 파열음, 파찰음, 마찰음, 비음, 유음으로 구별된다(표 17-1).

① 조음부위에 따른 분류

- **양순음** : 두 구순을 붙였다가 떼면서 나는 소리('b', 'p', 'm')
- **치음** : 혀끝이 상악 절치의 뒷면에 닿아서 나는 소리('s', 'z', 'ts', 'dz')
- **치경음** : 혀끝이 상악 절치 뒷면의 치경과 맞닿거나 좁혀져서 나는 소리 ('t', 'd', 'tʃ', 'dʒ', 'ʃ', 'ʒ', 'n')
- **경구개음** : 혀와 경구개 사이에서 나는 소리('r')
- **연구개음** : 혀의 뒷부분과 연구개 사이에서 나는 소리('g', 'k')
- **성문음** : 목청 사이에서 나는 소리('h')

② 조음양식에 따른 분류

- **파열음** : 폐에서 나오는 호기를 폐쇄했다가 갑자기 개방하여 내는 파열적 소리 (무성음 'p', 't', 'k', 유성음 'b', 'd', 'g')
- **파찰음** : 파열음 직후에 마찰음이 이어져 나는 소리(무성음 'ts', 'tʃ', 유성음 'dz', 'dʒ')
- **마찰음** : 폐에서 나온 호기가 구강의 좁아진 어느 한 부분을 통과하면서 마찰을 일으켜 내는 소리(무성음 's', 'ʃ', 유성음 'z', 'ʒ')
- **비음** : 연구개를 낮춤으로써 호기가 코로 나가게 하면서 내는 소리(유성음 'm', 'n')
- **유음** : 혀끝을 치은에 가볍게 대었다가 떼거나, 혀끝을 치은에 댄 채 호기를 양옆으로 흘려 보내면서 내는 소리(유성음 'r')

표 17-1 자음의 분류

조음양식 / 조음부위	파열음(폐쇄음)		파찰음		마찰음		비음	유음
	무성	유성	무성	유성	무성	유성	유성	유성
양순음	p	b					m	
치음			ts	dz	s	z		
치경음	t	d	ʧ	ʤ	ʃ	ʒ	n	
경구개음								r
연구개음	k	g						
성문음					h			

3) 발음운동 및 음성의 기록과 발음검사

발음운동이나 음성의 기록 및 발음검사는 방사선 사진법, 팔라토그램(palatogram), 음성 스펙트럼에 의한 방법 및 어음명료도검사법 등으로 이루어진다.

(1) 팔라토그램(palatogram) (그림 17-5)

발음 시 혀가 구개와 접촉하는 범위를 기록하는 방법을 **팔라토그래피**(palatography)라고 하며, 이것을 기록한 것을 **팔라토그램**(palatogram)이라고 한다. 구개에서의 조음점을 알 수 있는 방법으로 언어음의 종류에 따라 각각 다른 패턴을 나타낸다. 팔라토그램은 혀나 구개에 식용색소 등을 칠해서 발음시켜 접촉 부위를 파악하는 방법과 전극을 설치한 구개판을 장착해서 혀가 접촉한 전극에 대응하는 발광다이오드를 표시판 위에 점등시켜 파악하는 방법이 있다.

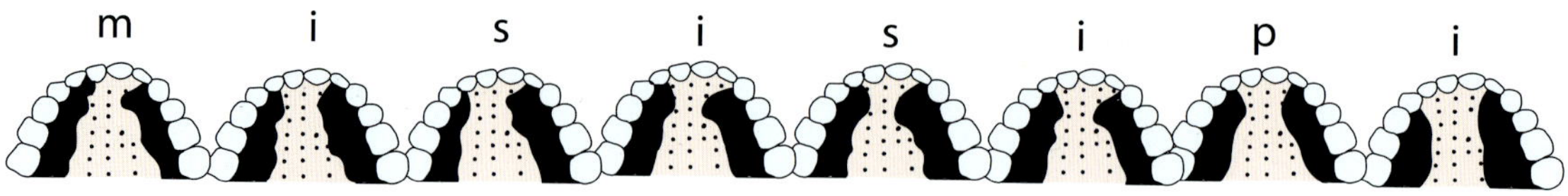

그림 17-5 미시시피(mississipi)를 발음했을 때의 팔라토그램

4) 언어중추의 구성 (그림 17-6)

대뇌피질에서 **언어**에 관여하는 영역(언어영역)은 **브로카영역**(Broca's area)과 **베르니케영역**(Wernicke's area)이다. 또 보조운동영역과 거의 일치해서 **상언어영역**이라고 불리는 중추가 있어서 브로카영역의 보조 역할을 하고 있다.

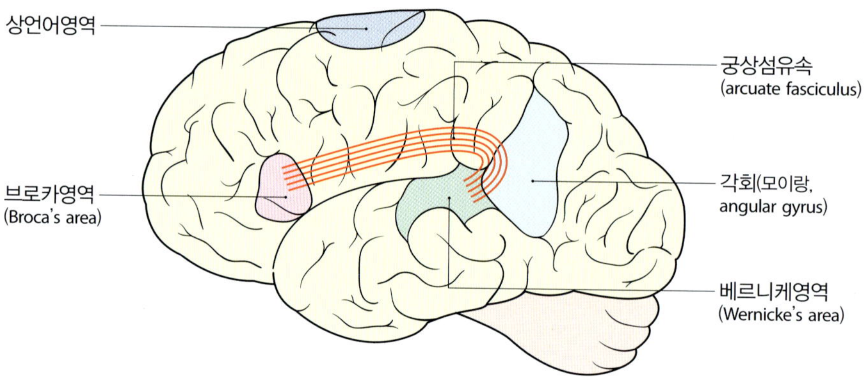

그림 17-6 사람의 언어중추

① 운동성 언어중추(브로카영역)

소리를 만들기 위한 프로그램을 중심전회의 운동영역(브로드만의 영역)으로 보내는 부위이다. 이 부위가 **손상**되면 타인이 하는 말은 이해할 수 있지만 **자발적**으로는 거의 **말을 할 수 없게** 된다. 그러나 발성에 필요한 골격근은 정상이며, 발음기전이나 청각기전에도 이상은 없다.

② 감각성 언어중추(베르니케영역)

이 언어영역은 과거의 인상을 단서로 해서 언어의 의미를 이해하는 중추이다. 따라서 이 부위가 손상되면 이성이나 사고, 판단 및 추리의 능력은 정상이지만(말하지 않는 이상 정상과 다르지 않다), **조리 없는 말**을 하게 된다. 또한 읽고 듣는 등의 **언어 이해**가 **불가능**하다.

5) 치과임상과 발음장애

치아의 상실, 치아의 위치이상 및 부정교합 또는 혀, 입술, 볼, 구개 등에 질환, 기형, 이상 등이 있으면 발음장애가 발생한다.

(1) 상악전치의 결손

상악전치의 결손이 있으면 's', 'd', 't'의 각 음에 발음장애가 나타난다. 특히 's' 음에 대한 영향이 크다. 그러나 하악전치나 구치의 결손에서는 's' 발음이 그다지 장애를 받지 않는다.

(2) 구개열

구개열이 있으면 파열음('k', 'g')을 발음할 때 완전한 폐쇄가 불가능해(비인강 폐쇄부전) 비음화된다. 예를 들어 'k' 발음이 장애를 받으면 '쿠'가 '우'로 발음된다. 그러나 'm', 'n' 등 비음의 발음에 대한 영향은 비교적 적다.

(3) 유상의치

유상의치를 장착한 사람은 's', 't'의 발음이 장애를 받는 경우가 많다. 특히 혀의 운동이 바뀌면 't' 발음이 어렵다.

새로운 의치를 장착한 초기에는 무치악일 때나 기존 의치를 장착했을 때 순응했던 혀의 운동 조절작용이 잘 되지 않기 때문에 약간의 발음장애를 나타낸다. 그러나 혀의 운동이 새로운 의치에 순응하면 발음장애는 사라지게 된다. 하지만 의치를 장착한 후 3주일이 지나도 여전히 발음장애가 남아 있다면 이상으로 간주해야 한다.

(4) 부정교합

① **개방교합** : 발음 시 치아 사이로 공기가 새거나 공기가 새는 것을 혀로 막으려 하기 때문에 혀 짧은 소리를 내기도 한다. 's', 'd'의 발음이 곤란해진다.

② **상악전돌 · 하악전돌** : 's', 'z'의 발음에 장애가 나타난다.

• • • 핵심포인트 • • •

◈ **발성기관**은 **후두** 및 **인두**, **구강** 및 **비강** 및 그 외의 **호흡기관**으로 구성된다.

◈ **음성의 생성**은, **폐**에서의 **호기압**이 **높아지면** 성대는 호기압을 견디지 못해 좌우로 열리고 부속관강으로 흘러나간 호기류가 부속관강에 **고유진동**을 일으켜 일어난다.

◈ **음성**은 그 높고 낮음에 따라 흉부를 울리듯이 내는 **흉성**과 두부의 공명으로 내는 **두성**으로 나뉘며 음색에 따라 **지성**과 **이성**으로 나뉜다.

◈ **언어음의 형성**은 **공명**과, 성도의 호기류를 제한하는 **기류조작**에 의해 일어난다.

◈ **발음장애**는 **치아의 상실**, **위치이상** 및 **부정교합**, 혀, 입술, 구개 등의 **질환**이나 **기형**이 원인으로 발생한다.

Review Test

01. 상악 중절치가 결손된 환자가 하기 어려운 발음은?

① s ② r ③ b ④ c ⑤ k

02. 연구개에서 파열음(k, g 등)을 발음할 때 완전한 폐쇄가 불가능하고, 비강에 공기가 흐르기 때문에 비음화하는 발음의 원인은 ?

① 구개열 ② 상악의치 ③ 하악의치
④ 부정교합 ⑤ 치아의 결손

03. 심한 개방교합이 있는 경우 나타나는 발음 장애는?

① s, d ② t, d ③ k, g ④ p, k ⑤ z, y

04. 'k, g' 발음을 형성하는 음은?

① 치은음 ② 양순음 ③ 성문음
④ 연구개음 ⑤ 경구개음

05. 연구개를 낮춤으로 호기가 코로 나가게 하면서 나는 소리는?

① m ② r ③ p ④ c ⑤ k

06. 발음 기관으로 거리가 가장 먼 것은?

① 혀 ② 치아 ③ 구순 ④ 구개 ⑤ 인두

07. 발음 시 혀가 구개와 접촉하는 범위를 기록하는 방법은?

① 공명 ② 발성 ③ 모음삼각형
④ 포셀트의 도형 ⑤ 팔라토그래피

08. 발음과 관련된 설명으로 옳은 것은?

① 부정교합은 발음과 무관하다.
② 상악치아 결손의 발음장애는 미약하다.
③ 상악 전치 결손이 있으면 'd' 발음에 이상이 있다.
④ 심한 개교가 있을 경우 'k' 발음 장애가 나타난다.
⑤ 무치악으로 인한 발음 장애는 의치 장착으로 완전히 해결될 수 있다.

09. 발음 장애의 원인으로 가장 옳은 것은?

① 부정교합 ② 비성 구호흡 ③ 치성 구호흡
④ 아데노이드 호흡 ⑤ 치은종창

10. 구강질환과 연관된 언어장애에 대한 설명으로 옳은 것은?

① 혀의 질환과 발음은 거의 무관한다.
② 개교가 심한 경우 'd' 발음이 어렵다.
③ 상악 전치가 결손되면 'r' 발음이 어렵다.
④ 하악 구치가 결손되면 's' 발음이 어렵다.
⑤ 구개열이 있으면 '코' 발음이 '커'로 될 수 있다.

정답 01. ① 02. ① 03. ① 04. ④ 05. ① 06. ⑤ 07. ⑤ 08. ③ 09. ① 10. ②

INDEX 찾아보기

- 한글
- 영어

● 한글

ㄱ

ㄴ

ㄷ

ㄹ

ㅁ

ㅂ

ㅅ

ㅇ

ㅈ

ㅊ

ㅋ

ㅌ

ㅍ

ㅎ

기타

● 영어

A

B

C

D

E

F

G

H

I

K

L

M

N

O

P

R

S

T

– 저자진 –

권홍민 교수	한림성심대학교 치위생과	**박은선 교수**	혜전대학교 치위생과
김가연 교수	단국대학교 치위생학과	**심연수 교수**	선문대학교 치위생학과
김다혜 교수	동서대학교 치위생학과	**양승경 교수**	수성대학교 치위생과
김애련 교수	사과나무치과병원 구강건강연구소	**이재기 교수**	남서울대학교 치위생학과
김유리 교수	강릉영동대학교 치위생과	**이진하 교수**	경복대학교 치위생학과
김일신 교수	호남대학교 치위생학과	**정미경 교수**	진주보건대학교 치위생과
김지혜 교수	백석대학교 치위생학과	**최다예 교수**	가톨릭관동대학교 치위생학과
남상미 교수	삼육보건대학교 치위생과	**최영숙 교수**	경인여자대학교 치위생학과
박보람 교수	대전과학기술대학교 치위생과	**황혜림 교수**	신경주대학교 치위생학과
박영진 교수	신구대학교 치위생과		

구강생리학

2018년 2월 12일 초판 발행
2022년 2월 25일 2판 발행
2023년 7월 20일 3판 발행
2025년 2월 20일 3판 2쇄 발행

저　자	권홍민 · 김가연 · 김다혜 · 김애련 · 김유리 · 김일신 · 김지혜 남상미 · 박보람 · 박영진 · 박은선 · 심연수 · 양승경 · 이재기 이진하 · 정미경 · 최다예 · 최영숙 · 황혜림
발 행 인	최경희 · 배영환
발 행 처	도서출판 의학교육
등록번호	제 2013-114 호
주　소	서울시 영등포구 영중로 138-1(영등포동 8가 80-2) 드림프라자 B 901호 Tel 02) 2637-4806, 4863 Fax 02) 2637-4807
홈페이지	www.medipub.co.kr
E-mail	okpress1208@naver.com
정　가	40,000 원
ISBN	979-11-6127-142-2 93510